Zu diesem Buch

Mädchen, Frauen und Sex – da ist heute alles offen und direkt. Dabei fühlen sie sich heute einfach sexy, wissen (meistens), was sie wollen, und können nein sagen. Sie können und sollen tun, was sie wollen. Doch ihre sexuelle Lust, ihr Vergnügen hat noch immer, anders als bei den Jungen, zumindest den Hauch von Unanständigkeit, aus dem negative Gefühle entstehen können. Was geht in Mädchen vor, die gerade im Begriff sind, zur Frau zu werden? Warum liegen die ersten bewußt sexuellen Empfindungen im seltsam unscharfen Bereich zwischen dem Ausgesprochenen und dem Unausgesprochenen?

Naomi Wolf begreift Mädchen weder kulturell noch sexuell als Opfer – der Männer oder Umstände –, sondern als begabte Schöpferinnen ihrer weiblichen Identität.

Ihr kluges Buch öffnet den Blick auf eine Zeit, die das Leben jeder Frau entscheidend prägt.

Die Autorin

Naomi Wolf, 1962 in San Francisco geboren, studierte Literaturwissenschaft an der Yale University und am New College in Oxford. Sie erhielt zahlreiche Preise und Auszeichnungen, darunter den Academy of American Poets Prize. Ihre Artikel erscheinen regelmäßig u. a. in «The New Republic», «The New York Times», «The Wall Street Journal», «Glamour», «Ms.», «Esquire» und «The Washington Post». Sie lebt mit ihrem Mann und ihrer Tochter in Washington, D.C.

Ihr bekanntestes Buch «Der Mythos Schönheit» erschien 1993 im Rowohlt Taschenbuch Verlag (rosach 19512). Die Autorin schrieb das Vorwort zu der Anthologie «Große Gefühle, kleine Katastrophen. Geschichten vom ersten Mal» (rororo 12499).

Naomi Wolf

Vom Ende der Unschuld

oder Das sexuelle Drama, eine Frau zu werden

Deutsch von Ursula Locke-Groß

Rowohlt Taschenbuch Verlag

Die Originalausgabe erschien 1997 unter dem Titel
«Promiscuities. The Secret Struggle for Womanhood»
im Verlag Random House, New York

Veröffentlicht im Rowohlt Taschenbuch Verlag GmbH,
Reinbek bei Hamburg, Juli 2000

Umschlaggestaltung Notburga Stelzer
(Foto: Will van Overbeek)
Gesamtherstellung Clausen & Bosse, Leck
Printed in Germany
ISBN 3 499 60937 1

Für Fay Goleman und ihre Urenkelinnen
Yardena und Rosa

Aus eigener Erfahrung kann ich wohl ... erzählen, ganz
abgesehen von dem, was in den alten Schriften ... steht.
Chaucer, «Die Erzählung der Frau von Bath»,
Canterbury Tales

Denn die glücklichsten Frauen wie die glücklichsten
Nationen haben keine Geschichte.
George Eliot, *Die Mühle am Floss*

Inhalt

Inhalt

Einleitung: Sexualität in der Ichform

Geheimnisse

Was tun wir, um Mädchen in Frauen zu verwandeln?

Diese Diskussion, die mit einer neuen Dringlichkeit geführt wird, scheint mir von Beschönigungen durchzogen zu sein und läßt die wichtigsten Teile der Geschichte weg. Wir, die wir während und nach der sexuellen Revolution zu Frauen heranwuchsen, wissen, daß in unserer Kultur Mädchen durch das zu Frauen werden, was ihnen in sexueller Hinsicht geschieht und für was sie sich selbst entscheiden.

Es war schwierig, diesen Aspekt der Mädchenzeit zu diskutieren, da die Jahre der Adoleszenz, die das Selbstvertrauen von Mädchen so nachhaltig beeinflussen, heutzutage durch außerordentlich freizügige Szenen, Geschehnisse und Erinnerungen geprägt sind. Was Mädchen in unserer Zeit normalerweise tun können und was ihnen angetan wird, hat sich, im Vergleich zu früher, sehr gewandelt und ist ein sehr viel intensiveres sexuelles Drama, als es je zuvor war.

Ich wollte diesen geheimen Kampf um Weiblichkeit, der heute das Mündigwerden von Frauen charakterisiert, in die Erinnerung zurückholen. Ich bezeichne ihn natürlich nicht deshalb als «geheim», weil die Sexualität weiblicher Teenager unsichtbar ist: das Gegenteil ist der Fall. Brooke Shields in der Calvin-Klein-Werbung zu meiner Jugendzeit, heutige Talk-Shows («Du hast rumgevögelt, Mom: Warum darf ich es nicht?»), wütende Debatten über Mütter im Teenageralter, die im amerikanischen Fernsehen gern am Sonntagvormittag von Männern mittleren Alters geführt werden – die Sexualität von Mädchen wird überall zur Schau gestellt. Sie wird zum Zwecke des Analysierens, des Verbietens und, am häufigsten überhaupt, als angenehmer Kitzel eingesetzt. Aber die Beantwortung der Frage, wie die sexuelle Erfahrung von Mädchen zu verstehen sei, wird den Mädchen selbst normalerweise aus der Hand genommen.

Es gibt eine ganze Reihe von Erwachsenen, die dem gegenüber nicht gleichgültig sind, und sie haben wichtige Arbeiten geschrieben, um Mädchen eine Stimme zu verleihen. Aber viele Berichte basieren auf den Beobachtungen von Erwachsenen, die in einer Welt geboren und aufgezogen wurden, die vor den weitreichenden Umwälzungen unserer sozialen Umwelt existierte, die die sexuelle Revolution mit sich brachte. Mary Pipher weist zum Beispiel in ihrem Buch *Pubertätskrisen junger Mädchen und wie Eltern helfen können* auf den Unterschied zwischen ihrer eigenen relativ behüteten Kindheit und der sexualisierten gewalttätigen Welt hin, in der Mädchen heute aufwachsen. Soziologen dieser Generation dokumentieren mitfühlend einen fremdartigen neuen Stamm, den sie über eine kulturelle Verwerfungslinie hinweg aufsuchen müssen.

Meine Mädchenzeit und die meiner Altersgenossinnen spielte sich am äußersten Rand dieser Verwerfungslinie ab. Wir gehörten zu den ersten Mitgliedern dieses neuen Stammes, dessen Verhaltensweisen in der Zeit, in der wir aufwuchsen, noch Teil eines isolierten Phänomens waren. Inzwischen aber sind diese Verhaltensweisen so allgemein verbreitet, daß man sie als das ansehen kann, was Adoleszenz ausmacht, wenn nicht sogar definiert.

Ich hielt nach Geschichten Ausschau, die vom geheimen Kampf der Mädchen um Weiblichkeit aus der Zeit nach der sexuellen Revolution erzählten, aus der Zeit also, die mir aus meiner eigenen Erfahrung so vertraut ist. Ich hörte Frauen zu, vom Teenager bis zur Frau in den Dreißigern –, die fast durchgehend «extreme», von der «Norm» erschreckend abweichende Geschichten ihres sexuellen Mündigwerdens erzählten. Ich hörte den jüngeren Frauen zu, die voller Ärger nach sinnvollen Regeln und Orientierung in der chaotischen sexuellen Welt suchten, in der sie lebten, und ich bekam das starke Gefühl, daß mir die Geschichte, die ich erzählen wollte, so bekannt war wie meine eigene Mädchenzeit und die meiner Altersgenossinnen.

Somit ist das, was folgt, keine Polemik, sondern eine Reihe von Bekenntnissen, eine subjektive Untersuchung, die auf einer Sammlung von wirklichen Geschichten basiert. Die emotionale Information, die diese Geschehnisse liefern, ist anderer Natur, intimer als die der Überblicke und Fragebögen. Indem ich meine Geschichte erzähle und andere Frauen bitte, die ihre zu erzählen, wollte ich die emotionalen Wahrheiten erklären, die aus der erotischen Erinnerung einer bestimmten Generation auftauchen.

Ich wollte dieses Buch auch deshalb in dieser Art schreiben, weil das heranwachsende Mädchen in unseren Debatten zunehmend so dargestellt wird, daß man es eher als ein Opfer von Kultur und Sexualität begreift und weniger als Schöpfer seiner eigenen Kultur und Sexualität. Das hat einen guten Grund und hängt mit den Gefahren zusammen, denen Teenager sich aussetzen, wenn sie über sich selbst etwas sagen: Meine Freundinnen und ich hätten in diesem Alter eher Foltern ertragen, als einem erwachsenen Interviewer, so mitfühlend er auch gewesen wäre, irgend etwas von den Dingen preiszugeben, an die wir dachten, die wir taten oder die wir sagten. Es ist immer noch sehr viel akzeptabler, Geschichten über unterwürfige persönliche Verwirrung angesichts einer giftigen Kultur zu erzählen, als zu erklären, auf wie viele immer noch unaussprechliche Weisen Mädchen im Teenageralter – und zwar dieselben, die so oft wirklich zu Opfern werden – eben auch sexuelle Plünderinnen und Abenteurerinnen sind, Kulturanalytikerinnen und Subversive, Phantastinnen und Anhängerinnen der Sappho, Egoistinnen und Eroberinnen.

Der englische Titel des Buches heißt *Promiscuities* und versucht, genau diese Spannung zwischen dem, was gesagt wird, und dem, was ungesagt bleibt, widerzuspiegeln. «Promiskuitiv» ist ein Wort, das üblicherweise nur für Frauen und homosexuelle Männer verwendet wird, und es ist eines der harten Etiketten, mit denen die Kultur eine Frau verurteilt, die irgendeine sexuelle Vergangenheit hat. Es ist ein Wort, in dem die widersprüchlichen Botschaften enthalten sind, die man heutzutage Mädchen über Sex zukommen läßt. «Du bist promiskuitiv, wenn du etwas tust, aber du bist prüde, wenn du nichts tust», drückte es eine junge Frau mir gegenüber aus. «So oder so bist du *verraten und verkauft*», sagte sie, und zwar mit härteren Worten und in einem schärferen Ton, als ich erwartet hatte. Die Angst, als promiskuitiv eingestuft zu werden, begleitet Mädchen von heute auf jeder Stufe ihrer erotischen Entdeckungen.

Wenn diese Geschichte des Erwachsenwerdens ein Leitmotiv hat, dann ist es die sich immer wiederholende Entdeckung, was die (sehr lebendige) Vorstellung von der «Schlampe» im Leben eines heutigen Mädchens oder einer heutigen jungen Frau bedeutet, wie sie ihr Verhalten reguliert. Die «Schlampe» wird zu einer Kategorie, die den Ereignissen in ihrem Leben, für die sie sich freiwillig entschieden hat, eine Bedeutung beimißt, die sie ihnen freiwillig nicht zugestehen würde. Ich möchte die «Schattenschlampe» erforschen, die uns begleitet, während wir heranwachsen, die uns manchmal in Gefahr bringt und uns manchmal ein neues Gefühl von echter Identität zeigt; manchmal beides zugleich. Indem dieses Buch den Blick darauf richtet, wie die Schattenschlampe noch immer die sexuelle Entwicklung von Mädchen und Frauen bestimmt, stellt es die Frage: Wie könnte die sexuelle Subjektivität von Frauen in einer Welt aussehen, in der weibliches Begehren nicht durch solche Etiketten getrübt und befleckt würde?

«Promiskuitiv» kann auch ein Wort mit einer weiteren und freundlicheren Bedeutung sein. Es stammt aus dem Lateinischen und kann einfach nur «aus verschiedenem zusammengesetzt» heißen. Diese Definition beschreibt im Grunde am besten die sexuellen Erfahrungen, über die Mädchen im ausgehenden 20. Jahrhundert lernen, was es heißt, eine Frau zu werden.

Es gibt ein weiteres Motiv für mich, diese Geschichten zu erzählen, und es hat mit Geschichte zu tun. Frauen in meinem Alter und jüngere Frauen haben ein sexuelles Skript geerbt, das auf die feministischen und sexuellen Revolutionen zurückgeht, inzwischen aber überholt ist – oder, besser gesagt, ein neues Ende braucht.

Viele Frauen aus der Generation unserer Mütter schrieben kritisch darüber, was es hieß, im Schatten der repressiven Heuchelei der fünfziger Jahre eine Frau zu sein, und wie sie sich «selbst fanden», indem sie die Hemmungen dieser Ära ablegten. Für ein Vierteljahrhundert haben ihre Schlußfolgerungen viele unserer Diskussionen über Sex, Frauen und Freiheit geprägt. Aber Schlußfolgerungen, die von einer frustrierten Jungfrau gezogen werden, können nicht länger auf die Erfahrungen der ambivalenten Schlampe angewandt werden, über die zu sprechen wesentlich schwieriger ist.

So wird zum Beispiel in vielen Büchern und Artikeln, die im Laufe der feministischen und sexuellen Revolutionen geschrieben wurden, das Ziel, Mädchen und Frauen Zugang zu den Technologien der Freiheit – Verhütungsmaßnahmen und legale Abtreibung, Aufklärung über die weibliche Sexualanatomie – zu verschaffen, wie ein leuchtender, nicht ambivalenter Sieg gefeiert. Frauen meines Alters und auch jüngere Frauen traten dieses Erbe an. Aber dieses Buch könnte als Indiz dafür genommen werden, daß die Geschichte den hoffnungsvollen, doch verfrühten Schlußfolgerungen beider Revolutionen ein warnendes Kapitel hinzufügte. Während wir aufwuchsen, hatten wir Zugang zu den Technologien der Lust, aber wir traten trotzdem nicht das Erbe einer Kultur an, die weibliches Begehren schätzte und respektierte. Unser leichter Zugang zu diesen Technologien ging Hand in Hand mit einer nicht wirklich stattfindenden Bewußtseinsveränderung darüber, ob weibliches Begehren überhaupt etwas Gutes sei, und verschob irgendwie die Charaktere und Schauplätze des Melodrams, in dem sich junge Frauen befanden: von der Frustration über das endlose Petting ohne Geschlechtsverkehr hin zur Frustration über frühen Geschlechtsverkehr ohne Petting; von der verletzenden, wie eine Strafe empfundenen Abtreibung auf einem Hinterhof hin zur verletzend normierten legalen Abtreibung. Ein gesicherter Zugang zu körperlicher Ekstase ließ in einer Welt, die noch nicht soweit war, uns zu sagen, daß das, *was wir fühlten, gut war*, unser eigenes Arsenal an sexuellen Strafen, Doppelmoral und Sorgen nicht einfach verschwinden.

Schließlich gefiel mir dieser Zugang auch deshalb, weil der Prozeß, «eine Frau zu werden», etwas damit zu tun hat, wie man Geschichten erzählt. Bombardiert mit Drehbüchern, wie man, sexuell gesehen, eine Frau wird, die wir nicht geschrieben haben, kämpfen wir in unserem Inneren darum, dem «Frauwerden» einen kreativen Sinn zu geben, indem wir uns Geschichten erzählen – reiche, aktive, unanständige, subversive, sogar slapstickartige Geschichten. Glücklich, traurig, meist paradox – sind uns diese äußerst kunstvollen sexuellen Autobiographien im Innersten so vertraut wie unsere Lieblingsbücher oder Lieblingssongs. Während wir heranwachsen, bewahren wir diese intime, gut erzählte Lebensgeschichte in uns auf.

Wenn wir anfangen, erwachsen zu werden, gruppieren sich diese privaten Geschichten mehr und mehr zu einer durchgehenden Geschichte. Durch wichtige Wegweiser begriffen wir, was es hieß, in unserer Kultur eine Frau zu sein. Die Erleuchtungen, durch die wir verstanden, was es in unseren eigenen Augen oder in den Augen unserer Altersgenossen hieß, eine Frau zu sein, sind unserem Gedächtnis als besonders bedeutungsvoll eingeprägt: «Das hatte diese Bedeutung auf meinem Weg, eine Frau zu werden», denken wir, wenn wir uns mit diesen privaten Geschichten beschäftigen. «Das habe ich daraus gelernt.» Im kleinen Kreis erzählen wir sie uns und unseren Freundinnen – und den Freunden, denen wir uns anvertrauen können. Aber selten erzählen wir diese Dinge außerhalb des privaten Kreises, selten sprechen wir nach der Pubertät darüber, da sie Elemente von Sex und Gier, Gefahr und Narzißmus, Unsicherheit und schlechtem Benehmen enthalten.

Denn diese Geschichten sind natürlich nichts für die Öffentlichkeit. Die Wahrheit darüber, wie sich weibliche Sexualität während der Adoleszenz entwickelt – besonders die Wahrheit über das Begehren der Mädchen –, hat eine lange Geschichte aktiver Zensur. Sie reicht von der Verfolgung Margaret Sangers durch den öffentlichen Zensor Anthony Comstock, als 1912 ihre Vorlesung «Was jedes Mädchen wissen sollte» mit ihrer freimütigen Darstellung kindlicher, pubertärer und weiblicher Sexualität im Druck erschien, bis hin zu der landesweiten Zensurwelle, die in den siebziger Jahren *Unser Körper – Unser Leben* von den Bücherregalen der High-

Schools verschwinden ließ, oder zu den Geschehnissen im Jahr 1996, als Peggy Orensteins hervorragendes Buch *Starke Mädchen – brave Mädchen. Was sie in der Schule wirklich lernen* von religiösen Gruppierungen wegen einiger Seiten ins Visier genommen wurde, auf denen Mädchen ehrlich über Begehren sprachen.

Wenn diese Geschichten, die Heranwachsende über ihr Begehren erzählen, in den Untergrund getrieben werden, nimmt die Psyche Schaden. Der geradlinige Bericht eines Mädchens über sein Leben – etwas, was es vermutlich auch anderen erzählen könnte – verändert sich von diesem Punkt an in eine von Lücken durchbrochene Abfolge, in der weite Bereiche umgangen und verschwiegen werden.

Über diese ganz gewöhnlichen Geheimnisse weiblicher Adoleszenz werden Sie in diesem Buch lesen: darüber, wie Stolz auf den eigenen Körper zu etwas Verbotenem wird; über die Liebe zu anderen Mädchen, über unangebrachte Phantasien; über die Intensität weiblichen Begehrens während der Adoleszenz (was wir irgendwie schockierend finden, auch wenn wir es als erwiesen ansehen, daß das Begehren eines sechzehnjährigen Jungen sich kaum von dem eines Sechsundzwanzigjährigen unterscheidet); über einen «lockeren» Lebenswandel; darüber, daß man sexuell wahrgenommen werden will; über Vergewaltigungen und die Zweideutigkeiten, die damit einhergehen können; was es heißt, mit der Sexindustrie in Berührung zu kommen; über ältere Männer.

Die Leerstellen in unserem Leben können uns als erwachsene Frauen auf einem niedrigen Niveau von Unehrlichkeit festhalten, was anstrengend ist: «Das habe ich noch nie getan.» – «Das war nicht ich.» – «Ich weiß nicht, was in mich gefahren ist.» Ein ganzes Set von Szenen, Erinnerungen, Empfindungen ist noch immer in uns, aber wir verfügen nicht mehr darüber. Wir dürfen nicht wissen, was wir wissen, nicht zugeben, was wir wollten, uns nicht daran erinnern, wie sich das, was wir berührten, angefühlt hat. Auf diese Leerstellen kann die Kultur dann ungehindert eine sich immer verändernde, immer Anforderungen stellende Reihe von Bildern projizieren, die wenig oder gar nichts mit der wirklichen Beschaffenheit des Selbst zu tun haben.

Eine Frau drückte das mir gegenüber so aus: «Man erwartet von dir, daß deine Vergangenheit in dem Augenblick beginnt, in dem ein Mann sich für dich interessiert.» Auch in der Literatur, die von Frauen geschrieben wurde, finden sich Beispiele, wie Geschichten über erotisches Mündigwerden im fiktiven wie wirklichen Leben von Frauen oft gelöscht werden, obwohl es eine der großen Wasserscheiden des weiblichen Bewußtseins ist. Lolita wird von Männern wieder und wieder geschaffen, aber sie schreibt selten ihren eigenen Bericht über das, was geschah.

Die Autobiographien und Memoiren von Frauen enthalten Material dieser Art normalerweise nicht. Natürlich gibt es Ausnahmen: Mary McCarthy gesteht es sich in ihrer Autobiographie zu, obwohl die sexuelle Initiation der Heldin in einer Art und Weise beschrieben wird, die einer Tilgung gleichkommt und, wie wir sehen werden, typisch ist: die halb erinnerte Lust wird gelöscht, da das Mädchen kaum bei Bewußtsein ist. Aber was Autorinnen wie Elizabeth Barrett Browning, Simone de Beauvoir, Doris Lessing, Jill Ker Conway und sogar Betty Smith, Autorin von *Ein Baum wächst in Brooklyn* – dem Klassiker über weibliche Adoleszenz in diesem Jahrhundert –, schreiben, bewegt sich elliptisch über die sexuelle Neugier, die sexuellen Entdeckungen und das sexuelle Vergnügen des jungen Mädchens hinweg. Wenn erotische Leidenschaft in diesem Alter tatsächlich einmal zugegeben wird – wie etwa in Margaret Mitchells *Vom Winde verweht* –, ist es ein so seltenes Zugeständnis, daß Millionen von Frauen die Geschichte genießen.

Diese Lücke in der weiblichen Kultur ist besonders auffällig, wenn man bedenkt, wie reichhaltig dieses Genre mit der männlichen Version bestückt ist. Wenn man in der verzwickten Lage ist, Geschichten über das sexuelle Erwachen von Frauen finden zu müssen, kommt man kaum um das männliche Gegenstück herum. Der männliche sexuelle Bildungsroman ist etwas so Eingeführtes, daß er beinahe zum Klischee geronnen ist: von Jean-Jacques Rousseau bis hin zu D. H. Lawrence, Ernest Hemingway, Jack Kerouac, J. D. Salinger, Philip Roth und Tobias Wolff scheint einem fast jeder männliche Autor erzählen zu wollen, wie er oder sein junges fiktives Double sich beim ersten Mal sexuell gefühlt haben, wie sie zum ersten Mal mit einer Frau geschlafen haben oder was ihr denkwürdigstes Erlebnis war.

Männliche Schriftsteller behandeln dieses Material sehr viel häufiger mit einem Gefühl von Befreiung als mit einer Vorahnung von Unterwerfung, und das aus gutem Grund: Männer werden normalerweise nicht dafür bestraft. Für männliche Leser und Schriftsteller scheint es ganz selbstverständlich zu sein, daß zu einer Schilderung männlicher Entwicklung die Beschreibung gehört, wie der Held die Schwelle der sexuellen Initiation überschreitet, und daß es wichtig ist, diese Jahre der Entdeckungen in die männliche Identität zu integrieren. Die Selbstverständlichkeit, mit der sie dies im Vergleich zu Frauen tun, legt die Vermutung nahe, daß männliche Schriftsteller die Kulturregel kennen, der zufolge sie die Definition ihrer sexuellen Erfahrungen mitbestimmen, und zwar überwiegend positiv.

Frauen dagegen – ob sie nun schreiben, sich in einem Sorgerechtsprozeß verteidigen, eine Anklage wegen sexueller Belästigung vor Gericht bringen oder nur versuchen, ihren

Job zu machen – befürchten zu Recht, daß sie in vielfältigerer Weise als Männer über ihre sexuelle Erfahrung definiert werden, und zwar negativ.

Dieses Tabu richtet sich dagegen, daß Frauen ihre sexuelle Vergangenheit allein gehört. Es ist nicht nur eine Frage des literarischen Geschmacks, in der wirklichen Welt hat dieses Tabu eine reale Funktion. Trotz der freiheitlichen Rhetorik, auf die wir allerorten stoßen, birgt das Bestehen auf dem Satz «Ich bin ein sexuelles Wesen» das Risiko einer persönlichen Katastrophe. Aufzeichnungen über weibliche sexuelle Erfahrung hatten oft ein so hartes Schicksal, daß es nicht überrascht, wenn Frauen gegenüber jeder öffentlichen Aufzeichnung ihrer Vergangenheit Bedenken haben. Sapphos Gedichte wurden immer wieder verbrannt – entweder im wörtlichen Sinn oder über die Zensur, die männliche Kommentatoren gegen ihre fragmentarischen, zarten Beschreibungen weiblichen Begehrens richteten. Anne Franks Kommentare über ihre aufbrechenden sexuellen Gefühle wurden – notwendigerweise, wenn man die Zeit bedenkt, aber unglücklicherweise – in den ersten publizierten Versionen ihres Tagebuchs gestrichen. Das Tagebuch des jungen Mordopfers Jennifer Levin, das vermutlich Beschreibungen ihrer sexuellen Erfahrungen enthielt, wurde in der Boulevardpresse mit dem Titel «Jennifers Sex-Tagebuch» versehen, und der Anwalt ihres Mörders versuchte, es als Belastungszeugnis gegen das tote Mädchen zu verwenden. *Jenny bei wildem Sex getötet* titelte die Boulevardpresse reißerisch.

Wenn eine Frau von ihrer Vergangenheit «eingeholt» wird, stehen wir übrigen abwartend daneben und schauen zu. Und wenn sich der Zorn gelegt hat, stoßen wir manchmal einen schuldbewußten Seufzer der Erleichterung aus: die Kugel galt diesmal einer anderen. Die bewußte Frau wird zum Sündenbock gemacht und gehört nicht mehr zu den «good girls».

Das widerfuhr zum Beispiel Patricia Bowman, die eine Vergewaltigung zur Anzeige gebracht hatte und in einem Artikel der *New York Times* als «etwas wild» beschrieben wurde. Es kann für Frauen noch immer den «Ruin» bedeuten, wenn sie eine sexuelle Vergangenheit haben und darüber gesprochen wird. In dieser Hinsicht unterscheidet uns nichts vom 18. oder 19. Jahrhundert, nur die Strafen haben sich geändert. Wenn erwachsenen Frauen Geschichten angehängt werden, die auch nur entfernt mit Sexualität zu tun haben, wird ihre Autorität von den sich ergebenden Assoziationen unterminiert. Das passierte der Richterin Kimba Wood, die ihre Anwartschaft auf den Posten des Justizministers auch deshalb verlor, weil eine übelwollende Propaganda ihr vorwarf, daß sie siebenundzwanzig Jahre zuvor fünf Tage lang als Bedienung in einem Playboyklub gejobbt hatte.

Frauen lernen – noch immer –, daß jede sexuelle «Vergangenheit» ihnen als Promiskuität ausgelegt werden kann und daß es möglicherweise zu sozialer und professioneller Zensur führt, wenn man mit dem Makel der Promiskuität behaftet ist. Die Strafe, die eine in dieser Art und Weise sexualisierte Frau trifft, hemmt uns alle. Das könnte uns davor zurückhalten, zum Beispiel einen Ausbilder wegen sexueller Belästigung anzuzeigen, für den Elternbeirat zu kandidieren oder um das Sorgerecht für unsere Kinder zu kämpfen. Und im Kielwasser der sexuellen Revolution, in dem sich die Grenzen zwischen «good girls» und «bad girls» dauernd verschieben lassen und uns, was Sinn der Sache ist, im Unsicheren lassen, werden wir unseres Lebens nicht mehr froh, wenn wir nicht endlich sagen: Ihr könnt nicht eine von den anderen trennen. Wir sind alle «bad girls».

Abgesehen davon, daß ich das Bedürfnis hatte, der emotionalen Wahrheit der Mädchen näherzukommen, frage ich mich, weshalb ich mich dem periodisch auftretenden Unbehagen aussetze, das entsteht, wenn man über Sexualität in der Ichform, dieser undamenhaftesten aller Stimmen, schreibt. Teilweise aus Eigensinn: Wenn man ein Mädchen ist, wird man nicht ermutigt, in der Ichform zu schreiben. Sie macht einen zur Schlampe. Die wenigen Male, in denen ich als Autorin auf eine sexuelle Vergangenheit anspielte, fiel die Reaktion aus einigen Ecken so scharf aus, daß sie mir aufs neue ins Bewußtsein rief: Hier liegt ein Tabu, das nicht lockerläßt. Wir müssen wieder und wieder so schreiben, bis das Tabu seine Macht verliert.

Denn aus der Tatsache, daß man die weibliche Stimme, die über ihre sexuellen Erfahrungen spricht, zum Schweigen bringt, folgt auch, daß diese Erfahrung in den öffentlichen Diskussionen in einer Weise behandelt wird, die wenig mit der Vielschichtigkeit des wirklichen weiblichen Lebens zu tun hat. Man errichtet einen falschen Dualismus zwischen Gut und Böse, Übeltätern und Heiligen und – was am destruktivsten ist – zwischen sexy Frauen, die sich von männlichem Druck überzeugen ließen und eine Beschwichtigungspolitik betreiben, und «sexlosen» Frauen. Wie viele Frauen bin ich solchen Stereotypen gegenüber mißtrauisch. Sie machen es allzu leicht, etwa die Zahlen über sexuelle Überfälle abzutun. Es fehlen uns die Stimmen von Mädchen, die beschreiben, wie wenig diese Vorkommnisse sich von ihren anderen Erfahrungen abheben, wie sehr sie die Regel sind. Paradoxerweise haben wir kein klar umrissenes Gefühl dafür, wie weibliche sexuelle Einwilligung eigentlich aussieht. Es gibt für die Jungen, die zu Männern heranwachsen, zu wenig gute Information darüber, wie weibliches Begehren sich äußert, wie es sich anfühlt, wie man es erkennt und wie man es respektiert. Auch die Mädchen erhalten schlechte Informationen über Sexualität und sind Erbinnen einer Kultur, die ihnen, was ihr Begehren anbelangt, die falschen Wege weist.

Dieses Buch versucht darüber hinaus, die Natur weiblichen Begehrens zu erkunden, die Art und Weise, wie unsere Kultur sie schätzt oder entwertet und wie andere Kulturen sie gesehen haben.

Die sexuelle Revolution hat den Frauen auf jeden Fall eine größere körperliche Erfüllung gebracht. Aber viele Frauen sagten mir auch, daß dies allein noch keine befriedigende erotische Selbsterkenntnis für sie bedeute, da bis heute das weibliche Begehren weder hoch genug geschätzt noch gut genug verstanden werde. Die sexuelle Revolution führte in mancher Hinsicht sogar zu einem Rückschritt. In den Augen dieser Frauen sind die üblichen Bilder, die weibliche Sexualität darstellen, bestenfalls oberflächlich; im schlimmsten Fall scheinen sie Produkte einer Kultur zu sein, die das weibliche Begehren nicht besonders schätzt. Viele Frauen sprachen über ein schwer zu definierendes Gefühl, dem zufolge sie ihr Begehren, wenn es rein erlebt und nicht durch eine giftige Kultur gefiltert würde, vermutlich als etwas Stärkeres, Saubereres und Kostbareres empfinden könnten. Aber sie sagten auch, daß sie nicht wüßten, wie sie die billigen Bilder und Skripte unserer Zeit in ihrer eigenen Phantasie überwinden könnten. Eine Freundin beschrieb das so, als sie von ihrem eigenen Begehren sprach: «Ich weiß, daß etwas Gutes dahintersteckt. Aber das ist so verschüttet von all diesem Zeug» – wir hatten uns gerade den Film 9 1/2 *Wochen* angesehen –, «daß ich zwar die Lust immer erlebe, aber nicht immer zu dem Guten dahinter durchdringen kann.»

Um dahinterzukommen, wie wir über diese oft entstellten Botschaften zu Frauen gemacht wurden, versuchte ich, die «Bibliothek» unserer Jugendzeit wieder zu rekonstruieren, die meine Freundinnen und ich auf der Suche nach sexuellen

Informationen und Vorbildern plünderten. Eine grobe Auswahl: *Seventeen*, das Magazin für Jugendliche («Dein Ruf: Ist er am Kippen?»); *Penthouse*; *The Happy Hooker*; Betty (Jungfrau) und Veronica (keine Jungfrau mehr) in den *Archie*-Comics; *Die sinnliche Frau*; Nabakovs *Lolita*; R. Crumbs Comics; *Die Rocky Horror Picture Show*; die mit Eselsohren versehenen Führer aus den frühen Sechzigern zu Themen wie «persönliche Hygiene» und «Petting», die einzigen Texte in der Schulbibliothek unserer Junior High School, die das Thema Mädchen und Sexualität direkt ansprachen; Kotex' und Tambrands *Führer zur sexuellen Reife*, die für den Sportunterricht gedacht waren. Ältere Mädchen, unsere Schwestern und deren Freundinnen, und die, die aufgeklärte Mütter hatten, besaßen *Unser Körper – Unser Leben*, aus dem wir ganze Seiten auswendig kannten.

Ich habe diese Rekonstruktion unternommen, da es ein Ziel dieses Buches ist, zu untersuchen, wie die Skripts und Bilder, die wir von weiblicher Sexualität haben, zu dem wurden, was sie sind, und wie wir das ändern und «das Gute, was dahintersteckt» wieder für uns zurückerobern können. Während sich am weiblichen erotischen *Trieb* nichts verändert hat, waren die Ansichten darüber, was weibliche Lust ist – und damit die weibliche Erfahrung der eigenen Lust –, in den verschiedenen Zeiten sehr unterschiedlich.

Wir wuchsen auf, als die sexuelle Revolution auf ihrem Höhepunkt war, und wurden mit Information über weibliche Sexualität überschwemmt. Daran hat sich bis heute nichts geändert, aber die Information war und ist noch immer selektiv und entstellt. Wir wußten nicht, daß wir uns mit einigen der Hauptmythen über Frauen und Begehren herumschlugen – auch daran hat sich nichts geändert.

Das entdeckte ich, als ich mit dem Wissen einer Erwachsenen die Bibliotheken für Erwachsene durchforstete. In Tagebüchern, akademischen Gutachten, anthropologischen Berichten, in sozial- und medizingeschichtlichen Studien fand ich einen Teil der Informationen über Frauen und ihr Begehren, die ich und meine Freundinnen nicht besaßen, als wir jünger waren und uns in einer informationsgesättigten Zeit mit vielen Arten von Ignoranz herumschlagen mußten. Eine bessere Art von Information über Frauen und Begehren als die, die unsere eigene Kultur uns bot, war uns nicht zugänglich; und auch heute ist sie selbst für Erwachsene oder Frauen im Teenageralter nicht leicht zugänglich.

Die Anthropologin Margaret Mead kam 1948, nachdem sie sieben ethnische Gruppen auf den Pazifischen Inseln beobachtet hatte, zu dem Schluß, daß in verschiedenen Kulturen verschiedene Formen weiblicher sexueller Erfahrung als normal und wünschenswert gelten. Die Fähigkeit von Frauen, einen Orgasmus zu erleben, ist, wie sie herausfand, eine erlernte Reaktion, bei deren Entwicklung die jeweilige Kultur den Frauen entweder hilft oder nicht. Mead war der Ansicht, daß die sexuelle Erfüllung und die positive innere Einstellung einer Frau zur eigenen Sexualität auf drei Faktoren basieren:

1. Sie muß innerhalb einer Kultur leben, die weibliches Begehren als etwas Wertvolles ansieht.
2. Ihre Kultur muß es ihr erlauben, ihre sexuelle Anatomie zu kennen.
3. Und ihre Kultur muß die verschiedenen sexuellen Techniken lehren, über die Frauen zum Orgasmus kommen.

Nun, wir Mädchen in den siebziger Jahren hatten Zugang zu den kulturellen Ressourcen, die in Punkt zwei und drei angesprochen sind, aber unser Zugang zu dem, was Punkt eins meint, war, milde ausgedrückt, vieldeutig. Trotzdem war einer der Mythen, die unsere Jugend beherrschten, die Überzeugung, daß wir, was Frauen und Sex anbelangt, in der besten aller Zeiten lebten.

Die Geschichte, die ich als Teenager durch die neue liberale und befreite Kultur in mich aufnahm, betonte die Verbesserungen und geht ungefähr so: «Vor langer langer Zeit wurden die Frauen durch die Moralvorstellungen des Alten Testaments versklavt. Danach wurde ihre Sexualität durch den Apostel Paulus verteufelt, dessen Frauenhaß durch die katholische Kirche kodifiziert wurde. Neunzehn Jahrhunderte lang unterdrückten Kirche und Staat unnachgiebig das Begehren der Frauen, diese Unterdrückung fand ihre Vollendung im viktorianischen Zeitalter mit seinen Prüderien und Heucheleien. Dann entließ Freud die Moderne aus der Zwangsjacke des Viktorianismus, aber er machte einen Fehler, als er die Klitoris abtat. Die fünfziger Jahre waren besonders schlimm. Schließlich befreite die sexuelle Revolution der Sechziger im Kräfteverbund mit der zweiten Welle des Feminismus die Frauen. Masters und Johnson, Kinsey und die darauf folgende Welle der Populärliteratur ‹revolutionierten› den Sex, indem sie erklärten, daß mehr zur Liebe gehöre als Geschlechtsverkehr. Und jetzt, in den Siebzigern, lebten wir inmitten eines noch nie dagewesenen Goldenen Zeitalters für Frauen. Ende.»

So wurde von uns Teenagern erwartet, daß wir die sexuelle Popkultur, die wir überall um uns herum wahrnahmen – angefangen von *Penthouse* und der *Geschichte der* O bis hin zu Vergewaltigungsphantasien, Miniröcken und der Pille, von der Unterstützung der Abtreibungsorganisationen durch den *Playboy* bis hin zu Sexparties in den bürgerlichen Vororten –, für ein Zeichen weiblicher sexueller Freiheit hielten. Es hieß, das erotische Millennium der Frauen sei angebrochen.

Man lehrte uns nicht, daß es bereits andere Orte und Zeiten gegeben hatte, in denen sexuelle Ideologien das weibliche Begehren sehr viel höher geschätzt hatten, als es unsere Kultur tat. In einigen anderen Kulturen stand die weibliche Lust im Zentrum der Liebe. Einige Kulturen der Vergangenheit – oder zumindest kulturelle Momente – verehrten das transzendente Moment sexueller Gefühle bei Frauen und schufen passende gesellschaftliche Räume, statt sie herabzustufen. Ich werde einen Blick auf diese anderen Kulturen werfen, von der Han-Dynastie des alten China bis zum Mexiko vor der Eroberung. Ich werde auch kurz auf andere Gesellschaften, besonders Stammesgesellschaften, eingehen, um zu sehen, wie sie den Übergang vom Mädchen zur Frau gestalten. Ich präsentiere diese kurzen Einblicke nicht als vollständige Geschichte der weiblichen Sexualität. Noch präsentiere ich sie so, als könnten sie die Existenz sexuell utopischer Frauengesellschaften in der Vergangenheit beweisen; die gab es, unseres Wissens nach, nie. Ich sehe diese Seitenblicke eher als Anstöße, die zum Umdenken anregen können. Vielleicht werden sie uns helfen, anders zu träumen und zum Beispiel zu begreifen, daß unsere Vorstellungen von Frauen als sexuellen Wesen alles andere als unumstößlich, sondern orts- und zeitgebunden sind (was noch verstärkt gilt, wenn man sie als sexuellere Wesen sieht als Männer).

Als wir heranwuchsen, war ein weiterer Mythos mit Signalwirkung im Schwange, den es noch immer gibt: «Männer wollen es mehr.» Auf diese Ansicht treffe ich noch heute, sie wird mit Verwirrung und Unbehagen von einer jungen Frau zur anderen weitergegeben. Und dies, obwohl Anatomen und Sexualerzieher im Laufe der letzten dreißig Jahre mehr und mehr Hinweise dafür gefunden haben, daß Frauen, nicht nur anatomisch gesehen, ein ebenso intensives Sexualleben haben können – und daß die Fähigkeit von Frauen, Lust zu empfinden, in einer Weise extrem ist, die wir erst noch zu akzeptieren haben.

Noch heute herrscht die Meinung vor, daß der Antrieb zur Lust beim männlichen Geschlecht stärker sei. Als wir aufwuchsen, wußten wir nicht, daß diese Vorstellung eine ziemlich neue historische Erfindung ist. Historische Belege zeigen aus fast allen Epochen, wie man ganz selbstverständlich davon ausging, daß das weibliche Geschlecht stärkere sexuelle Begierden hatte, «weil es fleischlicher gesinnt ist als der Mann». Das mußte sogar dafür herhalten, die Verfolgungen zu rechtfertigen. Die Bibel der Hexenverfolger erhob die Anklage, «alles geschieht aus fleischlicher Begierde, die bei ihnen unersättlich ist». Erst im 19. Jahrhundert setzte in Europa und Nordamerika etwas ein, das man das große Vergessen nennen könnte, das Vergessen all dessen, was in früheren Zeiten und Kulturen häufig zum normalen Alltagswissen gehörte. Die bei uns vorherrschende Ansicht, daß Jungen und Männer einen stärkeren Sexualtrieb haben als ihre sexuell gesehen eher passiven Partnerinnen, hätte Menschen vieler traditioneller taoistischer, islamischer, hinduistischer und indianischer Kulturen dazu gebracht, die Augen gen Himmel zu verdrehen. Das gilt übrigens auch für Angehörige westlicher Kulturen, die noch gar nicht lange zurückliegen.

Im Lauf der Zeit bemerkte ich, daß die Einarbeitung in die weniger bekannte Geschichte und Anatomie des weiblichen Begehrens für mich zu einem Wiederauffinden der Vergangenheit wurde, das mich von ihr erlöste. In gewissem Sinn las ich, um die Schlampe in mir zu erlösen, den Teil, in dem ich mich (wie vermutlich viele Frauen), ungeachtet aller äußeren Zeichen von Respektabilität, verletzlich fühle. Ich wollte, so gut wie möglich, die *sehr guten und sehr schlechten* Mädchen, die wir waren, als wir aufwuchsen, in einem neuen Licht zeigen.

Methode

Einige dieser Geschichten stammen aus meiner Erinnerung. Andere aus den Unterhaltungen mit den inzwischen zwanzig- bis dreißigjährigen Frauen, die ich 1996 in meiner Geburtsstadt besuchte. Ich bat sie, mir bei der Erinnerung zu helfen. Wie war es, sexuell gesehen, gewesen, in dieser Zeit aufzuwachsen? Wie nahm ihre eigene erotische Autobiographie Gestalt an? Welche Schlüsse haben sie aus den sexuellen Erlebnissen gezogen, die ihnen am meisten bedeuteten?

Die Gespräche fanden in informellem Rahmen statt: in Hotelzimmern, wo sich ein paar Frauen bis spät in die Nacht hinein unterhielten, bei jemandem zu Hause, wo wir auf dem Boden hockten, in einer Stimmung, die schnell von Nostalgie in Zorn, Heiterkeit oder Trauer umschlug. Wenn wir bei jemandem zu Gast waren, stand die Gastgeberin manchmal auf, um sich ein altes Album zu schnappen oder einen Eintrag in einem zerfledderten Tagebuch nachzulesen. Oft verstummten wir, wenn eine Erinnerung aufstieg, deren Bedeutung in den Augen der erwachsenen Frauen zu einer anderen wurde, als der Teenager es damals gesehen hatte. Während der Diskussionen spielte uns die Erinnerung einen Streich – die Zeit zog sich hin, wenn ein Bild, ein Witz oder ein Tanz, den wir vergessen hatten, in unserer Unterhaltung wiederauftauchte, oder sie verdichtete sich, wenn die Eindrücke und Worte sich überschlugen.

Die Lebensgeschichten, die folgen, sind nicht repräsentativ. Alle Frauen, deren Geschichten ich wiedergebe, sind weiß und gehören mehr oder weniger der Mittelschicht an, und die sexuellen Codes, die sie lernten, waren meist die Codes der weißen Mittelschicht. Weiße amerikanische Mädchen der Mittelschicht gehören wie jede andere Subkultur einer Art Stamm an: sie tragen bestimmte Kleider, haben bestimmte Sprechstile und Glaubenssysteme. Dieses Buch handelt von einer bestimmten Gruppierung innerhalb dieses «Stammes». Ich schreibe darüber, weil es diejenige ist, die ich am besten kenne.

Die Erfahrungen dieser Mädchen sind in gewisser Weise nicht einzigartig: überall im Lande machten Mittelschichtmädchen sowohl dramatischere als auch gewöhnlichere Erfahrungen. Doch zeigen sie eine bestimmte Weltsicht in einer bestimmten Zeit und an einem bestimmten Ort: einer sehr libertären Stadt, die am äußersten westlichen Rand des amerikanischen Kontinents liegt. Obwohl es vielen dieser Mädchen materiell gesehen besser ging als ihren Altersgenossinnen, lassen sich ihre Krisen und ihre Verwirrungen nicht auf ihre demographische Situation reduzieren.

Aufgrund des Themas wurden die Identitäten aller Frauen, die in dem Buch auftauchen, unkenntlich gemacht. Um ihre Privatsphäre zu schützen, habe ich Namen, persönliche Kennzeichen, die Berufe von Eltern und Wohngebiete verändert, doch bin ich so dicht wie möglich am Geschehen, den Mädchen und Jungen und der allgemeinen Subkultur, die uns umgab, geblieben. Die Frage, wem ein Leben «gehört» – der Person, die es lebt, oder dem Autor –, kann einen sehr plagen. Ich glaube, daß besonders bei einem so privaten Thema wie Sexualität das Leben der Person gehört und der Autor das respektieren muß. Das empfinde ich besonders stark Frauen gegenüber, die so oft das Gefühl haben, daß ihnen die Kontrolle über ihre sexuelle Biographie entzogen wird. Alle Frauen, die ich als Erwachsene interviewte, baten mich, ihre Geschichten zu benutzen, ohne ihre Namen zu nennen oder Details zu verwenden, über die sie oder involvierte Personen identifiziert werden könnten, und das habe ich in jedem Fall getan. Einige der Frauen wollten so anonym bleiben, daß sie sogar ein Pseudonym ablehnten.

So gut ich konnte, habe ich Unterhaltungen rekonstruiert, die vor zwanzig Jahren stattfanden. Ich bin sicher, daß ich Stimmung und Inhalt getroffen habe, und ich überprüfte Slang und Redewendungen mit den Leuten, mit denen ich damals zu tun hatte, aber den genauen Wortlaut habe ich nicht mehr im Kopf, denn Erinnerung ist immer idiosynkratisch. Es kommt hinzu, daß die Anforderungen, die man an eine Reportage stellt, in direktem Widerspruch zu denen der Ethnographie stehen: in einer Reportage müssen Geschehen und Personen erkennbar sein, in der Ethnographie nicht. Ich hoffe, daß ich dem Leser «Phantasie-Gärten mit wirklichen Kröten darin» bieten kann – um mit Marianne Moore zu sprechen. Und ich folge Emily Dickinsons Gebot, das ein Epigramm auf die immer noch wirksamen Hemmungen sein könnte, die Frauen haben, wenn sie über Sexualität sprechen: «Sag alles wahr, doch sag es schräg – im Umweg liegt der Gewinn.»

Die Zeit, in der meine Freundinnen und ich aufgewachsen sind, ist ebenso wie der Ort dazu geeignet, das Thema, wie man in der nicht allzu fernen Vergangenheit als weibliches Wesen aufwuchs, in einigen spezifischen Punkten zu erhellen. Wir wuchsen nicht nur während der sexuellen Revolution auf; man könnte sagen, daß wir *innerhalb* der sexuellen Revolution aufwuchsen. Mein Elternhaus lag direkt über dem Wohngebiet Haight-Ashbury in San Francisco, jener locker miteinander verbundenen Kommune, die zum Symbol für die erotische und materielle Befreiung einer ganzen Kultur wurde.

Diese Jahre und dieser Ort sind einzigartig in der Geschichte der weiblichen Sexualität: nach der Pille, aber vor Aids – weibliches Begehren schien während unserer Adoleszenz von weniger Strafen eingegrenzt zu sein als je zuvor oder, wie ich in diesem Buch darlege, jemals danach. Wie eine der

Frauen, mit der ich sprach, mit einem reumütigen Grinsen sagte: «Das waren wirklich wilde Jahre.»

Das waren sie. Und sie waren im Leben der Kinder, besonders der Mädchen, auch etwas chaotische Jahre. Die Geschichten, die folgen, handeln von Drogen- und Alkoholmißbrauch, von frühen sexuellen Aktivitäten, sexuellen Übergriffen, frühen Abtreibungen und von Erfahrungen mit Eltern, die ihre Verantwortung abgaben. Ich habe mich bemüht, den Druck, der auf uns lastete, nicht zu übertreiben. Meine Freunde und deren Familien galten in keiner Weise als ungewöhnlich oder von der Norm abweichend. Als ich die Interviews durchging und schwarz auf weiß las, was ich nur aus Erzählungen und anekdotenhaft wußte – Episode auf Episode über Erwachsene, die mit anderen Dingen beschäftigt waren, über den Zusammenbruch von Familien –, kam mir ein sarkastischer Untertitel für dieses Buch in den Sinn: «Eine ganz normale amerikanische Mädchenzeit». Während Leser einer anderen Generation vielleicht denken, daß einige der etwas sensationelleren Geschehnisse extreme Ausnahmen sind, werden Leser, die einen ähnlichen Hintergrund wie ich haben, in meinem Alter oder jünger sind, vermutlich ziemlich typische Aspekte des Erwachsenwerdens im Amerika des ausgehenden 20. Jahrhunderts wiedererkennen. Die Stadt, in der ich geboren wurde, gehörte damals nicht zum amerikanischen Mainstream, sie war ein Ort, in dem Strömungen herrschten, die im Lauf der Zeit auch den Rest des Landes erfassen und verändern würden.

Einige der Kämpfe um die Grenzen zwischen Frauen und Männern, die wir als Mädchen führten, intensivierten sich, als sich die Grenzen zwischen Erwachsenen und Kindern auflösten. Denn wir wuchsen in einer Gesellschaft auf, die eine sexuelle Revolution verkündete und noch keine neue zusammenhängende Sexualethik entwickelt hatte. Die Erwachsenen lebten ihre Libido aus, und wir hatten oft das Gefühl, daß es dabei keine Grenzen mehr gab, weder konstruktive noch repressive. Die revolutionären Experimente, die den Erwachsenen großen Spaß machten, wurden manchmal auf Kosten der Kinder durchgeführt. Wenn ich erzähle, wie es war, ein weibliches Kind und ein Teenager inmitten des zehn Jahre andauernden «Summer of Love» zu sein, dann ist das eine liebevolle und gleichzeitig bittere Auseinandersetzung mit meinen Eltern und den Wertvorstellungen der sechziger Jahre. Aus erwachsener Sicht gibt es bändeweise Literatur über die umfassenden sozialen Konsequenzen dieses großen Umbruchs. Darüber, wie diejenigen unter uns, die zu der Zeit Kinder waren, die Segnungen und den Fluch verarbeiteten, weiß man weit weniger. Während unsere Eltern ihre eigenen Flugbahnen verfolgten, waren wir Kinder in allen Einzelheiten damit vertraut, was es hieß, wenn etwas schiefging. Die sechziger Jahre waren für uns Kinder in San Francisco kein Vermächtnis, das uns nur so am Rande betraf. Bis weit in die siebziger Jahre hinein bestimmten sie, wie wir unser Leben führten.

Wir waren mit den schädlichsten Symptomen der Zeit konfrontiert: mit dreizehnjährigen Mädchen in Domina-Kluft, Seite an Seite mit Erwachsenen, die Freitag abends in der Kälte vor der *Rocky Horror Picture Show* ihre Tätowierungen zur Schau stellten, mit wohlhabenden Eltern, die ihre Kinder manchmal für eine ganze Woche von der Schule nahmen, um die beste Schneesaison am Lake Tahoe nicht zu verpassen …

Trotzdem wog vieles von dem, was die Zeit brachte, die Zerstörungen auf. Obwohl es Rassenspannungen an unserer Schule gab, konnte sich diese Stadt in ihren hoffnungsvollsten Momenten der Vorstellung hingeben, daß Rassismus die abartige Haltung einiger Altvorderen sei, die sich mehr und mehr überhole. Das Ethos der Hippies schenkte uns eine Stadt voller Wandgemälde und Straßentheater, die auch die Sensibilität der Abgestumpftesten erweiterte. Wir sahen am Beispiel der Schwulenbewegung, wie Liebe – menschliche, körperliche, sexuelle, romantische Liebe – zur Metapher für das höchste Gut wurde und den Idealismus einer ganzen Kultur belebte. Meine Gefühle dieser widersprüchlichen Epoche gegenüber sind alle ambivalent; Freude und Trauer sind so eng miteinander verbunden, als ob sie eins seien.

Obwohl ich also Details verändert habe, hoffe ich doch, daß das Wesentliche des sexuellen Reifungsprozesses festgehalten ist, den eine Mädchengruppe unter bestimmten Umständen im ausgehenden 20. Jahrhundert durchlebte. So sind wir aufgewachsen. So haben wir es empfunden.

1 *Zeit und Ort: 1968–1971*

Vor langer Zeit machte sich in einer Stadt, die um eine Bucht herumgebaut war, eine lose miteinander verbundene Gruppe von Mädchen auf den Weg, vom Mädchen zur Frau zu werden.

Folgende Mädchen begaben sich auf die Reise: Als ich noch sehr klein war, lernte ich *Dodie* kennen, die eine Straße weiter oben wohnte und meine erste richtige Freundin wurde; *Michelle*, die Stütze ihrer alleinerziehenden Mutter; *Cath*, meine grüblerische, ungeduldige Spielkameradin in der Grundschule; *Shari*, die wir alle liebten, das Golden Girl, Herrscherin über die gerade flügge gewordenen Teenies der Nachbarschaft. Sie lebte mit ihrer Mutter zusammen in einem kleinen Apartment ohne Möbel, weil sich diese gerade von Sharis Vater, einem Piloten, hatte scheiden lassen. Und die zarte *Genevieve* mit ihrem beruhigend selbstsicheren Auftreten, die so unabhängig und verstohlen war wie eine kleine Katze. Später kam noch *Tia* zum Kreis meiner Freundinnen, mit der ich im Feriencamp zusammen war, und die theatralische und verletzliche *Dinah*, die in der Arbeitergegend des Mission District wohnte. Meine Freundinnen auf der High-School waren *Sandy*, eine gewiefte Kommentatorin aller Fragen gesellschaftlicher Etikette. Sie gehörte zu einer kleinen elitären Gruppe von Mädchen, die eine benachbarte High-School besuchten und deren Erinnerungen ich besonders viel verdanke (als sie ein Teenager war, betrieben ihre Eltern einen Partyservice, der immer kurz vor dem Bankrott stand). *Trina*, breitschultrig und geradeheraus, wurde von ihrer Mutter, einer Immobilienmaklerin, streng erzogen; und da war

Pattie, ein heiter gelassenes Mädchen mit kurzgeschnittenem Haar, deren alleinstehende Mutter Schulsekretärin war. Zwei oder drei der Mädchen, die ich interviewte, waren drei oder vier Jahre jünger als die übrigen. *Jeanne* war an den Ohren mehrfach gepierct und einmal am Nabel. Ihre große Familie besteht aus Journalisten und Immobilienmaklern der Mittelschicht, aber als Teenager lebten sie und ihre Mutter, eine Töpferin, von der Sozialhilfe – in den manchmal kaum zumutbaren Unterkünften einer Hippieenklave draußen vor der Stadt. *Tonya* war die Urform einer Bummlerin, hatte einen Topfschnitt und wuchs in der Vorstadt in einer etwas konservativen Familie berufstätiger Eltern auf.

Die Mädchen, deren Geschichten ich hier erzähle, sind fast alle weiß und stammen aus protestantischen, katholischen, protestantisch-atheistischen, jüdischen oder jüdisch-atheistischen Elternhäusern. Bei den Kindern in unserem Alter, die sonst noch in der Nachbarschaft herumhingen, ergibt sich in dieser Hinsicht ein geringfügig anderes Bild: einige Mädchen waren Filipinas, ein oder zwei Jungen Mexikaner, und ein paar der Kinder kamen aus einem afro-amerikanisch-weißen Elternhaus oder waren weiße Kinder mit einem schwarzen Elternteil. Mein Hintergrund ist weiß und, ethnisch gesehen, jüdisch. Meine Familie nahm innerhalb der Klassenhierarchie jenen merkwürdigen Platz ein, den man zugewiesen bekommt, wenn der Vater Professor an einem kleinen staatlichen College ist und die Mutter einen akademischen Grad hat, aber weiterstudiert. Als wir heranwuchsen, gehörte meine Familie, kulturell gesehen, zur oberen Mittelschicht, wirtschaftlich gesehen aber zur unteren: Wir bezahlten Miete und keine Hypothek und machten uns oft Sorgen wegen der monatlichen Rechnungen. Obwohl man alle Mädchen zur «Mittelschicht» zählen kann, in Amerika ein traditionell vager Begriff, unterschieden sich die Einkommen ihrer Eltern doch sehr stark voneinander. Einige Eltern waren wohlhabend – große Geschäfte in der Innenstadt gehörten ihnen ganz oder teilweise. Einige waren Akademiker – Rechtsanwälte, Ärzte, Sozialarbeiter. Nicht wenigen ging es sehr viel schlechter, sie erfuhren am eigenen Leib die nicht ohne weiteres sichtbaren Belastungen, die es mit sich bringt, wenn man aus der Mittelschicht absinkt. So gab es Ehepaare, die zwar im eigenen Haus wohnten, aber immer kurz vor dem Bankrott standen. Oder alleinstehende Mütter, die sich nach einer Scheidung gerade so durchschlugen und im Berufsleben an den Rand gedrückt wurden. Sie bezahlten ihre Strom- und Wasserrechnungen und auch die Lebensmittel mit den sporadisch eintreffenden Alimenten oder Sozialhilfeschecks.

Die Grundschule in unserer Gegend war eine integrierte öffentliche Schule genau über dem Haight, gut ausgestattet und klein. Die öffentliche Junior High School, die die meisten von uns besuchten, war riesig, arm und anonym. Sie war in den fünfziger Jahren im wenig vornehmen Süden der Stadt gebaut worden und wurde, wie es uns schien, Herbst für Herbst zum Schauplatz zweier ausgeklügelt choreographierter Rassenkonflikte: Filipinos gegen Chinesen, Weiße gegen Schwarze. Die Durchsuchung unserer Schließfächer förderte Chakka-Stöcke und Klappmesser zutage. Manchmal zogen Polizeiwagen auf, um unsere Schulbusse zu eskortieren. Von der Schule ging der Blick auf pastellfarbene Stuckhäuser und kleine sandige Gärten in geradlinigen Straßen, die bis zum Strand führten. Einige von uns besuchten eine High-School, die einen guten Ruf hatte und Schüler aus der ganzen Stadt anzog; dort wurde die Teenagerkultur hauptsächlich von Chinesen der ersten und zweiten Generation geprägt.

Meine Eltern, mein älterer Bruder und ich wohnten in einem klapprigen, vor 1906 erbauten erdbebensicheren Haus, das einige Straßen über dem Haight-Ashbury neben einer langen Treppe thronte, die sich einen dicht überwachsenen Hügel hinaufzog. Die Gegend unter uns war ärmlicher; in der Straße direkt über uns, die zum Tummelplatz für die Kinder der Nachbarschaft wurde, lebten sehr viel reichere Leute. Meine Familie war exzentrisch, aber relativ stabil.

Die Beben, die die Familien in unserer Nachbarschaft in den Sechzigern erschütterten, trafen auch meine Familie. Aber ein Aspekt unseres Familienlebens, das meinen Bruder und mich mehr und mehr von unseren Altersgenossen trennte, war die Tatsache, daß meine Eltern auf ihrer Autorität uns Kindern gegenüber in fast altmodischer Weise bestanden. Vielleicht rührte das daher, daß mein Vater aus Osteuropa eingewandert war, aus orthodox jüdischen Verhältnissen stammte und fünfzehn Jahre älter war als meine Mutter. Obwohl sie an den Umwälzungen der Zeit durchaus aktiv teilnahmen, schleppten uns unsere Eltern in die Synagoge und zur hebräischen Schule. Als sich im Haight das Unterste zuoberst kehrte, erwartete man von uns immer noch, daß wir zum Abendessen zu Hause waren, ganz gleich, was für ein zufällig und bizarr zusammengestelltes Essen uns unsere verzweifelte junge Studentenmutter auf den Tisch knallte.

Als aus den sechziger die siebziger Jahre wurden, spürte ich, wie sich die Dinge in unserer Nachbarschaft zu verändern begannen. Die Welt, wie sie heute ist, die Welt nach der Scheidung, nach der sexuellen Revolution, nach dem moralischen Relativismus, nahm Formen an. Das waren die Bedingungen, unter denen wir aufwuchsen.

Haight-Ashbury war ursprünglich ein bescheidener, unspektakulärer Stadtteil gewesen, in dem ein dauernder Wind den Sand durch die Gegend trieb und wo während der vierziger und fünfziger Jahre weiße und schwarze Arbeiterfamilien ihre Kinder großzogen. Was ich aber in der Zeit sah, als ich neben meiner Mutter einhertrödelte, wurde immer weniger vorhersehbar. Es fiel mir auf, daß die jungen Frauen, die ich sah, freier zu sein schienen als die lächelnden Mädchen in ihren engen Kostümen auf den Fernsehschirmen der frühen Sechziger – der Zeit meiner Kindheit. Sie schienen auch zunehmend verstört zu sein.

Eines Morgens bot mir eine von ihnen, die fast bewegungslos an einer Bushaltestelle stand, Orangensaft an. Meine Mutter riß ihn mir aus der Hand, gerade als ich ihn trinken wollte. «He», sagte die junge Frau mit schleppender Stimme zu ihr, «sei nicht so schlecht drauf.» – «Man weiß nie, was drin ist», erklärte mir meine Mutter später. Ungefähr zur gleichen Zeit waren eine Straße weiter LSD-Trips, als Halloweenbonbons verpackt, angeboten worden. Nicht lange danach tauchte ein weiteres benommenes Mädchen auf den Stufen unserer vorderen Terrasse auf. Schön, bleich und nicht ansprechbar war sie zwischen den Eukalyptusbäumen auf unser Haus zugeschwebt, genau wie eine Waldfee, dachte ich. Meine Eltern holten sie ins Haus und schafften es, ihre solide Familie aus dem Mittleren Westen aufzutreiben, die sie bat, ihre Tochter ein paar Tage bei sich zu behalten, bis sie sie abholen könnten. Mein Bruder erinnert sich, daß sie, immer noch high, versuchte, vom niedrigen Dach unseres Hauses zu springen. Meine Mutter, die gerade den Rasen sprengte, vertrieb das Mädchen mit dem Wasserschlauch vom Rande des Dachs.

Eine Zeitlang hatte unser Viertel noch ein Haushaltswarengeschäft, einen Spirituosenladen, zwei Waschsalons. Es gab außerdem ein Drive-in-Restaurant, dessen Reklame einen Cowboyhut mit zwei Rinderhörnern zeigte. DURCHGEHEND GEÖFFNET stand auf der einen Seite des sich drehenden Schildes. NIE GESCHLOSSEN auf der anderen. Es gab noch eine Bowlingbahn, wo dreißig Zentimeter lange Hot dogs in muschelförmigen Papierservietten verkauft wurden. Aber täglich öffneten neue, ganz andere Unternehmen: zum Beispiel die Free Clinic, in der man Aspirin bekam oder einen schlechten Trip ausschlafen konnte. An der Ecke von Cole und Haight zeigte eine neue Wandmalerei einen Regenbogen, dessen verschiedene Farben die verschiedenen Stadien der Evolution repräsentierten. Amöben schwammen im Blau, Amphibien marschierten im Grün, und in den orangefarbenen Streifen hatte man eine bezaubernde Szene mit Säugetieren gemalt – Rehe, Elefanten und Feldmäuse –, die alle unter dem Einfluß von bewußtseinsverändernden Drogen tanzten.

Am wenigsten billigten die Geschäftsleute vor Ort die Eröffnung des Free Store. Man ging einfach hinein, traf seine Wahl und ging wieder hinaus. Auch Coffee Shops wurden eröffnet. Sie verkauften alles mögliche, was so zur Drogenkultur gehörte. Auch Posters von Country Joe and the Fish, Szenen, die wie von Mucha gemalte nackte Frauen zeigten, die von einem Kranz pulsierender Strahlen umgeben waren, und Schaubilder mit allen sexuellen Stellungen, die man sich vorstellen kann. Auf den Ladentheken standen Kerzen in der Form riesiger Penisse. (Ich erinnere mich, wie mich meine Mutter mit nur mühsam unterdrückter Panik in der Stimme fragte: «Wo hast du das gesehen?», als ich mit sechs oder sieben einen der größten malte – purpurrot, wie ich mich entsinne.)

Schließlich wurde die Nachbarschaft durch den Zustrom neuer Typen völlig übernommen. Im Golden Gate Park waren das prächtige Karussell und der friedliche Ententeich zwar noch unverändert, und ältere irische Damen fütterten noch immer die Vögel. Aber jemand hatte die Säulen des Karussells in den Farben des Regenbogens bemalt. Jeden Sonntag hallte von morgens bis abends der rollende Beat der Bongos durch das Tal. Erwachsene versammelten sich auf den grünen

Grasflächen des Parks, hatten sich wie Clowns geschminkt oder lagen in einem Haufen übereinander, Gesichter zum Himmel gewandt, und kicherten. Erwachsene bliesen Seifenblasen in die Luft, verkleideten sich und tanzten. Es gab Marionettenspiele an den Straßenecken. Überall liefen Kinder herum, an warmen Tagen meist nackt, aber sie standen nur am Rande, wenn die Erwachsenen sich vergnügten. Manchmal hatte man den Eindruck, als ob alle Kinder seien. Als Erwachsene sah ich einen Dokumentarfilm über diesen «Summer of Love». Ein nacktes vierjähriges Kind versuchte verzweifelt, die Aufmerksamkeit seiner munter tanzenden Mutter zu erregen, und fing schließlich an zu weinen. Dabei spürte ich, wie sich mein Herz zusammenzog. Ich erinnerte mich genau, wie es war, als bei ähnlichen Gelegenheiten Spielkameradinnen von mir wieder und wieder versuchten, ihre Eltern, die soviel Spaß hatten, daran zu erinnern, daß sie auch noch da waren – und daß sie noch klein waren.

Die Tatsache, daß eine Revolution der Sinne in unserer Stadt stattfand, hatte etwas damit zu tun, wie die Leute auf diesen bestimmten Ort reagierten und daß sie sich seinem Einfluß unterwarfen. Denn unsere Stadt machte es einem schwer, irgendeinem Glauben anzuhängen, der mehr verlangt hätte als Sinnenfreude. San Francisco ist wie geschaffen für einen Mystizismus der Sinne. Unter seinem weißen Himmel und dem Nebel, in dem man manchmal nicht weiter sieht als bis zur nächsten Straßenecke, ist es leicht, sich von ekstatischen Erfahrungen angezogen zu fühlen. Man hat nur die Wahl zwischen Gott, Vergessen oder dem Körper. Viele Leute haben die Schönheit San Franciscos beschrieben, aber es gibt nicht so viele, die sich Gedanken darüber gemacht haben, in wie verschiedener Weise diese Stadt verführt und welchen Einfluß das auf die Orientierung eines Heranwachsenden hat. Wir wuchsen in einer Stadt auf, die so verlockend war, daß sich unsere Persönlichkeiten unter dem Supremat des Vergnügens entwickelten.

Wo man auch hinsah, schlug einem Schönheit ins Gesicht. Die Pracht war so übertrieben, daß sie wie eine Slapstick-Komödie wirkte: die Stadt badete einen unentwegt in Champagner. Sie verschwor sich, einen zum Hedonisten zu machen. Die erbärmliche Verkommenheit einer Touristenstadt drängte sich gegen die blaue Opernbühne der Bucht. Wenn man nicht visuell überwältigt wurde, schaffte es das Essen: fettig-ölige chinesische Nudeln mit Streifen getrockneten süß-salzigen Schweinefleischs; Eisbecher mit heißem Fondant am Ghirardelli Square, wo der Eissalon einen phantastischen Marmorkübel von der Größe einer alten Badewanne aufgestellt hatte, in dem den ganzen Tag eine über einen Meter hohe Welle heißer dicker Schokolade hin- und herschwappte. Die Kultur und die Landschaft legten es einem nahe, sich der idiotischen Süße des Augenblicks und all der Erregung zu überlassen, die der Tag brachte. Ganze Gegenden waren so mit Sinnlichkeit gesättigt – von dem, was man sehen, spüren, riechen konnte –, daß die Parkwege, von denen aus sich die berühmten Ausblicke eröffneten, von einem ununterbrochenen Strom des Begehrens durchzogen schienen.

Die Erregung kam gewiß auch von der Unsicherheit, auf einer geologischen Verwerfungslinie zu wohnen. Als kalifornische Mädchen lebten wir mit einer inneren Landkarte, die von Naturkatastrophen markiert war. Die Landschaft barg Erinnerungen an Katastrophen. Wir fühlten uns in unserer Umgebung nicht so verwurzelt wie unsere Altersgenossen im Osten. Wir hatten das Gefühl, daß das Land noch vor kurzem unbewohnt gewesen war – bis auf die Stämme der amerikanischen Ureinwohner, die es nicht so belastet hatten wie wir – und daß die Erde uns sehr leicht wieder abschütteln und so leer werden könne wie vordem. Was in unseren Schulbüchern stand, verstärkte das Gefühl, der Natur ausgeliefert zu sein. Wir lernten die Geschichte des Death Valley kennen, das nur eine Tagesreise vom Haus meiner Großmutter in Stockton entfernt lag und in dem die Pioniere gezwungen waren, Brackwasser zu trinken, und ihre gesamte Habe am Straßenrand zurückzulassen, um die Last zu verringern, die ihre verdurstenden Pferde und Ochsen tragen mußten. Wenn man von unserem Sommercamp den Highway weiter hinunterfuhr, stieß man auf den Donner Pass. Als wir noch klein waren, hatten wir Mühe, das Bild der Familien aus unserem Kopf zu verscheuchen, die im Oktober 1846, von unaufhörlichen Schneefällen eingeschlossen, nur überlebten, indem sie Rinde, Zweige, Mäuse und schließlich die Körper der gestorbenen Mitglieder der Gruppe aßen. Statuen in den benachbarten Parks erinnerten an Fra Junípero Serra, der die Missionsstationen gründete, die die Ureinwohner ihrer Kultur entrissen. Unsere Bücher lehrten uns, daß etwas weiter nördlich die Expedition von Lewis und Clark geendet hatte. Und an der Küste war Sir Frances Drakes *Golden Hind* vor Anker gegangen, hart am Wind vor dem westlichsten Vorgebirge seiner Entdeckungsfahrt; hier hatte die boomende Stadt Seattle gebrannt und San Francisco gezittert.

Vor allem aber gab es das Erdbeben – «das Große Beben». In der dritten Klasse lernten wir, was an dem schrecklichen Morgen des 18. April 1906 geschehen war, als die schlafende Stadt innerhalb von zwei Minuten in Schutt und Asche gelegt wurde. Ich war ganz besessen von diesem Erdbeben und von dem Bild einer bunten, herrlichen gesetzlosen Stadt – einer Stadt, die um einen Kern wilden Trinkens und wilden Prassens herum gebaut worden war, in der die Prostitution auf Straßen mit Namen wie Maiden Lane blühte und von der nur noch Ruinen übrigblieben. Ich konnte nicht aufhören, die alten Daguerreotypien mit den Küchenmädchen anzuschauen, die, die Arme in die Seite gestemmt, auf den Gipfeln der Hügel standen, die ich kannte, und, ihre ausladenden Hüte noch auf dem Kopf, mit dem Rücken zum Fotografen auf die Stadt hinunterschauten. Vor ihnen stiegen Rauchwolken in den Himmel, ganze Häuserfassaden waren wie Tapeten weggerissen worden, und jedes Stadtviertel war ein Haufen zerbrochener Streichhölzer, die bis zur Bucht hinuntergeschleudert worden waren. Tote Pferde lagen in den Straßen übereinander; Telegrafendrähte waren in Flammen explodiert. Die Natur war stärker als die Zivilisation.

Was Erdbeben anlangte, kannten wir uns aus: Wir wußten, daß die Erde die Menschen nicht als Ganzes verschlang (obwohl es in einem Schulbuch das Foto einer schwarzweißen Kuh gab, die geduldig in einer Erdspalte stand). Wir wußten, daß das Beben der Erde nicht die größte Gefahr war, die einstürzenden Gebäude waren es (stell dich unter den Türsturz!) und die Feuer, die in der Nähe offener Gasleitungen ausbrachen. Wir wußten, daß das Wasser knapp werden würde und daß wir, wenn alles vorbei wäre, in den Golden Gate Park gehen sollten, um dort unsere Eltern zu treffen, genau wie es die Überlebenden des Erdbebens von 1906 getan hatten. Des Nachts stellte ich mir oft vor, wie ich nach dem Beben den Hügel hinunter zum Park gehen würde, und malte mir die Stunden aus, die ich dort auf meine Eltern warten müßte, ohne zu wissen, ob sie je eintreffen würden. Es war das erste Mal, daß ich vor der Möglichkeit stand, daß meine Eltern verletzbar sein könnten.

Obwohl es in unserer Jugend nur eine Handvoll von Beben gab, prägte die Bedrohung durch das Große Beben – das jederzeit stattfinden konnte, das uns, wie eine primitive Gottheit, gleichzeitig bedrohte und verschonte – die Einstellung zu unserer körperlichen Identität. Die Natur war so gierig und so stark, daß es unsererseits wenig Einspruch gab, als man uns die Theorie präsentierte, unsere eigene libidinöse Natur sei stärker als die Zivilisation. Und da die Natur mächtig war, sollten wir bereit sein: die Katastrophe steht immer bevor, also feiere die Party jetzt, iß jetzt, tu es jetzt. Entweder das Meer oder die Erde wird dich verschlingen – also verschling alles, was du kannst.

Als wir heranwuchsen, erregte uns die Vorstellung eines Erdbebens. Als wir erwachsen wurden, spürten wir unbewußt, daß es alle erregte. Es gab den Mädchen der Bay Area die Freizügigkeit, die junge Frauen in Kriegszeiten haben: Wenn heute dein letzter Tag ist, willst du dann wirklich als Jungfrau sterben? Wir nicht. Die Stadt gab uns das Gefühl, nicht lebendig zu sein, wenn wir keine sexuellen Wesen waren. Die Stadt, die meine Freundinnen und ich als Heranwachsende erkundeten, bestand aus verschiedenen Welten, und jede rief eine andere sinnliche Reaktion hervor. Wenn wir drunten am Fisherman's Wharf umherschlenderten, war es, als ob man in einen grellen Taumel der Sinne geriete. Es gab Bäckerstände, auf denen Sauerteigbrote in Haufen aufgeschichtet war; Gassen, die mit zerstoßenem Eis vollgeschüttet waren, auf dem Fässer voller Austern und Kisten voll lebender Krebse standen; Leuchttürme und japanische Gärten aus Muscheln, die von innen beleuchtet waren; zweieinhalb Meter hohe, mit Gummibällen in allen Farben gefüllte Plastiksäulen; Berge von Sahnebonbons in allen Formen und Geschmacksrichtungen. Selbst die Gerüche und Geräusche dieses Stadtteils waren sinnlich: Der Wharf war mit Booten verstopft und stank angenehm nach warmem Pech, Karamel und Meer, und die Männer, die die Stände bewachten, schrien sich über die Köpfe der Touristen und der jungen einheimischen Mädchen hinweg obszöne Dinge zu.

«Sexland» war ein anderes Viertel in unserer Nähe. Die frühesten Bilder weiblicher Sexualität, an die ich mich erinnere, sah ich im Sexland-North Beach, das den heterosexuellen Männern vorbehalten war, und dem angrenzenden Prostituiertenviertel, das als «Lendenstück» bekannt war.

Eine meiner frühen Erinnerungen stammt aus der Zeit, als meine beste Freundin Dodie und ich – wir waren so um die acht – durch die schweren, staubigen roten Samtvorhänge vor dem Straßenfenster der Paris Massage Studios auf der Taylor Street spähen wollten. Die Vorhänge verdeckten alles, was dahinter lag, schon ihre Undurchsichtigkeit allein war aufregend. Davor standen mehrere Gipsstatuetten der Venus von Milo. Das Schild außen war knallrosa. Schon früh wußten wir, daß die Farbe weiblicher Sexualität ein knalliges Rosa war – rosa Neonlicht wie auf dem Schild, oder Balenciaga-Rosa wie Lippenstift. Das Schild war an den Rändern mit schneckenförmigen Voluten und großen runden Lichtern verziert. Es symbolisierte das Verbotene – was alle wollten, was auch immer es war, den geheimen Ort seidiger Weiblichkeit. Diese Andeutung von «Sex» war noch eine Art Baton-Rouge-Sensibilität der frühen sechziger Jahre. In unserer Vorstellung war dies ein Ort, den gutaussehende Männer mit schmalen Krawatten und mit dünnen Zigarren in der Hand besuchten, um die Luxusgeschöpfe in ihren Federboas zu bewundern, zu denen auch wir eines Tages heranwachsen würden. Hinter diesem Vorhang hatten in unserer Vorstellung die Frauen die Männer vollkommen in der Hand. Wir wollten hinein.

Als ich später die Mädchen, mit denen ich aufwuchs, über ihre frühesten Erinnerungen an weibliche Sexualität befragte, tauchte dieses Bild immer und immer wieder auf. Sandy sagte: «Ich erinnere mich daran. Eines Nachts saß ein Mädchen im Fenster. Sie bewegte sich nicht. Sie sah aus, als sei sie aus Wachs. Ich wußte Bescheid, obwohl es mir niemand gesagt hatte.»

Mit acht fanden Dodie und ich das hinreißend. Eine Zeitlang waren wir so mit dem beschäftigt, was sich hinter diesem Vorhang abspielte, daß wir die Anzeigen für Massagesalons und «Go-go-Tänzerinnen» am Ende des Unterhaltungsteils des *Chronicle* studierten. Diese Anzeigen würden uns heute rührend altmodisch vorkommen. Damals war das Pikante daran, was sie neben dem, was sie versprachen, verschwiegen. Frauen wurden auf genau die gleiche Weise angepriesen und gelobt, wie es der Baskin-Robbins-Eisladen, wohin man uns zum Eisessen ausführte, mit neuen Eissorten machte. «Brandi», «Lola», «Kiki»: die Graphiken zeigten gezierte Cartoons von dichtbewimperten Mädchen mit geschwollenen Lippen. Wir wünschten so sehr, Teil dieser Welt zu sein, daß wir die Nummern anwählten und fast vor Kichern umkamen, wenn wir auflegten. Kleine Mädchen haben überlebensgroße Persönlichkeiten, aber meist das Gefühl, unsichtbar zu sein. Sex, so entnahmen wir diesen Anzeigen, war ein Zauber, der uns sichtbar machen würde. So wollten wir gezeigt werden, unsere Namen angestrahlt, unser Charme für alle sichtbar auf diesen Seiten beschrieben.

«Sex» trat aber auch hinter dem roten Vorhang hervor. Etwa in derselben Zeit wurde mein Vater wegen eines Nacktballetts verhaftet. An seinem College, dem San Francisco State, gab es eine ganze Reihe von Studentenaktivitäten. Er arbeitete als einer der ersten Lehrer mit den «Kids» der Gegenkultur und hatte ein Rehabilitationscenter mit dem Namen «Happening House» mitgegründet, in dem junge Ausreißer Essen, ein Dach über dem Kopf und Beratung bekommen konnten. Die Kids schliefen auf Schaumgummimatratzen, und ein Raum war komplett mit Schaumgummi ausgelegt: Auch uns war es erlaubt, darauf herumzuhüpfen und herumzukugeln. Als er eines Tages nicht da war, inszenierte eine radikale Gruppe, die Yippies, ohne sein Wissen ein Happening: ein

Nacktballett. In der Hippiekultur war öffentliche Nacktheit natürlich eine erklärte Ablehnung der Werte des Establishments. Die Polizei machte eine Razzia: Vierundzwanzig bewaffnete Männer drangen ein und versuchten, eine Gruppe nackter Tänzer zu umringen. Als mein Vater dazukam, fragte die Polizei: «Wer ist der Verantwortliche?», er antwortete «Ich» und wurde angeklagt. Ich hatte sehr große Angst, daß er nie mehr aus dem Gefängnis herauskommen würde.

Als er nach seinem Freispruch entlassen wurde, gab es bei uns zur Feier des Tages eine große Party mit Popcorn und Erdbeeren. Ein Willkommensplakat hing an der Wand. Es zeigte zwei Cherubim, deren Genitalien mit echten Feigenblättern bedeckt waren. Ich begriff, daß das ein Witz war. Ich begriff auch, daß die Entscheidung einiger Leute, nackt zu tanzen, fast unser Leben zerstört hätte und daß die Leute auf der Party meinen Vater als den Champion von irgendwas sahen und die Weltsicht der Polizei für einen schlechten Witz hielten. Ich glaube, ich begriff sogar so halb und halb, daß sich zwei Einstellungen zur Nacktheit bekämpften und daß der Einsatz hoch war.

Schließlich gab es noch einen Ort bei uns in der Nähe, der mir wichtig war, und der unterschied sich von allen anderen: es war die Natur in Form des Waldes, der hinter unserem Haus begann. Unser altes Haus hockte, halb auf Pfählen gebaut, fast unter dem Gipfel des Mount Sutro am Rande eines Eukalyptuswaldes, der häufig vom Nebel verhüllt war. Der Wald hatte einen eigenen Zauber. Die Eukalyptusbäume warfen ihre Rinde ab, wenn sie wuchsen, von jedem Stamm hingen schichtweise Rindenstreifen herab. Die sichelförmigen Blätter hatten einen staubigen Glanz, auf dem ich einen perfekten Fingerabdruck hinterlassen konnte, und ihre Früchte waren wie runde pelzige Knöpfe mit einem vollkommenen Kreuz. Wenn es windete, schwankten und glitzerten die

Bäume wie Quecksilber. Im ganzen Wald roch es nach Medizin.

Der Waldboden war mit einer dicken Waldrebenschicht überwachsen. Reben hingen auch von den Bäumen und bedeckten die Felsen, und hier und dort blitzte das Sonnenlicht durch. Die Reben verliehen dem Wald ein gleichzeitig wildes und zivilisiertes Aussehen, er wirkte wie ein grüngetäfelter, mit grünen Vorhängen dekorierter Salon, dessen Decke eingestürzt war. Im dunkelsten Teil des Waldes war ein Felsplatz, von dem aus man in eine tiefe Schlucht hinuntersehen konnte, und ich wußte, als ich noch klein war, daß sich dort die älteren Kids trafen, um high zu werden und Sex zu haben.

Die Kräfte der Natur und die Art und Weise, wie sie sie einsetzte, mußten in der Welt, in der ich aufwuchs, dafür herhalten, sich mit allem zu versöhnen – und manchmal, alles zu rechtfertigen. Es war einfach, einen Zusammenhang zwischen Natur und Zügellosigkeit herzustellen. Für die Sinne war dieser Ort der beste von allen, man konnte auf dem Rücken liegen, zu den Blättern hochschauen, die sich im Wind bewegten, und hatte ein Gefühl von Vollkommenheit. «Wenn du das Gefühl hast, daß es dir guttut, dann mach es», lernten wir. Wenn wir, als wir älter wurden, eine Frage zum Sex hatten, signalisierte die Antwort «das geschieht auch in der Natur» normalerweise das Ende der Unterhaltung. Die Natur war der oberste Richter, sie übernahm nach und nach die Rolle eines Organisationsprinzips, die Recht und Gewohnheit, zunehmend dem Spott ausgesetzt, im Lauf der Zeit aufgeben mußten. In diesem Wald lernte ich, wie man küßt, und später beinahe, wie man miteinander schläft. Er schien ein vollständig sinnlicher Ort zu sein, und gleichzeitig ein Ort, an dem nichts Unreines geschehen konnte.

Als mich das, was ich über Sexualität und Frauen erfuhr, fast zu Boden drückte, war der Wald für mich ungefähr das, was die Phantasien über das Wilde für den urbanisierten europäischen Geist des 18. Jahrhunderts gewesen sein mußten: Wenn ich nach einem Symbol für weibliche Lust suchte, das nicht durch die Bilder, die unsere Welt bevölkern, verspottet und karikiert war, bezog ich mich in meinem Inneren auf den Wald.

Die Skripts über Sexualität veränderten sich, und sie blieben auch nicht auf die Orte beschränkt, an denen sie entstanden waren. Es dauerte nicht lange, und sie erreichten unser gemütliches Viertel. Das Leben der weißen Mittelschichtsfamilien, die dort wohnten, veränderte sich, auch das der Wohlhabenderen. Es veränderten sich die Kleider, die unsere Lehrer trugen, und die Erwartungen von uns Kindern, und es veränderte sich auf radikale Weise das Gefühl von Sicherheit, das wir in unserer frühen Kindheit für etwas so Selbstverständliches gehalten hatten. Am Ende zerstörten diese Skripts die Vorstellung von Kindheit überhaupt, aus uns wurde die clevere, unruhige Spezies «Kid», die gar nicht schnell genug erwachsen werden konnte. Ich glaube, daß wir, die wir in den frühen sechziger Jahren noch klein waren, vielleicht die letzte Generation sind, die noch tatsächlich eine Kindheit hatte. In viktorianischer und nachviktorianischer Zeit wurde Kindheit definiert als Bereich, der sich von der Welt der Erwachsenen durch Rollen und Gewohnheiten unterschied, der auf die Bedürfnisse und die Kultur von Kindern zugeschnitten war und sich nicht an den Bedürfnissen und der Kultur von Erwachsenen orientierte.

2 *Die Tatsachen des Lebens*

Früher war es normalerweise so, daß Mädchen ihre Mütter beobachteten und auf diese Weise lernten, eine Frau zu sein. Aber so ab 1968 schienen unsere Mütter plötzlich jemanden zu beobachten – die Medienversion von Barbie, das James-Bond-Mädchen und die blonden Carnaby-Street-Püppchen – und ganz von vorne damit anzufangen, eine Frau zu sein, und zwar eine völlig andere. Auch wir beobachteten Barbie und lernten darüber, was es heißt, eine Frau zu sein. Das setzte der natürlichen Abfolge der Generationen ein Ende und verlieh einigen von uns in einem kritischen Stadium unserer Entwicklung mehr Macht, als wir hatten – denen nämlich, die mehr Ähnlichkeit mit Barbie hatten als unsere Mütter.

Barbie war das erste Spielzeug, das uns lehrte, was sexuell gesehen von uns erwartet wurde. Die Tatsache, daß einige Mütter versuchten, sich in modische junge Barbies zu verwandeln, machte es um so dringender, die Sache zu begreifen. Die dreißig Zentimeter großen Puppen waren der Schlüssel zu allem. Deshalb sind Mädchen, damals so gut wie heute, so besessen von ihnen.

Barbie lehrte uns vieles – manchmal mehr, als wir wissen wollten. Ihre Haltung zeigte uns, daß man sich als sexuelles Wesen nicht zu bewegen hatte. Die Parole hieß: Geh auf den Zehenspitzen, streck die Brust raus, halt Arme und Beine steif. Meine Freundinnen und ich stolzierten damals herum und versuchten, sie zu imitieren. Die Puppe hat mehrere Generationen von Mädchen aufgezogen, deren erste Erinnerungen, was es heißt, ein sexuelles Wesen und erwachsen zu sein, darin bestand, daß sie auf Zehenspitzen liefen. Von Barbies Füßen lernten wir, daß die wichtigsten Aktivitäten für uns die sein würden, die wir in dieser Ballettstellung vollbrachten. Wir würden lernen müssen, wie man herumwirbelt, eine Hundertmeterbahn hinuntertänzelt, und eines Tages, wie man sich zu einem großen Mann hinaufstreckt, um geküßt zu werden. Wenn jemand irgendwelche Zweifel hat, daß Barbie wie geschaffen dafür ist, Mädchen zu gefallen, die von der in unserer Kultur vorherrschenden Vorstellung angemessener weiblicher Sexualität fasziniert sind, braucht man sich nur an die Version der Puppe zu erinnern, die auf den Markt kam, als wir Kinder waren, und der tatsächlich Brüste wuchsen, wenn man ihren Arm herumdrehte.

Als wir acht waren, versuchten wir noch, mit Barbie richtig zu spielen. Dodie besaß das komplette Ranchhaus-Set, das rosa Cabrio, Barbie und Skipper und den Eunuchen Ken. Im Spiel schüttelten wir jede Puppe, um anzuzeigen, daß wir sie etwas sagen ließen. Aber mit Barbie zu spielen hatte immer etwas Gezwungenes.

«Gehen wir heute zum Tanzen in die Botschaft?» fragte Dodies Barbie-Puppe in vornehmem englischem Akzent meine Skipper.

«Aber natürlich», sagte Skipper geziert und wiegte sich in der Taille. «Und davor gehen wir in den Club und trinken etwas.»

«Was ziehe ich an?» jammerte Barbie wie immer. «Und mein Haar ist eine Katastrophe.»

«Wie wär's damit?» Skipper, die gesellschaftlich unter Barbie stand, öffnete den Puppenschrank und zeigte auf ein glitzerndes futteralenges Cocktailkleid, das an der Seite geschlitzt war.

«Also komm!» sagte Dodie gebieterisch in ihrer normalen Stimme. «Das kann sie unmöglich anziehen. Es handelt sich um einen *Ball.*» Ich warf ihr vielleicht einen bösen Blick zu, aber schließlich waren es ihre Barbie-Puppen.

Endlich waren die Barbies angezogen. Wir hatten die Auswahl zwischen einem rosa Babydoll aus Trikot, einem grünen Paillettenkleid, einem knallroten Overall mit echtem Reißverschluß, einem schwarzen Bouclékostüm im Chanelstil, ausgestellten Wildlederhosen mit echten Fransen und schulterfreien Blümchenkleidern. Die meisten Kleider Barbies sahen so aus, als ob sie darin die Nacht in einer Cocktailbar oder den Nachmittag in einem Harem verbringen wolle. Wenn wir die Puppen aber einmal angezogen hatten, gab es nicht mehr viel zu tun. Das war es dann. Sie waren aufgedonnert. Wenn sie bei Ken in der Botschaft eintrafen, konnte man sich kaum vorstellen, was sie sagen würden.

«Sooo ...» Dodie hielt Ken hoch (der jetzt ein Diplomat war) und fragte schneidig mit einer tiefen «männlichen» Stimme: «Genießen Sie Ihren Aufenthalt in unserem Land?»

Barbie zeigte ihre strahlendweißen Zähne, warf den Kopf zurück, wirbelte herum, hob ihren glatten Arm ein wenig, aber sagen konnte sie nichts. Das war immer der Moment, in dem das Spiel mit den Barbie-Puppen uns verleidet war. Denn Barbie hatte keine irgendwie erkennbare Persönlichkeit, kein Innenleben. Ihre Ausstrahlung bestand in einem gefüllten Koffer, kleinen Kleiderbügeln aus rosa Plastik, den weichen Gummischuhen, die zu jedem Outfit paßten, und ihren glatten hügelartigen Brüsten. Es war leichter, sich für Skipper eine Persönlichkeit auszudenken: sie hatte noch keine Brüste.

Barbies Brüste und Kleider schienen ihre Persönlichkeit abzustumpfen. In Barbies Leben war das, was geschah, nur der Vorwand, sich in Schale zu werfen. Sie hatte keine Geschichte. Was vielleicht bedeutete, daß auch wir keine hatten, wenn wir einmal die Aufregung hinter uns gebracht hatten, uns auf provokative Weise an- und auszuziehen.

Wir waren auf Barbie fixiert, aber wir verachteten sie auch. In zahllosen amerikanischen Kellern und Kinderzimmern vergnügten sich (und vergnügen sich, wie mir gesagt wurde, immer noch) kleine Mädchen damit, Barbie schlimme Dinge anzutun. Manchmal verdrehten wir sie zu Positionen, die lächerlich oder schmerzhaft aussahen. Oder wir drehten ihr den Kopf von ihrem runden Nackenstumpf. Obwohl das eine nette Rache à la Französische Revolution war, jagte sie uns doch Furcht ein. Es war beängstigend, da sich nicht viel änderte, wenn man ihren Körper in der einen und ihren Kopf in der anderen Hand hielt. Schließlich war sie ja von vornherein aus Teilen zusammengesetzt worden. Selbst wenn die zusammensteckten, war sie kein Ganzes. Ihre Hände konnten nicht zugreifen, ihre Füße nicht gehen, ihr Gesicht war ausdruckslos. Nie im Leben würden wir so viele Kleider haben wie sie.

Dodie und ich wollten, daß sie ihr Leben im Griff hatte. Aber wie hätte sie das anstellen sollen? Was war Barbie von Beruf? Wir wußten es genau. Wir waren ja nicht dumm. Barbie hatte keinen richtigen Beruf und keinen richtigen Ehemann. Der langweilige Ken war nur Fassade. Die Schwesterntracht, die man für sie kaufen konnte, war so wenig überzeugend wie die Uniform einer französischen Kammerzofe. Sie würde sie nicht tragen, um Bettpfannen in einem Krankenhaus zu leeren. Wir wußten oder ahnten, daß diese Outfits etwas mit erotischen Phantasien zu tun hatten.

Über Barbies Beruf konnte man nur spekulieren. Welche Vermutungen stellten wir an, wenn wir uns überlegten, wie Barbie ihre Garderobe, das bonbonrosa-grüne Cabrio und das Junggesellinnenhaus im Ranchstil mit dem Felsgarten aus Plastik bezahlte? Wir dachten uns halb und halb, ohne zu wissen, wie solche Arrangements funktionierten, daß sie in diesem märchenhaften Haus wohnte, weil irgend jemand von außerhalb – irgendein Mann, nicht Ken, nicht gutaussehend und jung – ihre Rechnungen bezahlte. Sie war keine reiche Erbin. Ich glaube, wir hielten Barbie für so was wie ein Callgirl.

Bilder dieser Art prägten also die Ambitionen von Dodie und mir und die unserer anderen Freundinnen aus der Nachbarschaft. Manchmal wollten wir Marie Curie, Jo March oder Harriet the Spy sein. Aber diese Mädchen und Frauen waren geschlechtslos, und wir wollten die Verheißungen des Sex und der knallrosa Kleider, die damit einhergingen, nicht aufs Spiel setzen. Vor die Wahl gestellt, uns für eine geschlechtslose Marie Curie oder eine knallrosa Barbie, Brandi oder Kiki zu entscheiden, war es gar keine Frage, auch wenn wir ambivalent waren, was ihre und damit unsere sexuelle Ausstrahlung anbelangte. Barbie, Brandi und Kiki gewannen.

Sandy erinnert sich an die ersten Bilder, die sich ihr von Sexualität im Barbie-Stil einprägten. «Meine allerersten Eindrücke von weiblicher Sexualität, an die ich mich erinnere, stammen von meinen Babysittern. Es waren Teenager in der Version vor 1968: Miniröcke, Frisuren mit Außenwelle, heller Lippenstift. Sie sahen aus wie Puppen. Frauen, wie sie das Fernsehen in der Sendung *The Dating Game* in leuchtenden Farben zeigte. Im Fernsehen hatte weibliche Sexualität etwas mit Puppen dieser Art zu tun, die nichts anderes im Kopf hatten, als sich mit Männern zu verabreden. Es war keine reife Sexualität. Sie waren wie kleine Bonbons. Sie trugen Babydoll-Hängerchen und kleine flache Ballerinas. Ihre Sexualität hatte keine Power. Sie waren Spielzeuge für die Hugh-Hefner-Typen. Ich nahm an, daß Männer wichtig seien und man von einem erwartete, daß sie einen attraktiv fanden – aber wozu? Man sollte sich vermutlich einen Ehemann angeln.

Und dann von der *Dating-Game*-Show zum *Newlywed Game*, einer Spielshow für Jungverheiratete, wechseln. Wenn man sich einen Mann einfangen wollte, gehörte es dazu, wie eine Puppe zu sein. Aber ich hatte keine Ahnung, was man mit ihm anfangen sollte, wenn man ihn sich erst einmal geangelt hatte ...»

Mit der Aufwertung des Barbie-Ideals ging die Degradierung des Status unserer Mütter einher – abgewertet wurde das, was sie taten, wenn sie sich um uns kümmerten. Die Barbies hatten schon wenig Macht, aber Mütter – die über keine Fernsehshow verfügten, in der wir hätten auftreten wollen – hatten überhaupt keine. Die Komödien der frühen und mittleren sechziger Jahre – *Julia* und *Bewitched* – zeigten, daß Mütter sich unauffällig anzogen. Wir alle wußten, daß es zwei Arten von Frauen gab: die, die sexy waren, und Mütter. Die sexy Frauen waren im Grunde Barbies, Barbies spielten in James-Bond-Filmen und in den Millie-the-Model-Comics. Barbies bestiegen Jachten, trugen Chiffon, hatten hochgesteckte Lockenfrisuren und einen interessanten Akzent. Mütter taten nichts von alldem.

Mütter – die alten Mütter, die, die zu Hause blieben – taten alles andere. Niemand wollte in ihrer Nähe sein. Sie gingen nirgends hin und taten nichts, in der Werbung wurden sie gezeigt, wie sie sich Sorgen machten über das Geschirr. Sie trugen Hauskleider. (Wenn man sie fragte, was sie einmal werden wollten, sagten viele Mädchen in unserer Grundschule brav «eine Mutter». Die etwas abenteuerlustigeren sagten «Stewardeß». Aber diese Antwort war ein Code, der bedeutete «Ich möchte später einmal wie Barbie sein».)

Die Mütter veränderten sich, und das kam für uns nicht überraschend. Meine Mutter besaß einen damenhaften Pelzhut, den sie eines Winters zusammen mit zwei Paar weißen Handschuhen aussortierte. Seit ungefähr 1967 lagen diese für immer in der rechten Schublade ihrer Spiegelkommode und vergilbten an den Fingerspitzen – zusammen mit den anderen in Ungnade gefallenen Accessoires ihres früheren Lebens: dem kratzigen Cocktailkleid aus Goldlamé, dem mit Kreisen bestickten Mieder, das zwei torpedoförmige Brustschalen hatte, und dem Babydoll-Negligé mit fließenden Lagen beiger und biskuitfarbener Seide. Sie kaufte sich einen knöchellangen Afghanmantel, der mit einem lockigen Fell gefüttert und außen bestickt war. Er roch nach Ziege. Im Frühjahr 1968 besaß sie Minikleider in fluoreszierenden Farben – Fuchsienrot, Mandarine und Limone – und ein Ledertop mit Druckknöpfen.

Denn plötzlich fingen unsere Mütter an, sexy zu werden. Aber wer würde nun ihre Stelle einnehmen? Was wurde aus unseren Müttern?

Früher hatte man eine Mutter, jede Mutter, um alles bitten können: um einen Apfelsaft, ein weiteres Gedeck am Tisch oder darum, im Auto mitgenommen zu werden. Mit der Zeit schlossen allerdings viele Mütter, jedenfalls meine, die Tür hinter sich und verzogen sich in ein improvisiertes Studio, das früher einmal eine Frühstücksecke oder ein Eßzimmer gewesen war, und für einige Stunden am Nachmittag durften wir keinen Lärm beim Spielen machen und sie nicht stören. «Pst», sagten wir zu unseren Spielkameraden, oder die zu uns, und machten aus dieser Veränderung, die wir lange Zeit als ein Spiel ansahen, oder zumindest hofften, daß es ein Spiel sei, einen Witz. «Pst. Meine Mutter arbeitet.»

Auch die Väter veränderten sich. Irgendwie war das sogar noch beängstigender. Als wir kleiner gewesen waren, hatten die Väter einer wie der andere beruhigend langweilig ausgesehen in ihren dunkelblauen Anzügen und weißen Hemden, wie Politiker im Fernsehen. Und sie kamen immer nach Hause. Aber selbst das änderte sich. Wir fingen an, weniger

Angst vor ihnen zu haben. Obwohl wir uns noch an die Zeit erinnern konnten, in der sie wie die leibhaftige Verkörperung des Gesetzes heimgekommen waren, ließ überall im Laufe der sechziger Jahre ihre Strenge nach. Wir konnten sie unterbrechen. Während wir vor dem Fernseher saßen, gab es zwischen unseren Eltern Auseinandersetzungen im Flüsterton – Auseinandersetzungen, die, wie wir mitbekamen, darum gingen, die Regeln zu verändern, die uns alle betrafen, die Väter, die Mütter wie die Kinder –, und das Ergebnis waren neue, tolerantere Grenzziehungen.

Irgend jemand schenkte meinem Vater eine breite Krawatte mit stilisierten Nackten zum Geburtstag. Er ließ sich einen Bart wachsen, dann Koteletten, und sein Haar ging bis auf den Kragen. Ende 1969 erlebte ich es das letzte Mal, daß meine Mutter aus Anlaß der goldenen Hochzeit meiner Großeltern zum Friseur ging. Von da an benutzte sie nie mehr Haarspray. Auch sie ließ ihre Haare wachsen, wild und lockig. Die Zeit teilte sich danach ein, daß meine Eltern farbiger und farbiger und immer haariger wurden. Überall in der Nachbarschaft wurde das Getöse des sozialen Umbruchs lauter und kam näher. Die Familien brachen eine nach der anderen auseinander.

Das schwierigste für viele meiner Freundinnen war, daß sie in ihren Familien mit der Abdankung der Väter konfrontiert waren. Die Jungen litten gleichermaßen darunter. Während ich auf die Grundschule und auf die weiterführende Schule ging, konnte schon jedes zweite Kind eine Geschichte davon erzählen, wie sein geschiedener oder getrennt lebender Vater ihm etwas zum Geburtstag versprochen hatte, das nie ankam, wie die Unterhaltszahlungen nicht eintrafen oder es seinen Vater nicht zu den vereinbarten Zeiten sehen konnte, weil er in Urlaub war. Geschichten über die neuen Freundinnen des Vaters, über seine neue Ehefrau und die neuen Kinder, die alles Geld für sich beanspruchten.

Daß sie die Abwesenheit oder Abdankung ihrer Väter erlebten, prägte die Mädchen in der gleichen Weise wie die Jungen – aber etwas kam bei ihnen noch hinzu. Das Verschwinden der Väter steckte ganz unmittelbar hinter dem häufig instabilen sexuellen Selbstbewußtsein der Mädchen. Die Jungen verloren ihre Rollenvorbilder, aber der liebevolle Elternteil des entgegengesetzten Geschlechts war immer noch da und reagierte auf sie. Mädchen behielten ihre Rollenvorbilder, aber genau in der Zeit, wenn Mädchen ihre Väter brauchen, verschwanden sie. In dem Moment, in dem sie aus sicherer Entfernung die Entwicklung ihrer sexuellen Identität hätten bewundern sollen. Die Väter verschwanden, als ihre Töchter sie als verläßliche männliche Bezugspersonen gebraucht hätten, an denen sie in aller Unschuld hätten ausprobieren können, wie es ist, erwachsen zu werden.

Das machte Sex für viele Mädchen meines Alters zu einer noch komplizierteren Vorstellung. Übers Fernsehen, über das, was in den Zeitungen stand, und über die geflüsterten Unterhaltungen, die wir überhörten, hatten wir als Kinder begriffen, daß die Erwachsenen sich vor allem mit einer Sache beschäftigten, nämlich «sich zu verwirklichen». Wir hatten davon nur eine vage Vorstellung, aber uns schien es dabei vor allem um Sex oder besseren Sex oder Sex mit einem anderen zu gehen. Sex schien Mütter, trotz ihrer neuen Farbenfreudigkeit, oft traurig oder zerstreut zu machen und hatte damit zu tun, daß die Väter weggingen.

Für die Mädchen in meiner Nachbarschaft entstand so eine neue Angst: Wie konnte man erwachsen werden? Wie wurde man durch Sex zu einer Frau, die ein Vater nicht verlassen würde? Als Mittel setzten sie ihren zerstreuten Wochenend- oder Ferienvätern gegenüber zwangsläufig die Verführung ein und befriedigten ihr Bedürfnis, mit der neuen glamourösen Ehefrau, den anderen Kindern, der Selbstbezogenheit des Vaters zu konkurrieren. Diese Mädchen konnten es sich, selbst wenn sie im Recht waren, nicht leisten, zu sehr zu schmollen oder wütend zu sein, sie konnten nicht hoffen, daß der Mann noch zur Stelle war, wenn der Gefühlssturm verebbte. Sie mußten ihm verschmitzt zuzwinkern, zärtlich und charmant sein, um seine Aufmerksamkeit zu erregen. Das romantische Dreieck mit der verschmähten Mutter verschärfte noch diese verzweifelte Verführerrolle und den Konflikt, der in dem Mädchen daraus erwuchs. Auf Männer konnte man sich nicht verlassen, lernten Mädchen dieses Alters häufig, aber man konnte sie dazu bringen, daß sie einen, wenn man geschickt, hübsch und vorsichtig genug war, für eine Weile beachteten. Das Weggehen der Väter ließ viele Frauen meines Alters zu Zynikerinnen werden, was die Stabilität von Liebe und Bindungen anbelangt, aber sie vertrauten mit fast religiöser Blindheit der Stärke sexueller Beziehungen.

Die Auflösung von Mrs. Brechs Haushalt zeigte im Kleinen die allgemeine Desintegration der Familien. Michelle, ihre Tochter und meine Freundin, lebte in der City. Ihr Vater war einer der ersten, der seine Familie verließ. Er hatte sich das dünne blonde Haar um seine Glatze wachsen lassen und zog in eine Apartmentsiedlung in Walnut Creek, die kleine Balkone und einen Pool hatte.

Zur Rache für das, was sie als Regression ihres Mannes ansah, verwandelte Michelles Mutter das Haus in eine Art Kommune, in eine Kommandozentrale für die erste Welle cooler Frischgeschiedener. Mrs. Brech hieß von nun an für ihre Kinder und für die Reihe ihrer neuen Liebhaber schlicht und einfach «Nora». Nora war die erste Mutter, die Liebhaber hatte, ein Unterschied, den die Freunde ihrer Kinder mit einer Mischung aus Faszination und Grauen betrachteten. Mit den gleichen gemischten Gefühlen starrten Michelle und ich ihre Büstenhalter an, die auf der Stange über der Badewanne trockneten, und versuchten herauszubekommen – obwohl wir eine ungefähre Vorstellung von den Möglichkeiten hatten –, warum sie die Mitte, dort, wo die Brustwarzen sein mußten, herausgeschnitten hatte.

Bei Michelle war plötzlich alles erlaubt. Sie war zehn, als ihr Vater sie verließ, und ihre kleine Schwester Kyla, ein Tunichtgut, war acht. Kyla warf die im Garten eingetopften Pflanzen ihrer Mutter um und ärgerte die Hunde. Nora wurde melancholisch und schnippisch. Ihr Haar ließ sie, wie meine Mutter, lang wachsen. Sie schminkte ihre Augen mit schwarzem Kajal und hörte auf zu kochen.

Das Chaos in dem großen Haus wurde immer schlimmer. Der Boß, der altmodische Vater, würde nie mehr zum Abendessen nach Hause kommen. Hunde mit dem Namen Morrison und Janis pinkelten auf die Sofas. Obwohl das Klavier immer noch in dem formellen Eßzimmer stand und das gute Geschirr noch immer in den Vitrinen aufgestellt war, wirkten sie mehr und mehr wie Requisiten in einem Theaterstück, das abgesetzt worden war. Die Eltern waren verschwunden, jeder auf seine Art. Mit ihnen war die Vorstellung von Familienregeln verschwunden, sie hatten keine Lust mehr, sich nach ihnen zu richten. Und nichts war an ihre Stelle getreten. Die Farne auf den Fensterbänken hingen in braunen Wedeln herunter. Alles war Kreativität und Sensualität, war im Fluß und verfiel.

Nora rauchte mit ihren Nachbarn, ihren Liebhabern und schließlich auch mit ihren Kindern Marihuana. Als sie älter wurde, besaß Michelle mehr Autorität als ihre Mutter, und die Anhängsel der Familie wußten das. Statt sich zum gemeinsamen Abendessen der Familie zu versammeln, versammelten sich die beiden Kinder und ihre Mutter um den Küchentisch aus Plastik und pikierten Marihuana. Ein typischer Abend sah so aus, daß ich zum Spielen hinüberging, Nora die

Spitze eines Joints anleckte, Michelle die Samen zwischen den Blättern herauspflückte und Kyla jedermann auf die Nerven ging, weil sie den Lautstärkeregler der Stereoanlage rauf- und runterdrehte.

Michelle und Nora gingen eine Bindung ein, die sich in den Familien meiner Klassenkameradinnen wiederholte, als die Scheidungen sich häuften: die beiden wurden zu «besten Freundinnen». Die Mütter, die in Scheidung lebten, wollten oft die «besten Freundinnen» ihrer Kinder sein, vermutlich weil sie ihre eigene emotionale Verankerung verloren hatten. Die Kinder, die erschrocken waren über die teilweise Zerstörung der Familie und fürchteten, daß sie ganz auseinanderfallen würde, genossen manchmal sogar den Rang eines «Ehrenerwachsenen» und klammerten sich ihrerseits an den Status der «besten Freundin».

Es waren nicht nur die Mütter, die um die Freundschaft ihrer Kinder buhlten. Wenn die Väter auf der Bildfläche erschienen, machten sie ihnen darin Konkurrenz. Und bestachen die Kinder zugleich mit Skiern und Stereos. In dieser Zeit setzte sich ein historischer Wandel durch, dessen Auswirkungen wir noch heute spüren: Früher hatte in der Wohlstandsgesellschaft das Postulat gegolten, daß die Erwachsenen zum Wohle ihrer Kinder die eigenen Bedürfnisse zurückstellten. Nun begannen sie, sich selbst an die erste Stelle zu setzen, und die Kinder mußten sich der zweiten Kindheit der Erwachsenen anpassen. Oft wurden wir zu Eltern unserer Eltern.

So begann sich die Sache vom Mittelpunkt her aufzulösen: Ein Elternteil nach dem anderen machte sich aus dem Staub, brach die Zelte ab und verschwand mit Tennisschläger, Haschpfeifchen, einer Ausgabe von *Siddhartha* und dem jeweiligen Freund oder der jeweiligen Freundin, versorgte die Kinder mit dem, was sie sich wünschten, und ward nicht mehr gesehen. Sicherlich blieben uns Toleranz, Freude und Ehrlichkeit als wirkliches Vermächtnis aus dieser Zeit der Freiheit. Dennoch haben meine Freunde und ich nicht den geringsten Zweifel daran, daß Kind- und Elternsein an Wert einbüßten, als es immer wichtiger wurde, sich selbst und die eigene Sinnlichkeit zu erforschen.

Der Spott, dem das Elterndasein ausgesetzt war, beherrschte vor allem die Botschaften, die die populäre Kultur für Männer bereithielt: Schon als kleine Kinder wußten wir, daß ein Mann mit Familie als «spießig» galt. Ein junger Hippie formulierte das in einem Interview in dem Film *The Summer of Love* so: «Wenn diese Spießer uns sehen, beneiden sie uns. Der Ballast, den sie mitschleppen, hält sie am Boden: Abzahlung von Hypotheken, Abzahlung des Wagens, die Frau, die Kinder.» Als die Jahre ins Land gingen, erschien im Zuge der populärer werdenden Frauenbewegung auch das Leben einer Mutter, die an ein Heim gebunden war, als genauso spießig. Uns Kindern wurde es in dieser Atmosphäre immer peinlicher, abhängig zu sein, sie vermittelte uns das Gefühl, eine Belastung zu sein und der Selbstverwirklichung unserer Eltern im Wege zu stehen. Viele von uns hatten den Eindruck, daß ihre Eltern sie zwar liebten, sie andererseits aber auch gerne loswerden würden, um frei zu sein. Im Zuge dieser Erosion des gefühlsmäßigen Vertrags entstand das, was man heute «Kid» nennt. Viele von uns reagierten auf diese elementare, wenn auch unausgesprochene Ablehnung damit, daß sie den Wunsch ausagierten, sich von ihren Eltern zu befreien.

Als sie dreizehn oder vierzehn waren, pflegten die Kinder aus solchen Familien sich an dem geheimen Treffpunkt im Wald hinter unserem Viertel zu treffen. Dort schmiegten sie sich im kühlen Schatten des Waldes aneinander. Irgend jemand zog dann eine Haschpfeife heraus. Irgendeiner knetete sanft den Inhalt einer Plastiktüte und schnüffelte. Weiter drinnen im Wald, auf dem weichen Untergrund trockener Blätter, teilten sich die Kinder in Paare auf und lernten zu küssen und zu fummeln. Der riskante Zauber der Drogen machte einen Teil des Reizes aus. Aber für viele war es einfach die Tatsache, daß sie Trost bekamen. Sie waren einsam. In manchen Häusern gab es keinen, weder Vater noch Mutter, der ihnen Aufmerksamkeit schenkte.

Nach einer gewissen Zeit kamen die «Kids» – nicht länger Kinder, da Kindheit inzwischen nur noch wenige Privilegien für sie bereithielt – wieder zur Gruppe zurück, die Hände in die jeweilige rückwärtige Hosentasche des anderen gesteckt. Die Person, mit der man bumste, mit der man high wurde, war eine Quelle des Vergnügens, aber sie oder er war auch, zumindest für eine Weile, jemand, der einem wirkliche Aufmerksamkeit schenkte. Die Jungen trugen Daunenjacken, Mittelscheitel und scharten sich um die Flamme eines Feuerzeugs; die Mädchen trugen grüne wollene Seefahrerjacken, ihre Füße froren in den Clogs, und sie legten die Arme um die Schultern der Jungen. Die Pfeife ging von Hand zu Hand, jeder gab an den anderen das Aufleuchten von ein wenig Wärme weiter.

3 *Aus Aktivität wird Passivität: Sich ausklinken*

> Eine Frau, eine *wirkliche* Frau zu werden braucht Zeit. Dein Körper muß einige Veränderungen durchlaufen – langsame Veränderungen, wundervolle Veränderungen. Und das gleiche passiert mit deinem Inneren, deinem Verstand.
> Manchmal sind diese Veränderungen aufregend. Manchmal machen sie angst. Und darüber hinaus hörst du so viele *verschiedene* Geschichten – und viele *widersprechen* sich auch noch –, daß du ins Grübeln kommen kannst, was von alldem nun eigentlich wahr ist.
>
> TAMBRANDS, *Accent on You*, 1973

Die frühe Adoleszenz – und für uns waren das ungefähr die Jahre zwischen zehn und dreizehn – brachte in doppelter Hinsicht eine Veränderung unserer sexuellen Identität mit sich. Zum einen gaben wir die Lebhaftigkeit unserer erotischen Vorstellungskraft auf und wurden, zumindest nach außen hin, passiver. Zum anderen verzichteten wir auf die Aufregung, die uns unsere körperliche Bewegungsfreiheit – und für uns hatte sie eine sexuelle Dimension – schenkte. Wir akzeptierten, daß wir wegen unseres Geschlechts nicht die Freiheit hatten, uns kopfüber in die weite Welt zu stürzen. Diese zweifache Veränderung, die sich bemerkbar machte, fühlte sich wie eine Vorbereitung an. Unser unbezähmbares kindliches erotisches Bewußtsein wurde geglättet, wie man eine Leinwand mit Kreide vorbereitet, damit das gesellschaftlich mehr akzeptierte, beherrschtere und gefügigere sexuelle Bewußtsein einer jungen Dame aufgetragen werden konnte.

Als meine Freundinnen und ich zehn waren, war unsere gesamte Sinnlichkeit eindeutig aktiv. Sie war auch sehr konzentriert. In den Vorstellungen der Mädchen, mit denen ich spielte, gingen Szenen voll Spannung und Abenteuer mit einer allgemeinen sinnlichen Erregung einher. Miteinander zu ringen, was wir laufend taten, war irgendwie erotisch. Wir erfanden sogar ausgetüftelte Spiele, die es uns erlaubten, miteinander zu kämpfen. Im Park spielten wir zum Beispiel folgendes Spiel: Eine von uns stellte sich unten an die Rutsche. Sie tat so, als sei sie kurz davor, in einem Sumpf voller Krokodile zu versinken. Der Rest stand in einem Haufen oben auf der Plattform und versuchte panisch, nach unten zu greifen und das Mädchen wegzuziehen, das Gefahr lief, von den zuschnappenden Kiefern der Bestien dort unten erfaßt zu werden. Wir konnten den Atem der Krokodile spüren und ihre Kiefer mahlen hören. Der Nebel San Franciscos half und verdeckte den Asphalt, die Kletterkonstruktionen und die Gummipolsterung unten, so daß wir Treibsand, Kletterpflanzen und Dschungellotus sahen. Die Mädchen oben kreischten lauter und lauter, als die Krokodile anfingen, mit ihren riesigen schuppigen Klauen die Rutsche hochzuklettern. Wir faßten einander an und bildeten eine Menschenkette. Zwei oder drei Mädchen hielten sich an den Sicherheitsgittern oben fest, stemmten sich gegen die Plattform und hielten das Kleid oder den Arm derer fest, die zur Retterin auserkoren worden war. Die wiederum streckte sich, so weit sie konnte, die Rutsche hinunter, dehnte jeden Muskel, und das gefährdete Opfer im Treibsand kämpfte mit aller Macht, die ausgestreckte Hand zu erfassen.

Wenn sie sich an den Händen gefaßt hatten, zogen wir mit übermenschlicher Energie, und die wütenden Bestien krochen bis zur Hälfte der Rutsche hoch – fast bis ganz hinauf, wo es kein Entkommen mehr für uns gab! –, bevor sie mit enttäuschtem Gebrüll die stählerne Oberfläche wieder hinunterrutschten. Sobald wir unsere Kameradin in Sicherheit gebracht hatten, brachen wir in einem schwitzenden Haufen zusammen. Und wenn wir mit einem Durchgang fertig waren, gab es ein lautes Geschrei um den Austausch der Plätze. Wir stritten uns, wer diesmal die Retterin und wer die Gerettete sein würde und wem die weniger beliebte Rolle des menschlichen Ballasts in der relativen Sicherheit oben auf der Rutsche zufallen würde. Wenn sich die neue Kette aus Gefahr suchenden Mädchen gebildet hatte, wenn die Krise noch einmal um Haaresbreite abgewandt worden war, wenn sich unsere Kreischer wunderbar durchdringend in die feuchte, stille Luft der menschenleeren spätnachmittäglichen Nachbarschaft erhoben, klopften unsere Herzen für einen Moment langsamer. Wir rappelten uns auf, während sich so hoch über dem Boden alles ein wenig um uns drehte, und waren durch nichts davon abzubringen, es *auf der Stelle* noch einmal zu machen.

Was daran erotisch war, war das Gefühl, zusammen *auf ein Ziel* hin zu kämpfen, war das Gefühl unserer Gewandtheit, unseres Wagemuts und unserer Macht.

Mit elf hatte ich allerdings meine Lektion gelernt. Indem wir die beliebtesten älteren Mädchen beobachteten, diese Wesen mit den Plateauschuhen und dem Lipgloss, die taten, was die Jungen wollten, wenn sie in ihrer Nähe waren, begriffen wir jüngeren, daß man sich auf eine bestimmte Art verhalten mußte, wenn man Jungen dazu bekommen wollte, daß sie einen mochten. Jedenfalls gehörte es nicht dazu, mit seinen Freundinnen zusammen zu kreischen und den Schulgang hinunterzurennen. Diese begehrten Mädchen verhielten sich, wenn sie mit Jungen zusammen waren, völlig anders, als wenn sie sich unserer Meinung nach normal verhielten. Sie wurden ruhig, zögerlich und verständnisvoll und hörten damit auf, kluge ironische Beobachtungen von sich zu geben, was sie normalerweise taten – auch wenn die Jungen lauter waren und sich mehr aufspielten, als sie es normalerweise taten. Die Jungen scharten sich um die Mädchen, die diesen Trick beherrschten. Sexy zu sein hieß warten, und nicht, etwas zu tun, hieß, gesehen zu werden und nicht selber hinzusehen. Behavioristen haben eine Bezeichnung dafür: operante Konditionierung. Wenn du dies tust, bekommst du das dafür. Ich fing an, in Mrs. Claris' Englischstunden Tagträumen nachzuhängen. Heute verstehe ich, daß die Bilder, die ich träumte, Probeläufe für eine Unterwürfigkeit waren, die unnatürlich war und mich viel Anstrengung kosten würde. In meiner Phantasie versuchte ich, Mittel und Wege zu finden, um genügend Passivität zu entwickeln, daß ich Lucas Trujillo dazu bringen würde, mich zu mögen.

Lucas Trujillo, der am anderen Ende des Klassenzimmers saß, war einer der anerkannten Führer der Klasse. Mit seinem Busch schwarzer Haare sah er wie Speed Racer aus. Sogar sein Name war hübsch.

Ich schaute ihn an, und Szenen in Weichzeichner und Langzeitaufnahme drängten sich vor meinem inneren Auge. Es gab eine Lieblingsszene: Eine Inkarnation von «mir» hatte es geschafft, mitten im Klassenzimmer ohnmächtig umzufallen – aus welchem Grund, war unklar, darauf würde ich später zurückkommen. Dort lag «ich», halb bei Bewußtsein. Nicht das «Ich», das jedermann kannte, der rundliche Bücherwurm, die nicht übermäßig sozialisierte Außenseiterin, die orangefarbene Jeans mit Schlag und durchgewetzten Knien trug und ihre Nägel bis auf die Haut herunterkaute, sondern ein Wesen, das sich verändert hatte und mir bei wachem Bewußtsein ziemlich doof vorkam. Dieses Wesen war hübsch, älter, dunkler und komplizierter, und aus irgendeinem Grund trug es ein Empire-Nachthemd aus dem durchsichtigen Material, aus dem die Haremshosen bestanden, die die *bezaubernde Jeannie* im Fernsehen trug.

Irgendwie, ging meine Phantasie weiter, würde Lucas sich hinknien und mich retten. Vielleicht würde er eine sanfte kleine Herzmassage anwenden, was seine Aufmerksamkeit (nicht kraß, aber er kam nicht umhin, es zu bemerken) auf den sittsamen, aber eindeutig vorhandenen Busen lenken würde. Den hatte ich mir, wie die Puppe, der Brüste wuchsen, für mein imaginäres Ich zugelegt. Er würde mich retten und wäre von mir gefesselt. Nicht durch irgend etwas, was ich tat. Ich wußte, daß es in diesem Szenario wichtig war, nichts zu sagen und sich nicht zu bewegen. Er würde durch das gefesselt sein, was ich, träge daliegend, *nicht tat*.

Was hatte die Szenarien, in denen nun das Begehren eine Rolle spielte, so verändert? Wir hatten gelernt, daß wir, um auf sexuellem Gebiet erfolgreich zu sein, nicht suchen und den ersten Schritt tun durften, sondern warten und nachgeben mußten. Als wir uns auf unser Erwachsenwerden vorbereiteten, bekamen wir widersprüchliche Marschbefehle, denn einige Spielregeln, die durch die sexuelle Revolution nicht außer Kraft gesetzt worden waren, stammten unverändert aus den Tagen, in denen es noch Abendgesellschaften mit anschließendem Tanz gab. Passivität gehörte dazu. Von Mädchen, die bei Jungen beliebt sein wollten, erwartete man nicht, daß sie einen Jungen zum Tanz aufforderten. Als Mädchen fing man nicht mit dem Küssen an. Und während man darauf wartete, daß ein Junge seinen Arm um einen legte, war es nicht angebracht, sich auch nur den Bruchteil eines Zentimeters auf ihn zuzubewegen. Wenn man in irgendeiner Weise eine Berührung herbeiführte, ging man «zu weit».

Diese verwirrenden Regeln waren für aktive neugierige

Mädchen schwer in die Praxis umzusetzen. Der uns kulturell aufgezwungene Prozeß, unser kindliches erotisches Bewußtsein zu «beschönigen» – was Mary McCarthy «sich ausklinken» nannte –, dieses bewußte Nichtwissen, das man von Mädchen gegenüber sexuellen Erfahrungen erwartete, stellte uns notgedrungen vor die Aufgabe, uns selbst zum Rätsel zu werden. Es begann uns aufzufallen, daß Songs über das, was es hieß, «eine Frau zu werden», sich auf etwas Vages, auf die Realitätsferne der Frauen konzentrierten. In diesen Songs fühlten sich Männer sexuell zu Frauen hingezogen, die sie nicht kannten, Frauen, die keine Umrisse und keine Charakteristika besaßen. Ein Song – «Knock Three Times» – erzählte von der sexuellen Besessenheit eines Mannes, die sich auf seine anonyme Nachbarin im Stock unter ihm richtet: «I can feel your body swayin' one floor below me, you don't even know me, I love you.» (Ich spüre, wie sich dein Körper im Stockwerk unter mir wiegt, du kennst mich nicht einmal, ich liebe dich.) Die gleiche Szene beschreibt auch ein Song der Temptations «Just My Imagination»: «But in reality she doesn't even know me!» (Aber in Wirklichkeit kennt sie mich nicht einmal!) «She takes just like a woman. She makes love just like a woman. She aches just like a woman. But she breaks just like a little girl» (Sie nimmt es wie eine Frau. Sie liebt dich wie eine Frau. Sie sehnt sich wie eine Frau, aber sie zerbricht wie ein kleines Mädchen), sang Bob Dylan schmachtend. Was *bedeutete* das? Was geschah jedesmal mit ihr? Wie konnten wir es erkennen? «I love you», schrie einmal ein Lastwagenfahrer an einer roten Ampel, als meine Mutter mit mir an der Hand auf der Haight Street ging, und sie lächelte, obwohl sie gar nicht vorhatte zu lächeln. Ich liebe dich? Er kennt sie doch gar nicht, dachte ich entrüstet.

Wir stellten Vermutungen an, wir hatten Diskussionen, die uns ganz verrückt machten, wenn wir in Dodies Keller spielten. Was hieß «lieben wie eine Frau»? Wie konnten wir das erfahren? Es war klar, daß es nicht genügte, einfach nur erwachsen zu werden. Da steckte noch etwas anderes dahinter. Wie würden wir das lernen? Was, wenn wir es nicht schafften, «wie eine Frau zu lieben»? Was für ein gottverlassenes Wesen wären wir dann?

Dylan sang auch: «Lay, lady, lay, lay across my big brass bed. Stay with your man awhile, until the break of day, let me see you make him smile. His clothes are dirty but his hands are clean ...» (Leg, Lady, leg, leg dich auf mein großes Messingbett. Bleib eine Zeitlang bei deinem Mann, bis es Tag wird, laß mich sehen, wie du ihn zum Lächeln bringst. Seine Kleider sind schmutzig, aber seine Hände sind sauber ...) Gab es einen Unterschied zwischen einer Lady und einer Frau? War eine Frau besser? Schlechter? Kam es auf die Situation an? Was machte sie mit ihm, das ihn zum Lächeln brachte? Wie konnten wir das lernen? Gab es denn kein Abkommen, dem zufolge er *sie* zum Lächeln brachte? Warum nicht? Sex, das begriffen wir schon mit elf Jahren, funktionierte nicht symmetrisch. «*Ihre* Kleider sind schmutzig, aber ihre Hände sind sauber» – daß wir eine solche Zeile nie in einem Lied der Verführung zu hören bekommen würden, war uns bereits klar.

Sex bei Frauen, wenn er nicht an und für sich ein Mysterium war, schien oft mit einem einzigen Merkmal zusammenzuhängen: «She wore ... an itsy-bitsy teenie weenie yellow polka-dot bikini!» (Sie trug einen winzig, winzig, winzig kleinen, gelb getupften Bikini!) «Every kind of girl there was, long ones, tall ones, short ones, brown ones ... Spill the wine. Dig that girl!» (Es gab jede Sorte Mädchen, lange, große, kurze, braune ... Verschütt den Wein. Bums das Mädchen!) Die Botschaft war, daß man erst uns wollen mußte, ehe wir wollen durften. Um sexy zu sein, mußten wir vor allem verschwommen sein, mit Ausnahme eines Bikinis oder einer

Haarfarbe. Es war nicht nur ein biologisches Mysterium, das uns einhüllte, es war kulturbedingt.

Carol Gilligan und Lyn Mikel Brown beschrieben in ihrem Klassiker *Die verlassene Stimme* beredt die Art und Weise, wie Mädchen, die mit zehn ausgeprägte Persönlichkeiten sind, mit dreizehn zu amorphen, unbestimmten Wesen werden. Ich bin mir sicher, daß Mädchen im Hinblick auf den Verlust der «Stimme» ihres eigenen Begehrens das gleiche erleiden. Die Kultur, die Mädchen umgibt, signalisiert ihnen, daß sie in sexueller Hinsicht vergessen müssen, wer sie sind. Sie müssen gegenüber der Kraft des Begehrens passiv werden, sie müssen sich davon distanzieren, daß sie begehren, sogar angesichts des immer heftigeren Drucks, das es auf sie ausübt.

Diese Situation – die Mystifikation, die sich zwischen Mädchenzeit und Weiblichkeit drängt – erinnert mich an eine Szene aus Lewis Carrolls *Alice hinter den Spiegeln.* Alice merkt, daß sie in einem schönen dunklen Wald herumwandert. Ein junges Reh schließt sich ihr an, das sie mit größter Liebenswürdigkeit begleitet. Die beiden gehen nebeneinanderher, als ob sie sich schon jahrelang kennen würden. Als sie aber aus dem Wald heraustreten, erkennt das Kitz seine Begleiterin als das, was sie ist. «Ich bin ein Rehkitz ... Und du – du meine Güte! –, du bist ja ein Menschenkind!» Das Tier springt erschreckt weg und läßt die kleine Alice allein. Etwas Ähnliches passiert uns an der Schwelle der Adoleszenz. «Was bist du?» fragt das Mädchen sein eigenes Begehren – einst sein Begleiter, jetzt das Licht scheuend. Und: «Was bin ich?»

Das Mädchen muß nun ins gnadenlos grelle Licht der gesellschaftlichen Realität hinaus, in dem sich Mensch und Tier – Bewußtsein und Begehren – entfremdet gegenüberstehen, bevor ein Umlernen beginnt. Das Bewußtsein des Mädchens und der tierische Aspekt seiner Natur sind gezwungen, Namen anzunehmen, die sie als verschiedene Wesen ausweisen («Und du – du meine Güte! –, du bist ja ein Menschenkind!») – statt Namen, die es ihnen gestatten, ein Teil des anderen zu bleiben. Das Mädchen, seiner Natur entfremdet, wird sich selbst zum Geheimnis.

4 *In freiem Flug zum Hausarrest: Langsamer werden*

Tanz öfters am Tag für dich allein. Leg deine Lieblingsplatte auf und improvisiere. Es macht Spaß und ist zudem eine gute Übung.

KIMBERLY-CLARK, *Your Years of Self-discovery*, 1968, 1973

Cracklin' Rosie, get on board, we're gonna ride till there ain't no more to go ... so hang on to me, girl!

NEIL DIAMOND, *Cracklin' Rosie*, 1970

Die zweite Veränderung des Bewußtseins, die uns darauf vorbereitet, Frauen zu werden, hat mit körperlicher Bewegungsfreiheit zu tun. Die Lust des jungen Mädchens, sich frei im Raum zu bewegen, wächst zur gleichen Zeit, in der ihm die Kultur sagt, daß sein sich entwickelnder Körper es in Gefahr bringt, wenn es sich «zu weit» vorwagt. Es erlebt zugleich eine Ausweitung sein Verlangens nach körperlicher Freiheit und ein Schrumpfen der Möglichkeiten, es auszuleben. Die verführerische Welt da draußen, die ihm als Kind versagt war, wird mit Warnungen und Verboten schraffiert. (Spezialisten für kindliche Entwicklung haben herausgefunden, daß Jungen in fast jedem Alter ein größerer Bewegungsspielraum zugestanden wird als Mädchen.) Als kleine Mädchen waren wir in San Francisco besser dran als wohl die meisten unserer Altersgenossinnen: Man erlaubte uns eine Bewegungsfreiheit, die an sich schon erotisch war. Fast jedes Viertel der Stadt stand uns offen. Die öffentlichen Verkehrsmittel kosteten nicht viel, mit einem Schülerausweis fuhr man fast umsonst. Und belästigt wurden wir so gut wie nie, da man uns als kleine Mädchen nicht beachtete. Viele meiner frühesten Erinnerungen an Augenblicke, die klar erotisch waren, hängen mit schneller Bewegung zusammen. Ich erinnere mich, wie drei oder vier von uns Elfjährigen über die Geschehnisse des Tages lästern und sich auf den Rücksitzen einer Straßenbahn breitmachen oder auf der Marin-Landzunge radfahren und alles so schnell an uns vorbeifliegt, daß wir es gar nicht sehen.

Es ist kein Zufall, daß ich so vieles von unserem erotischen Erwachen in der Vor-Teenagerzeit in Form von Bewegung erinnere. Wenn kleine Mädchen die Welt draußen erforschen, hat das etwas mit dem Versprechen zu tun, daß sie erwachsen werden, und ist eine Erweiterung ihrer Erforschung von Körper und Gefühlen. Eine entfernte Landschaft gehört für das kleine Mädchen zu den ersten Erfahrungen seines individuellen Wesens, das mit der Welt verschmilzt, ein Gefühl, das sich von seinem Kindheitsverlangen unterscheidet, mit dem Körper der Mutter zu verschmelzen. Sich in der körperlichen Welt zu verlieren ist eine frühe Erregung, und das Mädchen entdeckt, daß sein Körper ihm das verschaffen kann.

Ich habe bereits an anderer Stelle darauf hingewiesen, daß es wenige literarische Coming-of-Age-Geschichten von Frauen gibt, die das erotische Erwachen mit einschließen. Aber wenn es sich zeigt, wird es häufig als ein Zusammentreffen der Heldin mit der Landschaft kaschiert. Die junge Maggie Tulliver taucht in das ein, was George Eliot in *Die Mühle am Floss* «die Roten Tiefen» nannte. Catherine verliert sich in den windgepeitschten Mooren in Emily Brontës *Sturmhöhe*. Als wir uns darauf vorbereiteten, Frauen zu werden, mußten wir lernen, daß sich dieses Gefühl körperlicher Freiheit an den Ort zurückzuziehen habe, den wir von jetzt an der Phantasie zuweisen mußten.

Ich lernte diese Lektion mit zehn. Ich war auf dem Weg von der Bushaltestelle zum fünf Straßen weiter entfernten Tagescamp, wo ich den Sommer verbrachte. Ich hatte es eilig, wir wollten heute in großen Stahlbottichen in der Küche T-Shirts batiken, also ging ich schnell den geraden, sicheren Weg, den mir meine Mutter gezeigt hatte. An den Schaufenstern von Sears entlang, dann warten, bis die Ampel auf Grün springt, am hohen bogenförmigen Eingang der Feuerwehr vorbei, wo ich schnell wegrennen sollte, wenn ich den Feueralarm hörte. Schließlich erreichte ich dann den staubigen Spielplatz mit den vielen verträumten und zerstreuten Teenagern, die dort die Kinder betreuten.

An diesem Tag aber begegnete ich einer Gefahr, die ich erlebte, als ob sie direkt aus einem der Märchen oder aus einer Fabel stammte, die für mich so wirklich waren – Geschichten über Kobolde unter Brücken, die sich an Wanderer ranmachten. Genau hinter dem Fireman's Versicherungsgebäude und der Feuerwehr, auf dem dreieckigen Fleckchen Erde, das mit dichten Büschen bewachsen war, hockte ein Teufel im Unterholz und wartete auf mich.

«Kleine!» flüsterte er. «Kleine!»

Ich schaute in das Gestrüpp der Akanthusblätter. Dort kauerte ein junger Mann, sein Gesicht genau in Augenhöhe mit meinem, kaum zu sehen unter den überhängenden Büschen. Er sah gut aus, ich werde sein junges, starkes Gesicht nie vergessen, schön wie der Teufel. Er hatte einen gepflegten schwarzen Bart und einen Schnurrbart und trug eine Wollmütze und Jeans.

Ich vergaß, was ich wollte, verlangsamte meine Schritte und blieb dann stehen.

«Ich habe meine Kontaktlinsen verloren», sagte er. «Könntest du bitte kommen und mir suchen helfen?»

Warum machte ich diese beiden Schritte auf ihn zu? Die

Welt ist für ein Kind so ohne Beispiele, auf die es sich beziehen kann. Ich fühlte mich geschmeichelt, daß er mich angesprochen hatte, daß er dachte, ich könnte ihm helfen. Man hatte mich dazu erzogen, zu Erwachsenen höflich zu sein. Und – ein fataler Reiz, über den er sich natürlich im klaren war – ich wollte herausbekommen, ob ich sie finden würde. Ich bewegte mich ein wenig auf ihn zu, halb in die Höhle hinein, die von den Büschen gebildet wurde. Ich ließ meine Lunchbox als Wache auf dem Bürgersteig zurück. Die Zweige schlossen sich hinter mir.

Wir waren im Schatten, haufenweise trockenes Laub zu unseren Füßen. Es herrschte eine Atmosphäre gereizten Wartens.

War er wütend auf mich, weil ich zögerte? Machte ich etwas falsch? War ich unhöflich? Ich schaute auf den Boden. Da gab es Millionen trockener, schmutziger Blätter. Ich wußte nicht, wie eine Kontaktlinse aussah – außer, daß sie sehr klein war. Als er merkte, daß ich zögerte, änderte sich der Ton seiner Stimme. Es war nicht länger das verführerische Flüstern, das mich so angezogen hatte. Er rückte näher, auf den Knien, und ich konnte fast seinen Atem spüren. «Komm schon», sagte er grob. «Komm und hilf mir! Hier – sie ist irgendwo hier. Du mußt genauer hinsehen!»

Er schlug auf den riesigen Laubhaufen und verstreute die Blätter. «Willst du nicht nachschauen?» Er hatte einen Fehler gemacht. In Sekunden begriff ich, daß auch ich einen Fehler gemacht hatte. Die Blätter lagen in dicken Schichten übereinander, und sogar ich wußte, daß man die Oberfläche nicht aufrühren durfte, wenn man etwas Kleines suchte, das draufgefallen war. Er hatte mich reingelegt, und ich saß in der Falle.

Ich sah jetzt, daß sich seine Hand in eigenartiger Weise auf einem Ding bewegte, das es einfach nicht geben konnte: etwas Langem, Weißem, sehr Lebendigem. Ich hatte nicht geahnt, daß man so Angst haben konnte, ohne zu sterben. Außer dem Rascheln des Laubs hörte man keinen Laut. Die Geräusche des Tages hatten sich verflüchtigt. Es gab nichts mehr außer meinem Gegner, mir und dem Ding, von dem ich fühlte, daß es die Ursache für die Bösartigkeit des Mannes war.

Das Gehölz, die Blätter am Boden, das Netzwerk der Zweige, alles sandte wie elektrisiert eine Warnung an mich, die ich hörte, aber nicht verstand. Alles, was ich wußte, war, daß dieser erwachsene Mann – der erste Fremde dieser Art, der sich höflich für mich interessiert hatte – und ich uns in einem todernsten Intelligenzwettstreit gegenüberstanden, meinem ersten. Und daß ich das erste Mal überhaupt mein eigenes Leben retten mußte.

Es hatte einige Schritte gebraucht, um ins Gehölz einzudringen. So war es also ausgeschlossen, die Straße mit einem Sprung zu erreichen, ohne daß er mir in den Rücken fiel. Mit einem einzigen Sprung aus der Hocke – er war jung und stark und groß – hätte er mich zu Boden gerissen. Ich tat so, als ob ich die Kontaktlinsen suchte. Mein erster völlig bewußter Täuschungsakt. Meine braunen Schuhe scharrten in den Blättern. Die Farbe in seinem Gesicht vertiefte sich. Seine Hand bewegte sich schneller.

«Da!» schrie ich. Ich zeigte auf etwas hinter ihm. Solange er mich dabehalten wollte, mußte er so tun, als ob er suchte. Ich setzte alles aufs Spiel. Ich betete.

Er drehte sich um, sein Mantel verbarg das beängstigende Ding, wütend suchte er. Er kroch auf allen vieren, auf Händen und Knien, im schmutzigen Laub herum, und ich, oh, ich stand aufrecht. Ich duckte mich und rannte los.

Ich rannte, als ob der Teufel selbst hinter mir her wäre, endlich auf den Spielplatz und schmetterte die großen Tore hinter mir zu. Ich konnte nicht aufhören zu rennen. Ich rannte um das Softball-Spielfeld herum, immer und immer wieder, meine Augen füllten sich mit Tränen, bis die Betreuer mich erreichten, mich bei den Schultern griffen und dafür sorgten, daß ich wieder zu Atem kam.

Sie brachten mich weg in ein Büro, damit ich die anderen Mitglieder des Camps nicht in Aufregung versetzte, und hielten meine Hände fest, während sie mir ins Gesicht schauten und herausbekommen wollten, warum ich so aufgeregt war.

«Was ist passiert?» fragten sie. Und ich sagte es ihnen. Aber noch während ich es erzählte – in der Sprache, die mir zur Verfügung stand –, begriff ich, daß das, was mir zugestoßen war, mit dem, was Kindern geschieht, wenn jemand an Halloween eine Rasierklinge in einen Apfel steckt, nichts zu tun hatte. Hier gab es weder Mitgefühl noch Empörung. Während ich redete, wurden die weiblichen Betreuer nervös, ein männlicher Camp-Verwalter wurde sichtlich verlegen; und dann spürte ich, wie sie sich unmerklich von mir und meiner Angst zurückzogen.

Bevor sie mit dem Fragen aufhörten, war ich fertig mit Erzählen. Wie konnte etwas, das mich so verletzt hatte, Erwachsene dazu bringen, böse auf mich zu sein? «Wir werden uns darum kümmern», sagte der Verwalter. «Jetzt mach nicht all die anderen kleinen Mädchen verrückt.» Also biß ich die Zähne zusammen. Zornestränen stiegen mir in die Augen, aber ich weinte nicht. Ich begriff, daß das die Sache nur noch schlimmer gemacht hätte. Was da passiert war, hatte jeden auf irgendeine Weise verärgert. Deshalb mußte ich ein großes Mädchen sein. Die Tränen, die man mir nicht zu weinen erlaubte, brannten. Sie erteilten mir eine Lektion: Was auch immer der Mann getan hatte, egal, wie sehr es mich verletzt hatte und obwohl niemand es aussprach – war alles, auf einer tieferen, nicht verstandesmäßigen Ebene, meine Schuld.

Dieses Gefühl, das ich in dem Gebüsch hatte – daß ich denken muß, und zwar nüchtern und schnell, um einer tödlichen Gefahr zu entgehen, und mich, was meine Rettung betrifft, auf niemanden sonst verlassen kann –, ist für ein Kind das einsamste aller Gefühle. Aus den Geschichten, die Frauen mir erzählten, geht hervor, daß eine erstaunliche Anzahl von jungen Mädchen dieses Gefühl kennenlernt, ob sie nun tatsächlich mißbraucht wurden oder nicht. Es ist eine existentielle Krise. Viele Mädchen assoziieren die Erfahrung dann damit, sexuell attraktive Frauen zu sein. Ich glaube, daß wenige Jungen außer denen, die mißbraucht worden sind, die Gefahr sexuellen Terrors damit assoziieren, ein Mann zu sein. Es könnte das ausschlaggebende Trauma sein, das dem Selbstvertrauen von Mädchen und Jungen verschiedene Wege weist.

In einem Märchen wird von einer Heldin verlangt, daß sie eines von drei Kästchen wählt. In dem einen befindet sich ein Zauberstein, im zweiten ein Ring und im dritten ein Drache. Wenn man als junges Mädchen mit der Welt klarkommen muß, kann einem das das Gefühl verleihen, als stehe man vor drei Zaubertüren. Hinter der ersten liegt ein Augenblick der Ekstase, hinter der zweiten die große Liebe des Lebens und hinter der dritten ein Monster. Hat man die Tür einmal aufgemacht, ist es zu spät, sein Schicksal zu ändern.

Wegen der neuen Gefahren, die uns in Form «schlechter Männer» aller Art erwarteten, waren wir beides zugleich: wie besessen von körperlicher Freiheit und ängstlich. Schnell begriffen wir, daß die Jungen im Grunde unsere Leibwächter waren. Ein Mädchen lernt, daß das Hochgefühl der körperlichen Entdeckungen etwas ist, was es inzwischen nur noch mit einem Jungen sicher genießen kann. Es weiß intuitiv, daß derselbe sich entwickelnde Körper, der es weiterbringt, als es der abhängige Körper seiner Kindheit je tun konnte, es plötzlich auch zur Zielscheibe macht. Denn warum stimmt das Klischee vom großen Auto, der einem Jungen Dates mit den begehrenswertesten Mädchen verschafft? Weil der Junge und sein Auto Ersatz geworden sind für die Möglichkeiten, die ihm inzwischen verboten sind. Es lernt, auf Liebesbeziehungen all die Dramatik, all die Entdeckungen und die Bedeutung zu projizieren, die es sonst in freier Wildbahn finden würde.

Das Wissen, daß sexuelle Lust sexuelle Gefahr bedeutete und daß wir an allem, was uns je zustoßen würde, selbst schuld wären, lähmte unsere Energie anhaltend. Der Schock war noch frisch. Im Laufe der kommenden Jahre wechselten wir zwischen Wut, Verdrängung und Verzweiflung hin und her. Als Erwachsene würden wir abgestumpft sein und den Umgang mit dieser täglichen Not gelernt haben. Vielleicht ist Gewöhnung an das Undenkbare eine der Definitionen dessen, was es heißt, eine Frau zu werden.

Wir hatten Raum so dringend nötig. Als wir entdeckten, daß er sich für uns öffnete, wenn wir mit Jungen zusammen waren, merkten wir zu unserer Überraschung, daß wir die Jungen brauchten. Und doch waren Jungen ein Teil der Gefahr. So wurde das Machtgleichgewicht zwischen den Jungen und uns zu deren Gunsten verändert. Diese Ungleichheit im Hinblick darauf, sich schnell in die Welt hineinzubewegen, war die erste wirkliche Lektion, die ich über die Ungleichheit zwischen Männern und Frauen erteilt bekam: Wir brauchten die Jungen mehr als sie uns. Wir hatten, körperlich gesehen, größere Angst vor ihnen als sie vor uns. Wir wußten es nicht, aber wir begehrten sie vermutlich genauso stark oder noch stärker als sie uns. Wenn wir uns gegen sie entschieden, konnten wir nirgendwohin gehen. Doch sie hatten immer die Freiheit, sich gegen uns zu entscheiden und allein überall hinzugehen.

5 *Nacktheit: Stolz und Scham*

> Du siehst also, daß es etwas ganz Besonderes ist, ein Mädchen zu sein ... Dein Körper reift wunderschön heran ... du fängst an, die hübschen Kurven zu entwickeln, auf die ältere Mädchen so stolz sind. Plötzlich zeigt sich eine Taille. Deine Arme und Beine werden fülliger und deine Hüften runder. Brüste entwickeln sich, wo zuvor nichts war ... Mit jedem Jahr wird von nun an diese ganz besondere weibliche Qualität, die du von Geburt an hattest ... sichtbarer werden.
>
> KIMBERLY-CLARK, *The Miracle of You*, 1968, 1973

> Schon allein das Bewußtsein ihrer Natur muß (bei Frauen) Schamgefühle hervorrufen.
>
> CLEMENS VON ALEXANDRIA, *Paedagogus*

Die ganz normalen Ängste von Mädchen, was Nacktheit anbelangt, wurden für uns durch das Anwachsen der Sexindustrie verstärkt. Etwas Neues fing an, denn was seit viktorianischen Zeiten und der Erfindung einer geschützten Kindheit Mittelschichtskinder nicht erreichte, wurde jetzt vor ihnen ausgebreitet. Während unserer Kindheit überschritt die Sexindustrie die Grenzen der Erwachsenenwelt, die vor allem die Welt erwachsener Männer war, und gehörte zunehmend zur kindlichen Bildwelt. In den siebziger Jahren vermehrten sich die «Vertriebsniederlassungen» der Sexindustrie um ein Zwanzigfaches. Unsere demographischen Pendants von 1869 waren vermutlich selten bildlichen Darstellungen weiblicher

Sexualität ausgesetzt. 1942 war es für Anne Frank, die die Erwachsenenwelt sexueller Darstellungen nicht kannte, vermutlich einfacher, ohne Ambivalenzen das süße Gefühl zu beschreiben, das sie für einen Jungen empfand, in den sie sich verliebt hatte. Ihre vagen Phantasien, wie es wäre, geküßt zu werden, entsprachen ihrem Alter. Nach 1969 waren meine Freundinnen und ich allein schon auf unserem Schulweg oder wenn wir zum Spielplatz gingen, Phantasien ausgesetzt, die in keiner Weise unserem psychischen Alter entsprachen, sondern zu den Tag für Tag unverblümteren Phantasien der Erwachsenen gehörten.

Die Vorstellungen, die wir vom Erwachsensein hatten, das heißt von dem, was es hieß, ein sexuelles Wesen zu werden, wurden von Jahr zu Jahr komplizierter. Mit elf unternahmen meine Freundin Cath und ich lange Busfahrten durch die Stadt. Auf diesen Fahrten sahen wir eine Szene nach der anderen, die uns zum Grübeln brachte. Wir begriffen, daß das, was wir sahen, unmittelbar mit den Veränderungen zu tun hatte, denen unsere Körper bald unterworfen sein würden. Auf dem Broadway gab es eine Reihe riesiger Neonschilder, die den Distrikt abtrennten, der später den Sex-Clubs vorbehalten war. Der berühmte Condor-Club befand sich dort. Und wie jedermann wußte, arbeitete dort die Stripperin Carol Doda. Sogar die Kolumnisten in den Morgenzeitungen schrieben über sie. Ich hatte den Eindruck, daß sie tatsächlich im Condor wohnte. Ich begriff, daß alles, was sie betraf, ein Witz war, auch das, was mit ihren Brüsten passiert war. Sie waren schon immer riesig gewesen, aber durch das Silikon waren sie noch größer geworden. Es war irgendwie lustig, daß sie nun ein berühmtes Paar Brüste war. Es gab viele Witze, die auf die regionale Sehenswürdigkeit (Twin Peaks) anspielten.

Ein drei Meter sechzig großes Schild machte Reklame für Carol Doda. Es hatte die Form ihres Körpers. Auf den riesigen

Neonbrüsten des Schilds waren zwei rote Blinker angebracht, die komisch an- und ausgingen. Die ganze Atmosphäre war absurd, und die Absurdität zielte auf das, was Frauen geschah, sobald sie Brüste hatten. Ich begriff, daß irgendwann meine eigenen Brüste wachsen und mich ebenfalls der Lächerlichkeit preisgeben würden. Ich machte mir Gedanken darüber, warum die Brüste einiger Frauen zum Lachen waren, während andere Frauen davonkamen, ohne zur Zielscheibe von Witzen zu werden; und ich überlegte, wie ich sicherstellen konnte, zur zweiten Kategorie zu gehören.

Auf einem anderen Schild in diesem Stadtviertel stand: *Ein Dollar für ein nacktes Mädchen: Anschauen und reden.* Ein nacktes Mädchen? Für einen Dollar? Cath und ich diskutierten darüber, kamen aber zu keinem Schluß. «Anschauen und reden»: Was war den Männern daran so wichtig, überlegte ich – redeten Frauen sonst nicht mit ihnen, erlaubten sie es nicht, daß Männer sie anschauten? Und was hatte es mit «ein nacktes Mädchen» auf sich, warum war es ein so begehrenswerter Artikel? Ich begriff noch nicht, was daran so besonders war. Unter meinen ausfasernden Pullovern und meinen Schlaghosen mit den Flicken auf den Knien war auch ich ein nacktes Mädchen, wie alle meine Freundinnen und unsere älteren Schwestern.

«Wir fuhren zur Bay Bridge», erinnerte sich Sandy, als ich mich – als Erwachsene – mit ihr darüber unterhielt. «Und ich war so schockiert – überall diese Schilder, auf denen ‹nackte Mädchen› stand. Ich wußte nicht, was ich denken sollte, außer: Was ist *das*? Es gab Schilder, auf denen so was Ähnliches wie ‹oben ohne›, ‹unten ohne› oder ‹völlig nackt› stand. Und ich stellte mir diese Rümpfe vor … diese weiblichen Hälften.»

«Hast du je mit deinen Eltern darüber gesprochen?» fragte ich sie.

«Ich spürte irgendwie, daß ich sie besser nicht danach fragte. Ich begriff, daß ich es nicht sehen sollte, daß es keine Bedeutung hatte, daß es gar nicht existierte. Aber für mich war es aufregend. Ich kreuzte die Finger und hoffte, meine Eltern würden diese Straße entlangfahren, damit ich die Schilder sehen könnte. Das Schild, das mich wirklich faszinierte, zeigte eine nackte kniende Frau, die ein Barett auf dem Kopf trug. Darunter stand: ‹Völlig nackte Koed-Studentinnen›. Das war das erste Mal, daß ich überhaupt mit dem Begriff ‹Koedukation› konfrontiert wurde. Und ich dachte, was immer diese ‹Koeds› auch sind, sie müssen was wirklich Besonderes sein, wenn man sie nackt auf einem Schild zeigt. Es war das markanteste Bild einer Frau mit College-Ausbildung, das ich in meinem Leben je gesehen habe. Es beeinflußte meine Vorstellung von der Schule. Es war ja nicht so, daß man, wenn man klein war, Frauen in College-Uniformen sonst irgendwo sah.»

Wir wußten zwar, daß die Frauen auf diesen Bildern aufregend waren, aber das alles war auch irgendwie doof. Waren diese Bilder nur so etwas wie eine Komödie? Auch darüber machte ich mir Gedanken. Es war klar, daß eine gewisse Ehrfurcht, ja, fast so etwas wie Furcht hinter der Komödie steckte. Obwohl die Stripperin Carol Doda ein Witz war, ähnelte sie irgendwie einer Göttin. Ihr Körper auf dem Schild war größer als irgend etwas sonst in dieser Straße. Hinter ihren gewaltigen geschwungenen Hüften und ihren blinkenden Brustwarzen fiel das Gelände steil ab, und man konnte die geschwungene Bay Bridge und die stahlweiße Oberfläche der Bucht sehen, aber nichts von alldem brachte die große Figur der Frau, die hoch über der Straße aufragte, zum Schrumpfen.

Ein paar Straßen weiter war der «Garten Eden», die Reklametafel zeigte Adam und Eva, und Eva war, ebenfalls in Neon, als schlankes nacktes Mädchen dargestellt, das mit einer Schlange dastand, die sich um seinen Körper wickelte. «Die Welt des Eros» warb mit einer fast fünf Meter großen halbverhüllten Frau, die, an die Wand gelehnt, über die Hälfte eines Hauses gemalt war. Ein anderes Schild verkündete: *Mädchen live. Live live live.* Auch darüber sinnierte ich: Was sonst hätten sie sein können?

Ich wollte wissen, wie es funktionierte, denn das war Sexland. Ich wollte Sexland kennenlernen, ungefähr so, wie ich Disneyland besuchen wollte. Und obwohl es keine Verbotsschilder gab, hatte ich das Gefühl, daß ich einen Preis dafür zu zahlen hätte, wenn ich mich näher heranwagte. Da stand immer ein Mann neben einem Zeitschriftenstapel und schrie irgendwas, als ob er den Eingang bewachen würde. Seine Hände steckten, zu Fäusten geballt, in seinen vorderen Jakkentaschen. Ich hatte Angst vor ihm.

Das «nackte Mädchen» schien die Verkäufer von Sex-Zeitschriften, die begannen, an den Straßenecken auf der Höhe von Kinderaugen ihre Ware auszustellen, nicht zu kümmern. Was es da zu sehen gab, war sehr viel plastischer und primitiver als die altmodisch karikierenden Anzeigen in den Zeitungen. Wenn ich auf meinem Schulweg an diesen Verkäufern vorbeikam, hielt ich vor Cala Food an, wo wir einkauften, und der schlechtgelaunte alte Wächter machte mir Zeichen, dort zu bleiben, wo ich war. Ich schaute verstohlen auf die Darstellungen von «Sex» in den Zeitungen – dem Schicksal aller großen Mädchen. Diese nackten Frauen waren jung – so jung wie unsere beliebtesten, am wenigsten autoritären Aushilfslehrerinnen – und lächelten angestrengt. Ihre schlanken, aber ganz normalen Körper waren in ungeschickten gymnastischen Stellungen hierhin und dorthin verdreht. Und ich überlegte mir: Macht ihnen das Spaß? Wie kann es ihnen Spaß machen, wenn keine Jungen dabei sind? Was daran macht ihnen, den großen Mädchen, Spaß? Ich wußte, daß die

Bilder «sexy» waren, obwohl sie für mich nicht nach «Sex» aussahen. Aber ich begriff nicht, was dabei für Frauen drin war. Ich erinnere mich immer noch an diese Körper und ihre Verrenkungen, die wie ein menschliches Alphabet Woche für Woche auf billigem Zeitungspapier an den Straßenecken meiner Heimatstadt ausgestellt waren. Wie Sandy erinnere ich mich, wie eigenartig es uns vorkam, daß sie so allgegenwärtig waren. Aber weder der Wächter noch die Damen hinter der Theke des Cala, noch meine Mutter, die mich bei der Hand nahm, schienen sie zu bemerken. Sie schienen sie bewußt zu vermeiden.

Es gab auch sympathischere Darstellungen weiblicher Sexualität. Am liebsten mochte ich die Szene am Bronzebrunnen des Ghirardelli Square, die zwei junge Seejungfrauen zeigte, die miteinander spielten. Sie waren von Seerosen umrankt, und auf jedem Seerosenblatt tummelten sich lustige Kröten. Die Szene war gewagt: die Kröten küßten sich, kleine Kröten sprangen auf den Rücken von größeren, und über alles spritzte Wasser. Eine Seejungfrau streckte ihre Arme aus, und Kröten hüpften von ihren Fingern. Die Körper der Seejungfrauen sahen, obwohl sie aus Metall gegossen waren, weich und doch kräftig aus. Jede hatte einen kleinen Bauchansatz, und ihre vollen Brüste hingen ein wenig nach unten. Eine Seejungfrau hielt ein Baby in den Armen, das lachte. Die Seejungfrauen waren erwachsene Frauen, sie waren nackt, und das auf diesem öffentlichen Platz – aber trotzdem waren sie fröhlich, zuversichtlich, jung und mütterlich. Dies schien mir auch ein Teil von Sexland zu sein, aber es war etwas anderes. Der Brunnen hatte für mich etwas Beruhigendes. Diese Seejungfrauen waren sowohl glücklich und verspielt als auch «sexy». Sicher, die Bronzefiguren waren Phantasiegebilde, und Carol Doda war wirklich, aber für mich schienen die Seejungfrauen wirklicher zu sein. Als ich heranwuchs, nahmen die Carol-Doda-Bilder immer mehr Platz ein, wurden lebendig und dreidimensional, und das, was die Seejungfrauen repräsentierten, sah man nur noch selten. Es war altmodisch.

Während wir zwischen diesen widersprüchlichen Bildern unseren Weg gingen, mußten meine Freundinnen und ich widersprüchliche Regeln befolgen, was die Nacktheit von Mädchen anbelangte. Als wir zwölf wurden, hatten wir, um Ordnung in dieses Chaos zu bringen, bereits einen byzantinischen Sinn dafür entwickelt, was gerade noch nackt genug und was bereits zu nackt war. Wir waren keine Schlampen. Die Art und Weise, wie wir darüber verhandelten, keine «Schlampen» zu sein, hatte etwas damit zu tun, daß wir quälend subtile Regeln peinlich genau beachteten. Bauchfreie Tops waren in diesem Jahr in Mode. Wenn man ein paar Zentimeter zuviel Bauch zeigte, sah es «schlampenhaft» aus. Wenn aber zuwenig Bauch gezeigt wurde, riskierte man es, als «Hündchen», als Verlierer in der sexuellen Hierarchie, eingestuft zu werden.

In diesem Jahr ging ich das erste Mal in ein Ferienlager. In unseren barackenartigen Schlafsälen übten wir uns darin, unsere Nacktheit zu stylen und einzustufen. BHs und Rasieren waren das Medium für diese Aktivität, die in den gemeinsamen Anziehsessions für die Parties am Freitagabend ihren Höhepunkt erreichte. BHs waren wichtig. Keinen BH zu tragen galt als zu nackt. Ein BH aus einem neu entwickelten Stoff, irgendeiner Polymerverbindung, der auf dem Körper glänzte, frech vorne geschlossen wurde und die Form der Brust betonte, war gerade nackt genug; ein Sport-BH, der gar nichts zeigte, war nicht nackt genug. BHs, ihr Schnitt und ihre Träger waren wie Rangabzeichen. Slips waren nicht so wichtig. Es würde, vermuteten wir, noch eine ganze Zeit dauern, bis jemand unsere Slips sehen würde.

Sich zu rasieren war ebenfalls wichtig. Die großen Mädchen rasierten ihre Beine. Wir seiften unsere Schienbeine bis hinauf zu den Knien ein – die Mutigsten bis hinauf zu den Oberschenkeln – und rasierten uns dann in gleichmäßigen, unkindlichen, aufwärts führenden Bewegungen, auf der Hut, uns nicht zu schneiden. Das Rasieren war ein Akt, der viele Botschaften enthielt: Wir signalisierten damit, daß diese bestimmten Stellen gebräunter Haut in der Erwartung einer Berührung, der Berührung eines Jungen, verändert würden. Außer mit Küssen fing hier, mit diesen glatten Waden, alles an, das wußten wir.

In diesem Sommer rasierte ich mir das erste Mal die Beine, und zwar aus Trotz gegen die Warnungen meiner Mutter: «Wenn du einmal damit anfängst, kannst du nie mehr aufhören; es wächst nur dichter nach.» Für mich war diese Warnung aufregend. «Wenn du einmal damit anfängst, kannst du nie mehr aufhören ...» Ich erkannte die Worte auf einer unbewußten Ebene als die ewige Warnung der Mütter ihren jungfräulichen Töchtern gegenüber. Sie klangen mir im Ohr, als ich den ersten Strich mit dem Rasierer machte. So, Mum! Meine Haut war in meiner ersten unwiderruflichen Handlung entblößt worden.

Wenn wir mit Rasieren fertig waren, zog jedes Mädchen seine Unterwäsche an. Die entwickelteren Mädchen trugen richtige BHs. Man schloß sie mit faszinierenden Haken-Ösen-Konstruktionen, und sie waren mit Draht versteift. Die Drahtversteifungen unterschieden die, die angekommen waren, von denen, die das Ziel noch nicht erreicht hatten. Die mutigsten Mädchen hatten sich die neuen Spandex-BHs gekauft, die so aufregend durchsichtig waren. (Sie entdeckten auch, daß die BHs bröselten und sich in der Wäsche auflösten.) Die weniger fortschrittlichen – unter denen erwartungsgemäß auch ich war – setzten sich nicht der Lächerlichkeit aus und maßten sich ein solches Kleidungsstück nicht an.

Wir stellten uns der Tatsache unserer unveränderten und unerwünschten Körper und zogen die einfachen weißen Baumwoll-BHs an, die in praktischen Pappschachteln verkauft wurden. Kleine, wohlgenährte blonde Mädchen lächelten auf den Schachteln, genauso wie sie auf den Verpackungen von Wonder Bread lächelten. In diesem Sektor der Wäscheabteilung für Mädchen gab es keine Geheimnisse: AAA, AA, A waren die Größen, sortiert von der kleinsten bis zur «größten», und wenn man nur das dreifache A wert war, war jedem klar, daß BH nur eine Art Höflichkeitsfloskel für das abnäherlose elastische Kleidungsstück mit der Babyschleife war.

Über die BHs war unsere Nacktheit bereits in Klassen eingeteilt. Wir begriffen, daß sie nur so viel wert war wie der Preis, der damit einherging, und das waren die BHs. Irgendwie mußte ich es schaffen, vom Sport-BH in die Junior- oder Misses-Abteilungen der Warenhäuser überzuwechseln, die nach Parfum statt nach Stärke rochen und wo die perl- und rosafarbenen, sogar die reinschwarzen BHs auf Metallständern hingen und im leisen Luftzug der Klimaanlage schaukelten. Ich hatte keine Kontrolle darüber. Es gab keine Garantie dafür, daß ich es je über diese Schwelle schaffte. In der Zwischenzeit würde ich versuchen, die Regeln einzuhalten.

Das Problem war, daß die Bezeichnung «zu nackt» nicht völlig unserer Kontrolle unterlag. Der Zustand des Zu-nackt-Seins konnte, wie wir herausfanden, in der Art unserer Physiognomie stecken, egal, was wir anhatten.

Aber was sollten wir machen? In San Francisco schien sich zu dieser Zeit jedermann seiner Kleider zu entledigen. Oben-ohne-Frauen mit Achselhaaren unter stolz erhobenen Armen marschierten bei den Paraden für Womens Lib. Wir sahen sie in den Ausgaben von Ms., die bei unseren Müttern herumlagen. Homosexuelle Männer, die nichts weiter anhatten als lederne Beinteile und Suspensorien, hingen auf den sonnigen

Bürgersteigen vor dem Castro herum. Unsere Väter und Mütter gingen an den Wochenenden nach Esalen oder an den Big Sur und saßen mit anderen Müttern und Vätern und anderen Kindern nackt in den heißen Bottichen. «Zieh dich aus», schnurrte eine Werbung für Rasiercreme, «zieh *alles* aus.» Das tat man, wenn man cool war – aber es schien, als ob sich jedermann in der Öffentlichkeit seiner Kleider entledigte mit Ausnahme der Leute, die die meisten von uns Mädchen wirklich gern nackt gesehen hätten – nämlich der Jungen, in die wir verknallt waren. Die normalen Jungen behielten ihre ausgebeulten Armee-Shorts an und betrachteten blasiert, was um sie herum geschah.

Im Herbst, als ich zwölf wurde, war ich mit meiner Familie in Israel. Irgendwie verschaffte mir dieser Besuch, der mich aus einer zunehmend von der Sexindustrie beeinflußten Kultur herausführte, einen Blick auf die neue Weiblichkeit von Gleichaltrigen, die unschuldiger war und echter. Meine Freundinnen in dem modernen Viertel Jerusalems, in dem wir wohnten, waren weniger von sexuellen Erwartungen beeinflußt, als es meine Freundinnen in San Francisco gewesen waren. In der von Orthodoxen dominierten Stadt gab es selten sexuelle Darstellungen in der Öffentlichkeit – aber auf ihre Art waren die Mädchen dort sehr viel neugieriger. Wenn die israelischen Mädchen und ich miteinander spielten, gingen wir zu dem Mädchen, dessen Mutter nicht zu Hause war, stellten den Ventilator an, zogen uns aus und inspizierten einander. Unser Interesse war fast klinisch. Wir wandten uns an das eine oder andere Mädchen und forderten es auf, sich auszuziehen. Es hatte keine Wahl. Der Gruppendruck war sehr stark. Ein Mädchen, das sich weigerte, wurde mit Nichtachtung gestraft. Wenn es unserem Wunsch nachkam, versammelten wir uns wie Medizinstudenten um es herum und begutachteten die Brustwarzen. Wir waren von den geröteten

Areolae auf den noch jungenhaften Brustkörben, der ersten Stufe der Brustentwicklung, in der wir uns fast alle bereits befanden, fasziniert und abgestoßen. Wir wußten, daß das noch keine wirklichen Brüste waren. Irgendeine von uns steuerte die Information bei, daß diese Brustwarzen hart würden, wenn man sie kniff, weil Blut in sie einfloß. Eine andere verneinte das. Dann brachten wir die erstere dazu, es uns zu zeigen. Sie errötete und protestierte, aber der Druck von Drohung und Überredung verstärkte sich dadurch nur.

«Also gut. Ich zeig es euch. Aber nur», fing sie an zu verhandeln, «wenn ihr alle mit mir auf den Balkon rauskommt und ‹Verkehrsstörung› spielt.»

Ein Deal. Diese Art Abmachung hatte eine innere Logik in der Traumzeit des Zimmers. Wir waren auf so was fixiert und hielten immer nach einem guten Wagnis Ausschau. Es war genau das, wozu wir aufgestachelt werden wollten, genauso wie wir das an diesem Tag ausgesuchte Mädchen dazu aufstachelten, sein T-Shirt auszuziehen.

In einer dichten und unbeholfenen Gruppe drängten wir uns auf den Balkon hinaus. Dann drückten wir uns mit kleinen Kreischern und klopfendem Herzen auf der Türschwelle herum und schoben uns in die Sonne hinaus. «Du gehst!» – «Du!» – «Jetzt!» Und dann, in einem zum Äußersten entschlossenen Moment, stürzten wir uns, als ob wir es abgesprochen hätten, alle zusammen hinaus, zogen unsere T-Shirts hoch und rannten, geduckt und johlend, ins Wohnzimmer zurück.

Danach kribbelte unsere Brust. Wir waren Mädchen, wir waren zusammen, prahlten damit, was wir erlebt hatten, und waren stolz auf uns. Wir stopften unsere T-Shirts wieder in unsere Jeans und fanden uns toll. Und der Verkehr floß weiter und kümmerte sich nicht um die kleinen Mädchen, die sich sowieso zu hoch oben befanden, um gesehen zu werden, und die für einen Augenblick vor lauter Arroganz und Macht wie elektrisiert waren.

Dieses Ritual des «Vergleichens und Unterschiede-Herausfindens» scheint weit verbreitet zu sein. Sandy erlebte es in einem Sommercamp, einem «Hippiecamp». Sie erinnert sich: «Wir verbrachten viel Zeit damit, nackt zu schwimmen. In diesem Alter befinden sich Mädchen in ganz verschiedenen Entwicklungsstadien. Mit elf hatte ich Freundinnen mit voll entwickelten Brüsten, Freundinnen, die bereits ihre Periode hatten, und alle Stadien dazwischen.»

Die Mädchen, sagte sie, hatten verschiedene Namen für die verschiedenen Phasen der Brustentwicklung. «‹Nuzzies›», zählte sie auf, als ob sie eine Bestandsaufnahme machte. «Das waren die, die noch so klein waren wie ein Schnakenstich. ‹Squeeners›, die standen schon etwas hervor. ‹Dudleys› hießen sie, wenn sie irgendwie rund wurden. ‹Bonkers› waren die normalen Brüste einer erwachsenen Frau. Und ‹Bongaydie Ladies› – ich habe keine Ahnung, wie man das schreiben sollte – waren die Frauen, deren Brüste bis zum Nabel hinunterhingen. Meine Freundinnen und ich erfanden das einfach. Es waren Wörter, die uns gehörten, wenn wir über das sprachen, was mit unseren Körpern vor sich ging. Ich erinnere mich, daß wir folgendes Lied sangen: ‹We are bosom buddies – some are big, some are small. But what the hell, we've got 'em all.› (Wir sind Busenfreundinnen, einige groß, andere klein. Aber zum Teufel, wir haben sie alle.) Es ging überhaupt nicht um Jungen oder darum, sexuell etwas mit ihnen anzufangen», erklärte sie. «Es ging nur darum, daß wir zusammen Mädchen waren. Das alles vermittelte einem das Gefühl», fuhr sie fort, «daß es okay war, wenn man sich entwickelte. So hieß das damals: ‹sich entwickeln›. Es wurde mir klar, daß es normal war. Ich glaube, daß alle Mädchen sich diese Fragen über sich und die anderen Mädchen stellten, ob sie nun nackt zusammen herumlagen oder nicht. Aber es war auch Schikane: Man mußte sich nackt wohl fühlen, um zu dieser Gruppe zu gehören. Wir pflegten andere Camper zu verspotten, die ihre Badeanzüge nicht ausziehen wollten. Wir brachten sie so weit, daß sie in Tränen ausbrachen.»

Sandy erzählte weiter: «Ich war ein Spätzünder. Ich fühlte mich sehr unterlegen, denn die Jungen waren an den Mädchen mit den größeren Brüsten interessiert und nicht an mir. Mädchen mit größeren Brüsten schienen größere sexuelle Erfahrungen mit Jungen zu haben – jedenfalls so in der Zeit, in der wir dreizehn waren. Die Freundinnen von mir, die in diesem Alter keine Jungfrauen mehr waren, hatten alle größere Brüste. Da sich ihre Körper früher entwickelten, traf es sie jünger. Ich hatte noch ein paar Jahre Schonzeit.»

Ich wußte, was sie meinte. Als ich nach Kalifornien zurückkehrte, verflüchtigte sich das unschuldige Gefühl von Stolz und Vergnügen, das ich auf dem Balkon in Jerusalem empfunden hatte. Überall lauerten Gefahren. Es schien, daß wir uns noch so gut an die Regeln für Nacktheit halten konnten: wir wurden verwechselt. Man konnte einen Sport-BH, ein Männerhemd und Jeans tragen, und trotzdem sagte ein erwachsener Mann zu dir, einem kleinen Mädchen, auf offener Straße «Mama»: Du warst zu nackt gewesen. Ein kalifornischer Richter erließ etwa zu dieser Zeit das Urteil, daß der Schüler einer High-School, der ein Mädchen auf einer Schultreppe vergewaltigt hatte, nicht schuldig sei, weil das Mädchen zu offenherzig angezogen war: sie hatte Jeans getragen. Auch die anderen Frauen erinnerten sich an dieses Gerichtsurteil. Ein Lehrer hatte davon in der Klasse erzählt, um uns angst zu machen. Und es machte uns angst. Wir trugen alle Jeans.

Eine junge Frau namens Daria, die aus einer Baptistenfamilie stammte, erzählte mir von ihrem eigenen frühen Experiment mit Nacktheit. Die Moral der Geschichte zielte in ihren Augen auf die Scham, die ihre Nacktheit ihr am Anfang bereitete. «Ich muß so zwölf oder dreizehn gewesen sein», sagte sie. «Ich fing an, mich zu entwickeln, und hatte mich verändert, aber bei mir zu Hause wurde die Tatsache, daß ich ‹eine Frau wurde›, überhaupt nicht registriert. Ich trug immer weite Kleidung, die weite Kleidung eines kleinen Mädchens. Ich wollte die anderen auf die Veränderungen nicht aufmerksam machen: es wäre zu beängstigend gewesen, wenn ich es getan hätte. Ich hatte Angst, daß mein Großvater sagen würde, ich sähe aus wie eine Hure. Und daß meine Mutter es mißbilligen würde. Ich wäre nicht länger jemand gewesen, den sie liebte, nicht länger ‹ihr Mädchen›.»

Eines Abends gingen sie in Albuquerque, wo Daria und ihre drei jüngeren Halbbrüder bei den Großeltern aufwuchsen, gemeinsam in ein Restaurant der alten Art. Der Abend hatte für Daria etwas Romantisches an sich. Das Restaurant war für Erwachsene: es gab gepolsterte Sitzbänke und einen Empfangschef. Die Neuheit des Ganzen, die Tatsache, daß sie vermutlich keinen der Erwachsenen, die dort aßen, in ihrem Leben je wiedersehen würde, der Frühling, der halbwüchsige Junge, der ihr galant den Mantel abgenommen hatte – all dies trug dazu bei, daß Daria sich auf ein Risiko einließ.

Sie entschuldigte sich und ging zur Toilette. Sie wusch sich die Hände und verbrauchte all die rosa Seife. Zusätzlich gab es Handlotion in diesem Restaurant: sie verteilte sie über ihr ganzes Gesicht und über ihren Hals. Sie hieß «Cashmere Bouquet», ein Name, der Erwachsensein und Exotik suggerierte. Dann griff sie in ihre Tasche, nahm den Lippenstift und die Wimperntusche heraus, die sie sich bei Woolworth gekauft und wie einen Talisman in ihrem Sokkenfach versteckt hatte, und schminkte sich zum ersten Mal. Sie nahm den Einsteckkragen von ihrem Kleinmädchenkleid aus Samt ab und öffnete die beiden obersten Knöpfe. Der schwarze Samt sah plötzlich raffiniert aus. Es war fast so, dachte sie, als ob sie «für den Abend» angezogen wäre. Ihre dünnen Kinderarme verwandelten sich vor ihren Augen in die Arme einer jungen Frau, die darauf wartete, liebkost zu werden. Daria schaute in den Spiegel und sah, daß sie sich in etwas Schönes, in ihr zukünftiges und mächtigeres Ich verwandelt hatte.

Im Restaurant unten setzte sie sich wieder zu ihrer Familie. Alle fingen an, dringlich flüsternd auf sie einzureden. «Wasch dir das sofort ab!» zischte ihre perfekt zurechtgemachte Großmutter.

«Was soll dieser Blödsinn?» brummte ihr Großvater.

«Das Zeug läuft dir übers Gesicht.» Ihr kleiner Halbbruder kicherte, als er in die gleiche Kerbe hieb. «Du weißt ja nicht mal, wie man es aufträgt.»

Was Daria heraushörte, war: Du bist keine Frau. Selbst der Gedanke daran ist lächerlich. Deine Nacktheit ist ein Versagen. Sie floh zurück auf die Toilette. Es kam ihr so vor, als lachte das ganze Restaurant über sie.

Sie sah sich im Spiegel an und gab ihrem Gesicht und ihrem Körper die Schuld. Schuld an allem war ihr Begehren, das sie dazu verführt hatte, einen so demütigenden Fehler zu machen. Da sie die Seife schon verbraucht hatte, rieb sich Daria mit rauhen Papierhandtüchern und heißem Wasser das Gesicht so lange, bis es rot war.

Später entschuldigte sich ihre Großmutter bei ihr. Trotzdem, sagt Daria, sei bei ihr als Botschaft angekommen, daß ihre Großmutter sie nicht mehr lieben würde, wenn sie ein sexuelles Wesen wäre. Und daß ihrem Großvater die Tatsache peinlich war, daß sie in irgendeiner sichtbaren Weise «eine Frau wurde». Sie verbrachte ihre Teenagerjahre damit, ihren Körper zu verstecken und zu verdrängen, daß sie erwachsen wurde. «Nun», beendete Daria ihre Geschichte, «du kannst dir vorstellen, daß ich so etwas nicht mehr so schnell versucht habe.»

An Darias Geschichte ist nichts Außergewöhnliches. Was sich im einen Moment wie sexueller Stolz anfühlt, kann sich im nächsten in Scham verwandeln.

Als ich zurückkehrte, um mit den Mädchen zu reden, mit denen ich aufgewachsen war und die jetzt alle erwachsene Frauen waren, saßen wir in einem Restaurant. Wir sprachen darüber, wie wir es gelernt hatten, unsere erwachsene Nacktheit, die immer deutlicher zum Vorschein kam, mit Scham in Verbindung zu bringen. Pattie schaute zum Fenster hinaus, schwenkte das Eis in ihrem Glas und erinnerte sich: «Niemand hat je über meinen Körper so sehr gelästert wie Frauen. Die Scham, die ich durchmachte, als ich begann, mich zu entwickeln, habe ich vor allem Mädchen zu verdanken. Meine beste Freundin Melinda und ich verkleideten uns oft, als wir elf waren. Und ich liebte es, mich im Spiegel zu betrachten. Ich hatte früh angefangen, mich zu entwickeln, und in dem Alter schaut man einfach gern in den Spiegel. Sie sagte: ‹Du schaust dich ja *wirklich gern* an.› Und ich dachte: *Na und?* Aber es war nicht in Ordnung, sich selbst zu mögen. Und dann, etwas später, erinnere ich mich, daß dieselbe Freundin zu mir sagte, meine Brüste würden wie ‹Blups› aussehen. ‹Blups?› fragte ich. Es war ein Wort, das peinlich und gleichzeitig lustig klang. ‹Große Blups›», erinnert sich Pattie, «war, was sie sagte. Es war schlichtweg grausam. Heute kann ich rationalisieren: ‹Was war mit dir los, daß du es nötig hattest, mich so runterzumachen?› Aber damals war es schrecklich. Ich war zwölf oder so. Mit ‹Blups› meinte sie groß, formlos oder so was. Ich ärgerte mich nicht darüber. Ich nahm es nur auf. Es gab niemanden, der mir hätte helfen können. Niemanden, zu dem ich hätte gehen und sagen können,

‹Warum machen sich die Leute über meine Brüste lustig? Ist etwas nicht in Ordnung mit mir, oder sind sie nicht in Ordnung?›»

Pattie stützte ihren Kopf in die Hand. «Ja», sagte sie, «es waren die Mädchen. Zu der Zeit, als ich meine Kurven entdeckte, hatte ich einen Bikini. Er war toll. Ich zog ihn an und fand mich einfach großartig. Am Anfang liebte ich meinen Körper. ‹Also, wie findest du ihn?› fragte ich meine Schwester. Und sie sagte: ‹Na ja, wenn du deinen Körper so zur Schau stellen willst, ist er, glaube ich, okay.› Sie gab mir das Gefühl, schlecht zu sein. So wie: Darf ich meinen Körper denn nicht schön finden? Was ich hörte, war: Es ist nicht in Ordnung, wenn ich meinen Körper zeige.»

Ich fragte sie: «Bezog sich das auf jeden weiblichen Körper oder nur auf deinen?»

Patti antwortete: «Auf jeden weiblichen Körper, und ich erinnere mich, daß ich in dieser Zeit anfing, andere Mädchen zu kritisieren, so, wie sie mich kritisierten.»

Sandy lächelte trocken. «Als meine Freundinnen Busen bekamen, Äonen vor mir, sagten sie zu mir, daß ich zum Itty-bitty-Titty-Komitee gehöre. Sie spotteten auch: ‹Du bist der Traum eines jeden Seemanns, ein gesunkener Kasten.› Jungen sagten nie so etwas. Nur Mädchen. Und – erinnert ihr euch daran?» Sandy begann zu singen, ballte ihre Hände zu Fäusten, schlug mit den Ellbogen auf und ab und erregte einiges Aufsehen bei den anderen Gästen: «We must, we must, we must increase our bust / For fear, for fear, the boys will disappear / The bigger the better, the tighter the sweater / the boys depend on us.» (Wir müssen, müssen, müssen größere Brüste bekommen. Aus Angst, aus Angst davor, daß die Jungen verschwinden. Je größer, um so besser, je enger der Pullover, die Jungen verlassen sich auf uns.)

Trina sagte: «Ich habe selbst andere Mädchen verspottet.

Ich erinnere mich, daß wir uns in unserer Gruppe unserer Brüste wegen aufzogen oder wenn wir dick waren.»

Ich fragte: «Habt ihr die Mädchen mit den großen Brüsten verspottet oder die mit den kleinen?»

«Die mit den großen natürlich», sagte Trina. «Wir machten es gegenseitig. Es war nicht als Konkurrenz gedacht, wir wollten einander nicht ausstechen. Zumindest fing es nicht so an. Es war mehr so, daß unsere Körper sich veränderten und wir nicht damit fertig wurden. Und so machten wir uns darüber lustig.»

Ich fragte die Frauen: «Es gab ja nicht gerade viele Botschaften, die sagten: ‹Lach nicht über die Sexualität von Mädchen.› Glaubt ihr, daß das die Neigung, sich übereinander lustig zu machen oder sich zu verspotten, verstärkte?»

Pattie sagte: «Wenn es damals nur irgendwas für uns gegeben hätte, irgendwas, wo Mädchen sich gegenseitig unterstützt hätten, was die Veränderung ihres Körpers anbelangte – *irgendwas*, was uns gesagt hätte, daß wir ja alle dem gleichen Geschlecht angehörten, daß wir das und das zu erwarten hätten und daß ...», sie machte eine Pause und überlegte, «es etwas Gutes sei.»

«Hat dich keine einzige Botschaft erreicht, daß es etwas Gutes ist?» fragte ich.

Trina sagte sanft, und ihre zuversichtliche Stimme war jetzt fast ein Flüstern: «Es war so ... *unheimlich.*»

Wie Patties Bikini kann ein einziges Kleidungsstück, an das wir uns immer erinnern werden, das Stadium des Übergangs von der Kindheit zum Erwachsenwerden symbolisieren. Mit dreizehn sah ich im Fenster einer Boutique auf der Judah Street in San Francisco ein Kleid. Es sah wie eines der schicksten Outfits aus, die Millie the Model in der Comic-Buch-Serie trug. Es war aus blau-beige gestreifter ägyptischer Baumwolle, die sich ein wenig rauh anfaßte, hatte ein Oberteil, das kurz über dem Bauch aufhörte, was damals sehr in Mode war, und einen Wickelrock. Es war eindeutig sexy. In der Kultur, in der ich aufwuchs, verkündete es die Botschaft: «Sexy hippie earth mama.» Ich sparte eine lange Zeit mein Babysittergeld dafür. Es war mir wirklich wichtig. Es war das erste Kleid, das mir das Gefühl gab, als Frau durchzugehen.

Diesen Sommer ging ich wieder nach Israel, und dieses Mal gab es keine übermütigen Streiche mehr auf Balkonen. Es waren uns alle richtige, wenn auch nur andeutungsweise Brüste gewachsen. Ich befreundete mich mit einem anderen amerikanischen Mädchen, Ofra, das bei seinen orthodoxen Verwandten zu Besuch war. Als ich sie eines Nachmittags zum Bummeln abholen wollte, trug ich mein Kleid. Ihr Onkel schnitt mir den Weg ab. Für mich sah er aus wie Mr. Brocklehurst in *Jane Eyre*: eine schreckenerregende Säule in Schwarz. «Du kannst Ofra nicht besuchen», sagte er auf hebräisch. «Versuch nicht, sie nochmals zu treffen. Wir billigen es nicht. Du bist angezogen wie eine Hure.»

Ich brachte kein Wort heraus. Zum Teil war es der Schock, mich in seiner Mißbilligung gespiegelt zu sehen. Niemand hatte mich je zuvor als schlechten Einfluß betrachtet. Aber in seinen kalten Augen und seiner Stimme kam auch etwas zum Ausdruck, was ich noch nie zuvor erlebt hatte. Er fürchtete sich vor mir, vor mir, einem kleinen Mädchen. Er beschämte mich, weil er Angst vor mir hatte. Was ich als etwas gesehen hatte, auf das ich stolz sein konnte – meine sich entwickelnde Sexualität –, war plötzlich etwas, für das ich mich schämen sollte. In San Francisco war ich mit der Vorstellung aufgewachsen, daß Gott die Sexualität guthieß. Über Ofras Onkel kam ich mit der Möglichkeit in Berührung, die ich bis dahin noch nie in Erwägung gezogen hatte: daß Gott Sexualität haßte – und insbesondere, daß Gott sie an Frauen festmachte, an meinem Bauch, für den ich so oft auf Nachtisch verzichtet hatte, an meinem hübschen blaugestreiften Baumwollkleid mit dem Volant am Rock, das mich so viel Geld gekostet hatte. Ich war zum Affront geworden.

In der westlichen Welt ist es selten, daß eine Frau dieser sexuellen Beschämung so spät im Leben begegnet wie ich. In den Debatten der westlichen Kultur sieht man schon die Darstellungen weiblicher sexualisierter Nacktheit an sich als eine Degradierung der Frau – was das betrifft, sind sich progressive, konservative und apolitische Mütter in ihrer Besorgnis völlig einig. Doch besteht das Problem darin, daß die Degradierung der Frau an Sex und Nacktheit selbst festgemacht wird, statt auf die verzerrte Bedeutung einzugehen, mit der man Sex und Nacktheit belegt.

Innerhalb unserer Kultur wird weibliche Nacktheit typischerweise als etwas gesehen, was Frauen exponiert und sie verletzbar macht, und zwar zugunsten mächtigerer, weniger verletzbarer Männer. Aber wie Havelock Ellis in den *Studies in the Psychology of Sex* zeigte, gibt es in anderen Kulturen eine ganz andere Einstellung zu weiblicher Nacktheit. An der Wende zum 20. Jahrhundert bedeckten zum Beispiel die Männer der Uapas im Regenwald des Amazonas stets ihre Genitalien, während die Frauen die Freiheit besaßen, nackt herumzulaufen. Die Frauen von Tierra del Fuego, die im Landesinneren Südamerikas lebten, fühlten sich in der Öffentlichkeit mit nichts als einem winzigen Stück Fell zwischen den Beinen, das sie nur ablegten, wenn sie mit einem Mann schliefen, durchaus wohl. Und die Moru-Frauen bedeckten ihr Hinterteil allezeit mit Laubschürzen, aber ihre Genitalien konnte jedermann sehen.

Auch im Westen gibt es verschiedene Einstellungen zu Nacktheit. Alexandrinische Frauen der Aristokratie vergnügten sich im 5. Jahrhundert damit, von ihren Sklaven, unter denen sich auch Männer befanden, gewaschen und massiert zu werden, und fühlten sich, wie ein Kritiker berichtet, durchaus wohl, wenn sie sich vor Zuschauern nackt auszogen. In Deutschland war in den auf engem Raum lebenden Großfamilien bis ins 16. Jahrhundert hinein «der Anblick völliger Nacktheit etwas ganz Alltägliches». Daß Männer und Frauen nackt zusammen die heißen Bäder und Dampfbäder benutzten, war gang und gäbe, die Frauen waren unter ihren Unterröcken oft nackt, und es machte in der Stadt und auf dem Land Männern wie Frauen großes Vergnügen, beim Tanz ein Spiel zu spielen, bei dem der Mann seine Tanzpartnerin so hoch in die Luft wirbelte, daß ihr Rock nach oben flog.

Im frühen Mittelalter zogen sich einige Frauen in Irland als Zeichen des Willkommens aus. G. Rattray Taylor schreibt in seinem Buch *Sex in History*, daß die Königin von Ulster und ihre Hofdamen den Helden Cuchulainn auf diese Art begrüßten. Ein Reisender berichtete aus Irland, daß man bis 1617 junge Mädchen sehen konnte, die nackt in der Öffentlichkeit Korn mahlten. Ungefähr zur gleichen Zeit konnte man den Berichten von Reisenden zufolge in Venedig und Padua im Sommer «Ehefrauen, Witwen und Jungfrauen sehen, die alle mit nackten Brüsten umhergingen». Gegen Ende des 18. Jahrhunderts kam in den eleganten Zirkeln in Paris, die der Wiederentdeckung der griechischen Kultur frönten, eine Mode auf, die Kleider aus reiner Gaze schuf, was die Nacktheit der Frauen unterstrich und sogar zur Schau stellte. Der Stil gefiel den Aristokratinnen so gut, daß einige «sogar auf den Champs-Élysées herumliefen, ohne irgend etwas anzuhaben. Das war allerdings zuviel für die Öffentlichkeit.»

Konnte Nacktheit mehrere Bedeutungen haben? Wir Mädchen kannten nur zwei, und für keine von beiden konnten wir uns entscheiden. Für Sandy und andere meiner Freundinnen war weibliche Nacktheit zwar nichts, wofür man sich zu schämen brauchte, aber sie signalisierte völlige Verfügbarkeit. Für Daria, wie für so viele der Frauen, die mir ihre Geschichte erzählten, schien die neue Enthüllung weiblicher Sexualität teilweise schambesetzt zu sein. Gab es noch eine dritte Art, wie man über sich und das, was mit einem geschah, was in einem geschah, nachdenken konnte? Wenn es sie gab, kannten wir sie jedenfalls nicht.

6 Freundinnen

> In der frühen Adoleszenz geht fast jedes Mädchen … durch eine vollkommen normale Phase in ihrem Leben, in der sie es vorzieht, das, was sie beschäftigt, mit Angehörigen ihres eigenen Geschlechts zu teilen … Wenn ein sexuelles Interesse am eigenen Geschlecht sich bis ins Erwachsenenalter hinein hält, ist das ein Zeichen für eine nicht geglückte Anpassung … Eine therapeutische Beratung kann in manchen Fällen die emotionale Ausrichtung korrigieren.
>
> KIMBERLY-CLARK, *Your Years of Self-discovery,* 1973

> Rhiannon rings like a bell through the night … and who will be her lover?
>
> FLEETWOOD MAC, *Rhiannon,* 1975

Genevieve liebte ihre Freundinnen. Sie war ein Mädchen mit glatten dunklen Haaren, die in einem Pagenschnitt geschnitten waren, und sie war mit zwölf meine beste Freundin. Ihr Gefühl für Stil und das Vertrauen, das sie in ihren kräftigen Körper setzte, halfen mir, mich ein wenig von dem dreifachen Stigma zu befreien, das Bücherwurm, Unbeholfenheit und Unförmigkeit hieß. Wir alle bewunderten Genevieve. Sie war eine berechnende kleine Diplomatin und wirkte auf Erwachsene höflich und gewinnend. Alle Eltern mochten sie. Sie hatten keine Ahnung, daß sie sich auf den Nachthemdparties mit ihren Töchtern auf dem Boden wälzte.

Für die meisten von uns waren diese Spiele vermutlich

wirklich nur «eine Phase». Aber es sollten viele Jahre vergehen, bevor wir uns in Jungen so verliebten, wie wir ineinander verliebt waren.

Genevieve bedeutete diese Leidenschaft mehr als uns. Ihr Interesse an Mädchen hatte mit zehn begonnen, als sie sich in die erste ältere Frau verliebte: eine neunzehnjährige japanische College-Studentin namens Grace. Grace lebte im Apartment gegenüber. Sie erlaubte es Genevieve, herüberzukommen und ihre Katze zu füttern, wenn sie nicht da war. Grace erlaubte Genevieve auch, sich mit ihr zusammen auf dem Bett zu lümmeln, wenn ihr langweilig war oder wenn sie an einem Abend mal keine Verabredung hatte. Das jüngere Mädchen fing an, auf Grace zu warten, während sie sich die *Mary Tyler Moore Show* im Fernsehen anschaute. Das Kind lackierte Grace die Nägel und bürstete ihr das Haar. Genevieve wußte nicht, daß Grace sie nur bei sich haben wollte, weil ihr das Mädchen ein Gefühl von Glamour gab und sie sich mit ihr weniger einsam fühlte. Sie dachte, Grace wisse, daß sie nicht nur ein Kind von nebenan war, sondern eine Verehrerin. Grace dachte, Genevieve wolle lernen, so zu sein wie sie. Sie begriff nicht, daß Genevieve sie besitzen, daß sie neben ihr liegen und ihr in die Augen sehen wollte, auch wenn das Kind selbst das vermutlich gar nicht wirklich wußte.

Spätabends, eines Winters in der sechsten Klasse, nachdem Grace weggezogen war, saßen Genevieve, ich und eine Gruppe anderer Mädchen auf einer Nachthemdparty zusammen. Shari, ein Mädchen, das wir kaum kannten, fragte: «Wißt ihr, wie ein Zungenkuß geht?» Wir wußten es nicht. «Schaut her.» Alle Mädchen sahen zu. Jede hielt den Atem an. Sie nahm ein Kissen und traktierte es ungeschickt mit dem Mund.

Wir stimmten alle zu, daß ein Kissen kein gutes Lehrmittel

war: man konnte nichts wirklich daran lernen, und die Jungen würden über uns lachen, wenn wir es nicht richtig beherrschten. Also sah sich die goldhaarige Shari, meine neue Bekannte, in der Runde um und überlegte, mit wem sie es demonstrieren könne, «nur so als ob». Sie wählte Genevieve. Und Genevieve ließ sich von ihr in die Arme nehmen. Sharis Haar fiel über Genevieves Gesicht, als sie uns zeigte, «wie man einen Jungen küßt». Genevieve dachte: Warum sollte ich das je aufgeben? Sie liebte Mädchen. Für uns waren dieser Kuß und die Aufregung, in die er sie versetzte, nicht schockierend. Auch wir liebten Mädchen.

Sandy erinnert sich an ähnliche Vorkommnisse: «In der sechsten Klasse machten wir oft Mutproben. Dazu gehörte es auch, Mädchen zu küssen oder die Brüste aneinanderzupressen, na, jedenfalls das, was da zur Verfügung stand. Das Ding mit der Massage war wirklich toll. Wir massierten einander, und da lief etwas ab, was vorsexuell war. Bei Nachthemdparties übten wir mit anderen Mädchen Zungenküsse. Man konnte den Arm um eine legen und ihr die Hand auf den Mund pressen, und das sah dann so aus, als ob man sie küssen würde. Immer wenn solche Kußgeschichten abliefen, schien eine sagen zu müssen: ‹Stellt euch vor, wieviel *besser* es sich anfühlen würde, wenn das ein Junge täte.› Denn dann wären wir nicht wie *Lesben* gewesen.»

Genevieves Vater war vor kurzem ausgezogen. Aber er schickte immer noch Geld. Von allen unseren Zimmern war Genevieves Zimmer für unsere Aufführungen am besten geeignet. Sie besaß einen weichen langhaarigen Flokatiteppich, ein Gästebett mit Satinbezügen und einen großen Wandspiegel. In Genevieves Zimmer gab es mehr weiche Dinge als in unserem ganzen Haus. Die empfindliche Cath, die goldene Shari und ich trafen uns dort mit Genevieve.

Shari und Cath, die ein Jahr älter und sehr viel erfahrener

waren als ich, bestimmten zusammen mit Genevieve, was wir tun würden und was wir an Ausstattung brauchten. Shari war herrisch, kritisch, statuenhaft, normalerweise spröde und manchmal etwas grausam. Sie war ein ehemals reiches Mädchen mit weißer Haut, Sommersprossen und fließendem weißblondem Haar und stand unter den Kids aus unserer Nachbarschaft an der Spitze der Hierarchie. Sie war das erste Mädchen in meiner Bekanntschaft, deren Mutter zum Zeitvertreib einkaufen ging und ihr beibrachte, dasselbe zu tun. Cath war ihr Kumpel, gleichmütiger und anhänglicher, eine dunkle Gegenwart, die Tochter von Leuten, denen ein Bauunternehmen gehörte. Ich war ihnen sowohl bei Mädchen wie bei Jungen statusmäßig so weit unterlegen, daß es mir wie ein Wunder oder ein Zufall vorkam, als sie mich überhaupt bemerkten. Aber sie nahmen mich für ein paar Monate in ihren Kreis auf, und ich hielt den Atem an und wartete darauf, wieder ausgeschlossen zu werden.

Die Nachmittage begannen mit einem Essensritual: Wenn Genevieves Mutter gegangen war, machten wir uns von Fett triefende Käsesandwiches in einem Toaster, der zwei Hohlformen hatte und deshalb Toaster-BH genannt wurde. Wir hielten ihn oft vor unsere Brust und stolzierten damit in der Küche umher.

Dann schoben wir die zwei Betten zusammen. Dort lagen wir ausgestreckt oder wie Katzen zusammengerollt und redeten über Jungen. Das konnte eine gute Stunde dauern.

«Craig mag dich», sagte ich dann vielleicht zu Genevieve, während ich ihre schwarzen Haare flocht, die so glänzten, daß sie wie naß aussahen.

«Ach was, tut er nicht», sagte Genevieve. «Der Freund meines Bruders im Galileo» (das war eine andere, strengere High-School als unsere) «sagt, daß er diese Neue aus dem Pauk-Team mag.»

«Aber es hat so ausgesehen, als er sich gestern im Gang über dich gebeugt hat und dich irgendwas über den Englischkurs gefragt hat.»

«Was gefragt? Wie bitte?»

«Also, es sah aus, als ob er dich etwas fragen würde, aber vermutlich hat er nur versucht, dir unters T-Shirt zu schauen.»

Worauf mir Genevieve auf den Rücken sprang und mich mit einem Kissen verdrosch. Das war das Signal für eine allgemeine Kissenschlacht. Wir fielen übereinanderher, bis wir nicht mehr konnten, dann sortierten wir uns wieder auseinander und nahmen unsere Unterhaltung wieder auf.

Während wir tratschten, lag die Kehle des einen Mädchens auf dem Handrücken des andern, oder die Hüfte der einen stupste an den Hinterkopf der anderen. Wir rochen alle nach Love's Baby Soft («Denn Unschuld ist sexy»), vermischt mit Revlons Charlie und dem Duft frisch gewaschener Haare (Clairols Herbal Essence) und Baumwolle. Wir glaubten alle fest an die Macht von Düften. Es blieb uns auch gar nichts anderes übrig: Parfum war, wie die Zeitschriften es versprachen, für uns, die wir alle noch unberührt waren, die einzige Möglichkeit, eine verführerische Verbindung aufzunehmen, ohne sich zu berühren.

All dieses Gerede über Jungen war nur eine Art Vortext. Im Grunde waren wir noch nicht bereit, uns voneinander zu trennen und Liebesbeziehungen mit dem anderen Geschlecht einzugehen. Wir redeten darüber, daß wir uns unsterblich in einen Jungen verliebt hätten, weil wir wußten, daß es verboten war, auch nur im geringsten zu äußern, was wir füreinander empfanden. Alle hatten wir uns in die clevere, aufmerksame Genevieve verliebt, und Genevieve flirtete mit mir und mit Shari, Genevieves Rivalin um die Rolle des Stars: Shari und Genevieve hatten ein wachsames Auge aufeinander, wie es sich für zwei Stars gehörte. Aber wenn wir zusammen waren, waren wir alle ineinander verliebt. Es wurde uns ganz schwindlig von dem Zauber, den wir aufeinander ausübten.

Aber er machte uns auch angst. Die Aufklärungsbücher, die Mitte der sechziger Jahre auf den Regalen unserer Schulbibliothek standen, enthielten noch immer am Anfang Passagen, die sich lasen wie folgende von Evelyn Millis Duvall:

«Irgendwann, als du die Grundschule bereits halb hinter dir hattest, gab es höchstwahrscheinlich eine sehr enge Kumpanin oder Freundin, die dir sehr viel bedeutete ... Ihr habt alles zusammen getan. Ihr habt vielleicht dieselben Kleider getragen und euch die gleichen Dinge bestellt, für die auf den Cornflakes-Schachteln und im Radio geworben wurde. Es gab nichts Schöneres, als zusammen zu kochen oder bei der Freundin übernachten zu dürfen ... Ihr habt eure tiefsten Vertraulichkeiten miteinander geteilt, habt einander die dunkelsten Geheimnisse anvertraut. Diese frühen Freundschaften zwischen Personen des gleichen Geschlechts verleihen einem in einer Zeit, in der man sich nach einer Gemeinschaft sehnt, aber noch nicht wirklich bereit ist für Freunde des anderen Geschlechts, ein besonderes Gefühl von Sicherheit ... Geheime Ängste vor dem anderen Geschlecht können die Entwicklung der eigenen Liebesfähigkeit an diesem Punkt zum Stillstand bringen. Sich vorrangig von Personen des eigenen Geschlechts angezogen zu fühlen und nicht von Personen des anderen Geschlechts, nennt man *homosexuell* (gleichgeschlechtlich). Während bestimmter Phasen der Kindheit ist das normal, auch noch zu Beginn der Adoleszenz. Später kann das Anlaß zur Besorgnis geben, da es ein Anzeichen dafür sein könnte, daß man in der Entwicklung der eigenen Liebesfähigkeit nicht weitergekommen ist ... Ein Junge oder ein Mädchen, für den oder für die sich das andere Geschlecht nicht zu interessieren scheint oder die sich selber nicht für das andere Geschlecht interessieren, muß sich aber keine Sorgen darüber machen, daß er oder sie von Natur aus homosexuell sind. Die Zeit und die Tatsache, daß man erwachsen wird, sind da die besten Verbündeten.»

Waren die Zeit und die Tatsache, daß wir erwachsen werden würden, wirklich *unsere besten Verbündeten*? Als ich, den Kopf eng an Genevieves warme Schulter gepreßt, dalag, fühlte ich über die kurz bevorstehende Trennung nur Schmerz. Ich wußte, daß ich drauf und dran war, diese Welt für immer zu verlieren. Ich würde die Partei wechseln oder alle Gefühle für Mädchen aufgeben müssen: es war ein Gesetz. Was wir in der Schulbücherei nicht hatten, waren Bücher mit Passagen wie diesen, die von Sappho stammen:

Scheinen will mir, daß er den Göttern gleich ist,
jener Mann, der neben dir sitzt, dir nahe ... in meiner
Brust hat dies die Ruhe geraubt dem Herzen.
Wenn ich dich erblicke, geschiehts mit einmal,
daß ich verstumme.
Denn bewegungslos liegt die Zunge, feines
Feuer hat im Nu meine Haut durchrieselt, ...
... bleicher als dürre Gräser
bin ich ...

Aber während wir so nebeneinander lagen, ohne irgendeinen sicheren Weg zu kennen, dem entlang wir darüber hätten nachdenken können, gab es doch ein zartes Feuer, das uns dicht unter der Haut brannte.

Tonya erinnert sich an eine ähnliche Liebe: «Meine Freundin Shane und ich steckten, als wir dreizehn oder vierzehn waren, dauernd zusammen. Ich erinnere mich an diese Augenblicke in ihrem Zimmer oder im Kellergeschoß. Wir nähten oder machten irgend etwas anderes und waren uns körperlich sehr nahe. Shane roch wie ...»

Hier machte Tonya eine Pause, schaute zur Seite und lächelte. «Ihr Vater war ein wirklich überzeugter Anhänger von Naturkost, also roch sie nach irgendeiner miefigen Haferkleienseife und hatte den Geruch von Kakaobutter an sich. Ich zeigte ihr etwas oder sie zeigte mir etwas, ich mußte ihr über die Schulter langen, und unsere Hände waren eng beieinander. Oder wir unterhielten uns intensiv über meine Beziehung zu meiner Mutter, und das endete dann in weitergehenden philosophischen Betrachtungen. Warum wir hier auf der Erde sind, was unsere Aufgabe hier ist, was an der Welt falsch ist und wie wir persönlich es verbessern können – und bei alldem waren wir uns sehr nahe. Es lagen diese emotionale Verbundenheit und dieses Zögern in der Luft – dieses Gefühl, das ich heute erkenne, aber damals nicht erkannt habe: Es ist der Moment, in dem man sich küssen sollte.»

«Wenn ich dich erblicke, geschiehts mit einmal ...»

«Und dann lachte eine von uns normalerweise und ging Doritos oder irgend etwas aus der Küche holen. In diesem Lachen lag Bedauern und zugleich Erleichterung. Erleichterung darüber, daß wir ein so intensives Gespräch geführt hatten und dann dieser ängstliche Moment eingetreten war, wir aber nichts Unwiderrufliches getan hatten. Daß es so intensiv gewesen war, daß wir es aber immer noch hinter uns lassen konnten.»

Als Erwachsene haben die unter uns, die heterosexuell sind, manchmal das Gefühl, eine Art Paradies verloren zu haben. Wir sind entschlossen, diese makellose Liebe wiederzufinden – eine Liebe, die gleichzeitig so intim und so aufgeladen ist –, um noch einmal so zu sein wie heranwachsende Mädchen, wenn sie ineinander verliebt sind. Aus diesem Grund sehen Teenageridole – die David Cassidys und die

Bobby Shermans oder, später, die Bay City Rollers – immer wie Mädchen aus. Sie sind Verkleidungen unserer selbst. Es sind Gefühle dieser Art, die sich hinter diesem Schutzschild äußern können. Der Redakteur einer Fan-Zeitung, die sich an die Altersgruppe der Mädchen vor dem Teenageralter richtet, sagte, daß sie sehr darauf achteten, die Brustbehaarung des Idols nicht zu zeigen, da ihre jungen Leserinnen solche Zeichen von Männlichkeit zu beängstigend fänden. Vermutlich wird es nie wieder etwas so Aufregendes geben wie diese Liebe zwischen Mädchen. Sie kennt Codes und Unterdrükkung, Unschuld und Obsession aus der Ferne, und all das wird noch intensiver, weil diese Gefühle geheim bleiben müssen und man weiß, daß die Welt es nicht gutheißen würde, «wenn sie es nur wüßte». Es sind alles Kennzeichen einer Liebe, die es zu der Zeit, in der wir erwachsen wurden, sonst nirgendwo gab. Sie existierte ausschließlich in der Subkultur, zu der nur Mädchen Zutritt hatten. Wenn die dreizehnjährige Julia sich heute in Romeo verlieben würde, könnte sie sich in der Damentoilette des Bahnhofs ein Kondom und im *Cosmopolitan* («Dein sexueller Stil») Information besorgen, und Shakespeare könnte sehen, wie er zu seiner Geschichte käme.

Daß unsere Liebe zu anderen Mädchen ein Thema großer Dramen und Romane des 19. Jahrhunderts war und weniger in Frauenzeitschriften auftauchte, hatte einen einfachen Grund: Sie war dem Untergang geweiht. Wir begriffen bereits in diesem Alter, daß der Preis, den man dafür zu zahlen hatte, wenn man über diese erste Phase der frühen Adoleszenz hinaus mit Frauen intim war, einfach zu hoch war. Wenn es einen anderen Weg gab, mußten wir ihn nun mit aller Kraft einschlagen und durften nicht zurückblicken. Noch während wir miteinander flirteten und uns kleine Liebesbotschaften in unsere Schulfächer legten, wußten wir, daß uns die Zeit davonlief. («Meine Lady mit den seladonischen Augen» stand auf einem meiner Lieblingszettel, den ein älteres Mädchen mir zusteckte. Sie hatte lange blonde Haare und ein *Auto*! Das Wort «seladonisch» mußte ich natürlich, wie sie sich denken konnte, im Wörterbuch nachschlagen.) Als wir begannen, uns von unserer Verliebtheit in Mädchen zu lösen, die für uns faszinierend zivilisierte Wesen waren, und in die Welt des Sex mit Jungen einzutreten, diesen fluchenden skateboardfahrenden Barbaren, war das Bedauern, das wir über die Trennung empfanden, äußerst schmerzlich. Es war, als ob man Abschied nähme von einem Liebesleben, das in einem Roman von Henry James stattfand, und in eines eintrat, das sich in einem Spiderman-Comic abspielte.

7 *Schlampen*

I want you, I want you
I want you ... so bad ...

Bob Dylan, *I Want You*, 1966

Eine sofortige Befriedigung deiner Sinne, die dich deine Selbstachtung kostet, kann dich nur zutiefst unglücklich machen.

Kimberly-Clark, *Your Years of Self-discovery* 1968, 1973

Als ich dreizehn war, nahm ich an einem zionistischen Sommerlager in der Nähe eines verstaubten Kurorts teil. In diesem Sommer war ein Mädchen in der Gruppe, das jedem von uns gefiel, ob Junge oder Mädchen. Sie hieß Tia. Wie alles an ihr wurde auch ihr Name zu einer Art Gütesiegel. Tias Stimme war rauh, und es dauerte nicht lange, bis wir alle mit tieferer Stimme sprachen. Ihren teils russischen, teils albanischen Vorfahren verdankte sie ihre makellose olivfarbene Haut. In einer Subkultur, die goldbraune Haut anbetete, war ihre Hautfarbe das ersehnte Ziel. Wir strengten uns alle an, brauner zu werden. Während die anderen Mädchen sich Tag und Nacht mit teuren Zahnspangen abplagten, waren Tias Zähne von Natur aus gerade und weiß. Der Rest von uns mußte wirklich damit wackeln, um unseren Kleinmädchenhüften irgendeine Art von Aussagekraft zu verleihen. Tias Hüften rundeten sich wie von selbst. Ihr dichtes Haar hing ihr fast bis zur Taille und wuchs ihr lockig aus dem Gesicht, während wir anderen die damals angesagte Welle, die von den Schläfen aus nach hinten führen mußte, nur mit aufwendigem Fönen über dicke Rundbürsten zustande brachten. Was auch immer gerade Mode war, erreichte Tia in einer Perfektion, die fast ein Witz war: Ihre Wickelröcke saßen tiefer auf den Hüften und ihre Tops waren höher geknotet als bei irgend jemand sonst. Zwischen Top und Rock enthüllte sie das damals höchste Statussymbol kalifornischer Mädchen: einen völlig flachen braunen Bauch. Uns wurde in dieser Zeit langsam klar, wie arbeitsintensiv es war, eine Frau zu werden, und wir hatten bereits Anfälle von Langeweile. Wir warfen Tia neidische Blicke zu, denn sie mußte scheinbar gar nichts dafür tun.

Als Erwachsene las ich später gelehrte Abhandlungen darüber, was einen an einer Persönlichkeit anzieht. In diesen Studien wurde etwa gefragt, ob man von dem bereits angeleckten Eis bestimmter Persönlichkeiten kosten wolle. Einem durchgängigen assoziativen Zauber zufolge entschieden sich alle für Albert Schweitzers Eis. Einige für das von Einstein, keiner wollte Hitlers Eis. Ein ähnlicher Zauber schien von Tia auszugehen. Wenn Tia an einem Tag Lipgloss benutzte, das nach Kräuterlimonade schmeckte, war es eine Ehre, wenn man rumerzählen konnte, daß sie es einem für kurze Zeit geliehen hatte. Ihre Füße mit dem hohen Spann und den perlmuttfarbenen Zehennägeln wurden zu einem noch intimeren Statusbeweis. Sie führte das Ritual ein, daß wir einander die Füße pedikürten. Man stellte seinen Fuß in den Schoß des Mädchens, das man dazu auserwählt hatte, die Freundin machte ein besorgtes Gesicht, drehte den Fuß hin und her und schwang die winzige Acrylfeile wie der Geselle in einem florentinischen Malatelier seinen Pinsel. Und wenn man von Tia dazu ausersehen war, French Seashell-Nagellack auf ihre Zehennägel zu pinseln, die durch Kleenex auseinandergehalten wurden, dann hatte man, zumindest für diesen Tag, eine höhere Stufe adoleszenter Errungenschaften erklommen.

Tias Geschichte machte schnell die Runde. Die Dramatik, die sie umgab, hätte ein weniger populäres Mädchen erledigt, aber in Tias Fall verstärkte es nur die allgemeine Überzeugung, daß sie etwas Besonderes war. Bei ihr zu Hause, im Lower Haight, vertraute sie uns an, gab es ein Dreiecksverhältnis: sie selbst, ihre zweiunddreißigjährige Mutter und den fünfundzwanzigjährigen Liebhaber ihrer Mutter.

Während der Ruhezeit im Camp, nach Lunch und «Wanzensaft» in dem mit Fliegendreck übersäten Speisesaal, schlenderten die Mädchen von Redwood Cabin zum Bach hinunter, der durch eine kleine Lichtung im Valley-Oak-Wald floß. Zu unseren Füßen befand sich eine duftende, knisternde Schicht trockener grüner Lorbeerblätter. Wir lagen bäuchlings auf umgefallenen Stämmen, schauten zu, wie sich die Sonne auf dem Wasser spiegelte, und hörten Tias Geschichten zu.

Sie war in einem sich ewig verändernden Haushalt aufgewachsen. Ihre Mutter hatte sich von der damals verbreiteten Weisheit anstecken lassen, daß eine formale Erziehung die Kreativität von Kindern ersticke. So betraute sie einen ihrer ehemaligen Freunde, der ein Zimmer in dem Apartment bewohnte und sich an der Miete beteiligte, damit, Tias Erziehung zu übernehmen. Der Typ war ein Hippie mittleren Alters und hatte ihr mit Hilfe seiner Sammlung von Sciencefiction-Comics aus den fünfziger Jahren das Lesen beigebracht. Aber das war auch so ungefähr alles, was sie gelernt hatte. «Wir lernen durch Tun» war seine Überzeugung und die ihrer Mutter gewesen. Mit dreizehn kannte sie sich mit intergalaktischen Reisen aus und wußte, wie Supermans Eltern gestorben waren; über ungekürzte Division konnte sie sich nur aufregen.

Ihre Mutter servierte Cocktails, gab Tanzunterricht und versuchte sich in Kunst. In unseren Kreisen war es ganz normal, daß die Kinder alleinerziehender Eltern wilde Geschichten über den Rang und die Bildung ihrer «richtigen» Väter erzählten. Tia behauptete, daß ihrem richtigen Vater ein Football-Club gehöre, die San Francisco Forty Niners. Diese Art von Erklärung war für uns alltäglich genug, um sie als das zu nehmen, was sie war: die Äußerung einer emotionalen, nicht einer wirklichen Wahrheit.

Es gab damals ein Kinderbuch, das auch heute noch auf dem Markt ist, in dem sich ein Mädchen die Augen ausweint, weil es den Mond möchte. Tia hatte, so schien es uns wenigstens, den Mond bekommen. Sie durfte in den Nächten, in denen ihre Mutter spät nach Hause kam, mit deren Freund bis ein Uhr nachts aufbleiben. Sie durfte die Kellnerinnenuniform und die hochhackigen Schuhe ihrer Mutter anziehen und so tun, als ob sie an einem Tisch bediene. Sie durfte sich mit dem Freund ihrer Mutter dessen Lieblingssendung *The Twilight Zone* bis zum Schluß ansehen.

Und dieser Freund erlaubte es ihr während der Werbesendungen, mit ihm rumzumachen. Ihre Mutter hatte keine Ahnung, nur wir wußten es, und das war ganz schön aufregend. Es war alles so selbstverständlich, eine bloße Erweiterung ihrer gelangweilten geschwisterlichen Rivalität und Zuneigung, daß es ihnen ganz leicht fiel, zu ihrem üblichen Verhalten zurückzukehren, sobald die Mutter nach Hause kam.

Das Glamouröse dieses Arrangements überwältigte uns. Jede von uns stand kurz davor, in sexuelle Konkurrenz zu unseren Müttern zu treten – Frauen, die uns noch immer für Kinder hielten. Tias Rache war die kühnste, die wir uns vorstellen konnten. Davon abgesehen bekräftigte das Foto des Freundes in unseren Augen die Berechtigung dieser Romanze: er sah genau wie Peter Frampton aus.

Nach einer Woche im Camp hatte Tia ihre Herrscherposition nicht nur durch diese täglichen ausführlichen Erzählungen drunten am Bach gefestigt, sie zeigte bei den Freitagabendtanzereien im gewienerten Speisesaal darüber hinaus mit gelangweiltem Gesicht die coolsten Tanzfiguren. Sie hatte es zudem gelernt, einen Pfeil gerade abzuschießen, und hatte ihren engsten Mitbewerberinnen die Hauptrolle in der Theateraufführung des Camps vor der Nase weggeschnappt.

Aber im Lauf der dritten Woche begann Tia einzubrechen. Am Freitag abend wollte sie nicht tanzen – nicht mal zu «One Toke over the Line». Das war unsere riskante Lieblingsplatte, die der Junge, der den DJ spielte, eingeschmuggelt hatte; die Erwachsenen schienen nicht auf den Text zu achten. Obwohl noch keine von uns Haschisch geraucht hatte, sangen wir die Worte in unserem frechen exklusiven Mädchenkreis in direkter Hörweite des Campleiters. «Vergeßt es», sagte Tia, wandte sich von uns ab und machte mit einer Geste unser Ritual von Zusammengehörigkeit zu etwas Kindischem.

Am Montag der vierten Woche begann sie, sich zurückzuziehen. An diesem Freitagabend weigerte sie sich sogar, bei der Tanzerei zu erscheinen. Sie ging nicht mehr zum Makramee-Kurs, sie ging nicht einmal mehr zum Schwimmen. Sie lag auf ihrem Bett und schrieb in winziger Schrift in ihr Tagebuch.

Die Mädchen von Redwood Cabin delegierten Jenna, mit ihr zu sprechen. Jenna war die warmherzigste und erträglichste der Mädchenbetreuerinnen. Als Jenna im Schlafsaal ankam, hatte Tia Wind von dem Verrat bekommen und die Tür verriegelt. Wir drückten uns hinter Jenna herum und hörten zu.

«Komm schon, mach die Tür auf!» rief Jenna. «Du bist nicht die einzige, die da drin wohnt. Schau, Tia, was dich auch immer bedrückt, ich bin sicher, daß wir eine Lösung finden. Komm, mach schon auf. Du verschenkst einen absolut guten Sommer.» Jenna hatte das Falsche gesagt. Die Erwachsenen in ihrer Beschränktheit versicherten uns am laufenden Band, daß das eine oder andere, was uns ganz unerträglich schien – Pullover, Lehrer, ein Sommer –, «absolut gut» sei.

«Warum verziehst du dich nicht einfach, Jenna, und tust was für deine Bräune?» sagte Tia von innen. Die Bemerkung traf ins Schwarze. Jenna, die sich eine goldbraune Farbe am ganzen Körper zugelegt hatte, war dafür bekannt, daß sie sie um jeden Preis erhalten wollte. Selbst an glühendheißen Tagen weigerte sie sich, eine Sonnenbrille zu tragen, um den gleichmäßigen Ton in ihrem Gesicht nicht zu gefährden. Tia schob den Riegel zurück, vielleicht tat es ihr leid. Jenna öffnete wütend die Tür. Tia legte sich wieder aufs Bett.

«Du hast völlig recht. Ich bin nichts als ein schmollender Teenager. Es wird schon nicht so schlimm sein.» Sie setzte ein ausdrucksloses Gesicht auf. «Ich geh ja schon», sagte sie, sprang erneut auf und flitzte an der Betreuerin vorbei. «Nichts Schöneres als Makramee.» Sie stürzte aus der Tür.

Diesmal blieb das Geheimnis gewahrt. Aber in der fünften Woche sah sie eigenartigerweise wieder aus wie ein Kind. Ihr rundes Gesicht war nicht mehr pfiffig und nicht mehr strahlend, nur noch verängstigt. Ihre Haut war fettig, und ihr Haar hing glatt herunter. Die wilden Locken gehörten der Vergangenheit an. Der flache braune Bauch war nun mit einem übergroßen Greatful-Dead-T-Shirt bedeckt. Tias Abdankung erlaubte es den fast flachen Bäuchen anderer beliebter Mädchen, die Phantasie der übrigen zu beschäftigen. Tia sank ab. Ihre Anhänger machten sich Sorgen, sowohl aus selbstlosen als auch aus egoistischen Gründen, ihr Geschick hing schließlich mit dem ihren zusammen.

Im Lauf dieser Woche verbrachten Tia, zwei der Redwood-

Mädchen und ich die Ruhezeit wieder im Wäldchen des Valley Oak. Wir hatten ein Transistorradio dabei. Der kleine Bach floß durch die Lichtung, und ein schräg einfallendes Licht spielte darauf. Wir sangen mit der tiefen männlichen Stimme mit und fransten dabei sorgfältig unsere abgeschnittenen Jeans aus. Die Fransen mußten ungefähr zwei Zentimeter lang sein. Mehr war affig, weniger ging nicht. Besonders gut war, wenn in den Lücken zwischen den weißen Kettfäden millimeterweise braungebrannte Schenkel durchschimmerten. Die abgeschnittenen Jeans mußten ordentlich aussehen, aber getragen wirken: eben durch Sommer und Flüsse und Sonne ausgebleicht. Ein anderer Song wurde gespielt:

In the summertime, when the weather is high
You can stretch right up and touch the sky
In the summertime, when the weather's fine
You got women, you got women on your mind ...
If her daddy's rich, take her out for a meal.
If her daddy's poor, just do what you feel ...
We love everybody, but we do what we please ...
Yeah, that's our philosophy.
Sing along with us ... yeah we're hap-happy.

(Im Sommer, wenn es heiß ist, kannst du dich einfach nach oben strecken und den Himmel berühren. Im Sommer, wenn das Wetter schön ist, hast du nichts anderes als Frauen, Frauen im Kopf ... Wenn ihr Daddy reich ist, führ sie zum Essen aus. Wenn ihr Daddy arm ist, mach, was du willst ... Wir lieben jedermann, aber wir tun, was wir wollen ... Yeah, das ist unsere Philosophie. Sing mit uns mit ... yeah, wir sind glücklich.)

Der Song klang gut, wirklich cool. Aber selbst als wir mitsangen und den Rhythmus des Liedes auf die Baumrinde trommelten, verfiel ich in den mir inzwischen schon bekannten inneren Monolog und grübelte vor mich hin. «You can do what you feel» – vermutlich dem Mädchen im Song gegenüber. Aber was fühlte *sie*? «That's our philosophy» – die Zeile ließ vor meinem inneren Auge eine Gruppe von sexy Typen auftauchen, braune, schwarze und weiße, die ihre Hemden ausgezogen hatten, große bunte Taschentücher um den Hals und heiße Jeans mit Patchworkflicken trugen, in einem alten Cabrio saßen, sangen, mit der Musik mitgingen, eine Fete feierten. Welches Mädchen hätte da nicht mitgemacht? Was bedeuten würde, bei ihrer unbekümmerten «Philosophie» mitzumachen. Wieder fand ich mich in diesem ängstlichen inneren Monolog gefangen, in dem ich mir Fragen stellte, die ich inzwischen in- und auswendig kannte. Was wäre mit unserer Gruppe? Wer würde bei uns mitmachen und unter welchen Bedingungen? Was war *unsere* Philosophie? «We love everybody, but we do what we please.» Es klang großartig. Aber es würde uns zu Schlampen machen. Es war okay, «frei» zu sein. Aber trotzdem konnte man immer noch eine Schlampe sein.

Tia sagte, wir sollten jetzt mal aufpassen. Ich erinnere mich, daß sie ihre Stimme senkte. So cool sie auch war, schämte sie sich dennoch. Sie fragte uns, ob wir wüßten, wo sie eine billige Abtreibung bekommen könne. «Meine Periode hat sich verspätet.»

«Na ja, vielleicht hat sie sich nur *verspätet*», sagte ihre schärfste Rivalin, die es nicht ertrug, daß sich Tia mit noch mehr Dramatik umgab.

«Ich weiß, was ich weiß», sagte sie. Und die Art und Weise, wie sie es sagte – ohne besondere Betonung –, bewirkte, daß wir ihr glaubten.

Die Luft war erfüllt von Insektengesumm. Wie so oft in jenen Tagen wurde mir klar, daß ich nicht wußte, was ich sagen sollte. Unser friedliches Zusammensein veränderte sich mit einem Schlag. Keine von uns wußte, wie sie darauf reagieren, wie sie es fassen sollte. Wir waren wütend und sagten kein Wort. Von Tia erwarteten wir, daß sie die Anführerin war, daß sie uns zeigte, wie wir uns auf unserem Weg durch all die Unbequemlichkeiten und Unannehmlichkeiten um uns herum behaupten würden. Was um alles in der Welt tat sie da?

Tia sprang mit den Füßen voran von ihrem Baumstamm herunter in den Bach und bespritzte uns von oben bis unten. «Vergeßt es», sagte sie. «Mein Gott, ihr seid Babys.» Sie zog sich an den niederhängenden Zweigen am Rande des Baches auf den Fußweg hoch, ging weg und drehte sich nicht mehr um. Wir rappelten uns auf und holten sie ein. Sie erlaubte es. Sie hatte im Grunde keine Wahl. Wir gingen alle vier nebeneinander, als wir die Hauptstraße erreichten, genau so, wie wir es früher immer getan hatten. Wir trafen alle den richtigen Ton: «Mein Gott, Tee, wie hast du es gemerkt? Seit wann weißt du es?» Wir legten unsere scheinheiligen Arme um sie. Wir drückten sie an uns. «Mach dir keine Sorgen, okay, Tia?» Wir brachten das tränenreiche Lächeln zustande, das Mädchen in bedeutungsvollen Augenblicken zustande bringen müssen, wir vergaben ihr, und sie vergab uns. («Nehmt's mir nicht übel, Leute, aber ich bin wirklich durch den Wind wegen dieser Sache.» – «Nein, nein, ich war ein Blödmann, ich hätte merken müssen, daß etwas mit dir los ist.» – «Nein, es ist schon in Ordnung, ich weiß ja, daß ich mich auf euch verlassen kann. Ich wollte nur nicht darüber sprechen.») Aber zwischen ihr und uns hatte sich eine Wand aufgerichtet.

Ihre Geheimnisse waren nicht länger aufregend. Sie waren zuviel für uns. Selbst als wir ihr übers Haar streichelten und ihr versicherten: «Wir finden schon etwas – es muß ja etwas geben, was du dir leisten kannst», wußten wir, daß wir so große Angst hatten, uns an dem anzustecken, was ihr passiert war, daß wir uns kaum zurückhalten konnten, die Hände an unseren Shorts abzuwischen.

Tia küßte uns, lachte ihr rauhes Lachen und wischte sich die Augen. «So schlimm ist es auch nicht», sagte sie. «Kein Weltuntergang. Und überhaupt, ich hab da noch meine Verbindungen», witzelte sie. «Und ihr seid meine Freundinnen.» Sie verschwand in der Hütte, um sich Wechselgeld für Ferngespräche zu holen.

Aber wir waren nicht ihre Freundinnen, jedenfalls nicht in der Weise, wie sie gedacht hatte. Das war es also, was geschah, wenn man nachgab – wenn man seinem Verlangen folgte und diesen wahnsinnig attraktiven Fünfundzwanzigjährigen berührte, was jede von uns, wenn sie die Chance gehabt hätte, liebend gern getan hätte. Wir schauten uns mit aufgerissenen Augen an. Ohne ein Wort zu sagen, wußten wir, daß jede von uns froh war, froh darüber, daß wir wohlbehütete Mädchen aus der Mittelschicht waren, die noch gewisse Grenzen kannten. *Wir waren keine Schlampen ... wie Tia.*

Am Ende der fünften Woche war Tia verschwunden. Einfach verschwunden. Das Bett war bis auf die gestreifte Matratze abgezogen, und nur eine gebrauchte Zahnbürste und eine Plastikhaarspange mit Glitzer lagen auf ihrem ehemaligen Bord. Keiner der Erwachsenen erklärte uns, warum sie gegangen war. Sie schrieb niemandem.

Ein Jahr später hörten wir gerüchteweise, daß sie «es bekommen habe» – das Baby. Dann erreichte uns das Gerücht, daß sie eine Abtreibung gehabt habe. Sie wohnte noch irgendwo in der Stadt, aber niemand wußte wo, versteckt, ruiniert, verloren für unsere präadoleszente Welt. Wir hörten, daß ihre Mutter immer noch böse mit ihr war. Tia, erfuhren wir, habe ihre wilden Haare schneiden lassen. Sie trage es in Schulterlänge in einem Stufenschnitt, genau wie alle anderen. Und sie sei dick geworden, erzählte man uns. Jedenfalls behauptete das jemand, der sie gesehen hatte. Sie gehörte nicht mehr dazu. In unserer Welt war das fast so, als ob man sagte: Tia ist gestorben.

Wir waren keine Schlampen ... wie Tia. Tia war gestorben. Obwohl wir noch Kinder waren, waren wir Mädchen, und wir begriffen, was geschehen war, ohne daß es uns irgendwer zu erklären brauchte – bestimmt nicht unsere liberalen Eltern, die sich über unsere klare Sicht der Dinge entsetzt hätten. Wenn wir auch nur einen falschen Schritt täten – irgend etwas, das uns zu «Schlampen» machte –, wäre unser zukünftiges Schicksal mit so viel Gefahren besetzt, wie wir es uns gar nicht vorzustellen wagten. Wir könnten, gesellschaftlich gesehen, sterben. Wir könnten aufhören, gute Kinder zu sein, und so für unsere Familien sterben. Wir könnten sogar wirklich sterben. Wir begriffen bereits, daß die Schattenseite unseres Begehrens vielleicht unser eigener Tod war.

Wenn wir, sexuell gesehen, von dem abwichen, was erlaubt war, konnten wir zu Schlampen werden, und wenn wir zu Schlampen wurden, konnten wir mehrere Tode sterben. Diese Gleichung gehörte so zu der Luft, die wir atmeten, daß wir sie kaum hinterfragten. Der Impuls, die gelebte Sexualität von Frauen mit dem Leiden unter einer schnellen und sicheren Bestrafung gleichzusetzen, ist wie ein Reflex.

In jeder Mädchengruppe scheint eine die Schlampe sein zu müssen. In ihrem Buch *Starke Mädchen – brave Mädchen. Was sie in der Schule wirklich lernen* beschreibt Peggy Orenstein diese Dynamik. In unserer Gruppe wurde, jetzt, da Tia fertiggemacht worden war, Dinah als Schlampe bezeichnet. Sie fand diese Rolle vor – oder, besser gesagt, die Rolle fand sie vor –, und sie versuchte erst gar nicht, dagegen anzukämpfen. Sie spielte sie mit Würde.

Wir waren inzwischen vierzehneinhalb und in der achten Klasse der Junior High School. Bevor man sie vollständig über den Rand stieß, pflegte ich nach der Schule fast jeden Tag zu Dinah zu gehen. Sie wohnte in einem heruntergekommenen stuckverzierten Apartmentgebäude, das die Farbe eines schmutzigen Radiergummis hatte. Das Holz der Haustür war voller Kerben, und es gab einen Eingang im Neo-Tudorstil, zwischen dessen Stufen Gras wuchs. Wenn Dinah die Tür mit dem Schlüssel öffnete, den sie an einer roten Schnur um den Hals trug, schlug uns ein warmer trauriger Geruch entgegen: Katzenstreu, Schaumbad und eingeschweißte Zimtbrötchen, die auf dem Küchenbord vor sich hin schimmelten.

Innen herrschte, was ich mit meinen erwachsenen Augen heute als Verwahrlosung bezeichnen würde. Damals kam es mir allerdings wie Freiheit vor. Tagsüber gab es dort nie Erwachsene, und ich wurde nie eingeladen, zum Essen zu bleiben. Nachmittags herrschte eine Atmosphäre, als ob die Erwachsenen den Kampf aufgegeben hätten, und an den Abenden, wenn sie heimkamen, war die Stimmung geprägt von Privatkriegen, von denen sie nicht wollten, daß ein Außenseiter sie mitbekam.

Ihre beiden Eltern waren groß, dünn und empfindlich, kamen aus einer ländlichen Gegend in Kanada und fühlten sich an der Westküste nicht wohl. Beide machten sie einen erledigten Eindruck. Wenn sie nach Hause kamen, fragten sie Dinah normalerweise als erstes, ob sie Dinge erledigt habe, die ich mir überhaupt nicht vorstellen konnte: Hatte Dinah den Scheck abgegeben? Hatte sie den Sozialarbeiter angerufen und ihm erklärt, weshalb sie nicht zu dem Treffen kommen konnten? Hatte sie der Katze ihre Medizin gegeben? Eine ihrer Haushaltspflichten bestand darin, in Plastiksäcken die benutzten Plastikbecher und die reichlich vorhandenen leeren Schnapsflaschen zu entsorgen. Ihre kleine Schwester, eine

Siebenjährige, konnte nicht still sitzen. Sie war bereits nicht mehr in der Lage, einem anderen Kind auch nur in die Augen zu sehen, und wenn wir sie mitnehmen mußten, weil etwas zu erledigen war, umkreiste sie uns, stieß Töne wie ein Flugzeug aus und rammte uns so heftig, daß es weh tat.

Auch Dinah hatte ihre Rituale: Jeden Morgen schlich sie sich, bevor irgendein Erwachsener wach war, in das pfirsichfarbene Badezimmer mit den abgesplitterten Kacheln und nahm eine heiße Dusche. Dann wickelte sie Kopf und Körper in das einzige Handtuchset, an dem keine Katzenhaare waren. Sie hütete es in ihrem Zimmer, und keiner außer ihr durfte es benutzen. Dann nahm sie ihren heißen Kakao mit auf ihr Zimmer. (Der Kakao war ein Luxus, den sie sich von ihren Lebensmittelmarken eigentlich nicht leisten konnten. Jedesmal schlug die Frau an der Kasse, wenn sie den Betrag eintippte, die Augen gen Himmel, um es der nächsten Kassiererin anzuzeigen. In diesen Momenten stand Dinah völlig bewegungslos da und präsentierte ihren Myrna-Loy-Look mit hochgezogenen Augenbrauen, verschränkten Armen, ausgestellten Hüften und einer Miene, die besagte: Ich bin geduldig und dieser flegelhafte Laufbursche amüsiert mich lediglich.)

Sobald sie in ihrem Zimmer war, widmete sie sich ihren Nägeln. Sie saß an ihrem wackligen Kindertoilettentisch mit der weißen Rüsche, den sie von ihrem Vater vor Jahren, als es ihnen noch besser ging, zu Weihnachten geschenkt bekommen hatte. Sie streckte erst die eine, dann die andere Hand aus und lackierte ihre Nägel in Farben, deren Namen nach Erfahrungen klangen, die sie noch nie gemacht hatte. Tangerine Sunrise, Parisian Gala, Mist on the Moors, Bronze Fandango. Die Fläschchen waren in Reihen auf dem kleinen Tisch arrangiert, als ob es sich um eine Armee handle. Draußen mochte es Erwachsene geben, die eine schlechte Nacht ausschliefen, es mochte eine Katze geben, die Pillen gegen ihre Unruhe brauchte, eine jüngere Schwester, die die Katze erschreckte, ein Telefon, das läutete oder auch nicht. Oder, am schlimmsten, eine Mutter, die hinter der Tür Entschuldigungen flüsterte. Mit ihren großen Kopfhörern auf den Ohren hörte Dinah die Bee Gees und pinselte. Sie war eine Miniaturistin, und das, was in ihrem Blickwinkel lag, hatte sie völlig unter Kontrolle.

Sie hatte nicht nur die Begabung, eine schönere Welt zu erfinden, sondern auch andere mitzureißen. Wenn wir allein waren, legte sich ein Glanz über uns. Dinah hatte eine Secondhand-Plattensammlung mit Musicals, und für sie war das eine andere Welt. Wenn sie die Melodien mitsang, hob sie ihr spitzes Kinn hoch, ihre rotgeränderten Augen fingen an zu leuchten, und das Ruppige an ihr verlor sich. Die schmerzhaft engen Lee-Jeans, das Haar, das mit kastanienbraunen Hennasträhnen dunkel gefärbt war, die Muschelhalskette, die abgelaufenen Wanderstiefel, alles verschwand. Sie wurde zu Gypsy Rose Lee, die im Scheinwerferlicht badete, zu Auntie Mame in Manhattan.

Dinah legte die Platte auf den Plattenteller, der auf einem Stapel alter *Life*-Magazine stand. Dann stand sie am Panoramafenster hinter den geschlossenen Vorhängen, zog sie mit einer einzigen Handbewegung auseinander, streckte ein Bein und einen wohlgerundeten Arm vor und gab «Luck Be a Lady Tonight». Sie röhrte in ihrer kehligen Altstimme, ihre Augen winkten dem riesigen Publikum zu, ihre Lippen und leicht schiefen Zähne lächelten spitzbübisch. Der Boden vibrierte, und die Katze sprang auf den Stuhl und starrte sie an. Dinah öffnete die Arme, warf ihren Kopf zurück, bog sich nach hinten und streckte zum Finale ihre Brüste raus, die Menge hob sie mit ihrem Beifall empor, und der ganze Schmutz ihres Lebens war verschwunden, zu einer bloßen Erinnerung weggesungen.

Dinah wurde als Schlampe bezeichnet. Sie wurde aus Gründen, die so nebensächlich waren, daß sie fast nicht existierten oder daß es genauso leicht eine andere hätte treffen können, zur Schlampe abgestempelt. Sie war arm, das heißt, sie war ärmer als andere weiße Kids. Und ihr Körper entwikkelte sich schneller als der der anderen Mädchen. In der siebten Klasse hatte sie große feste Brüste – aber diese Heimsuchung hatte auch andere Mädchen getroffen. Das war es also nicht. Den Ausschlag gab, wie Dinah beschloß, ihre Brüste zu tragen: das brach ihr das Genick.

Es war ihre Haltung. Sie weigerte sich, wie ein anständiges Mädchen in sich zusammenzusacken, ihre Schulhefte vor der Brust zu tragen (coole Jungen trugen sie wie einen Schläger locker in einer Hand an der Seite). Sie krümmte sich nicht nach vorn, verlagerte ihr Gewicht nicht auf ihr Becken, versteckte ihre Formen nicht. Statt dessen lief sie für alle sichtbar zu voller Höhe aufgerichtet und mit leicht wiegenden Hüften durch die Gegend. Da ich die staubigen Nachmittage vor dem Proszenium ihres Zimmers kannte, wußte ich, was sie tat, wenn sie ihr Steißbein einzog, ihren geschmeidigen Rumpf wie die Galionsfigur eines Schiffes aufrecht hielt und ihre Füße sorgsam nach außen kehrte: Dinah sah sich als Star. Sie hatte die Technik der Bühnenbewegungen im Sinn, über die sie in ihren Theaterbüchern gelesen hatte, und stellte sich immer einen dünnen Faden vor, der ihren talentierten Kopf mit dem Himmel verband. Sie lief vor einem Publikum, so anmutig sie nur konnte, und hoffte auf ein Dacapo.

Aber es gab in unserer Welt für ein armes Mädchen mit großen Brüsten, das sich zu seiner vollen Höhe aufrichtete, keine andere Bezeichnung als «Schlampe». Und bevor sie ihre Schultern einzog, schulterte sie lieber diesen Namen. Indem wir beobachteten, was mit Dinah geschah, entdeckten wir, daß Sex – zumindest für Mädchen – einer «Reise nach Jerusalem» glich. Es war sehr wichtig, im Spiel zu bleiben, sich andauernd nervös zu bewegen. Wenn man allerdings feststellte, daß man plötzlich ausgeschieden war, war das ziemlich fatal. Und genau wie in diesem Spiel waren die Regeln, die den einen oder den anderen ausscheiden ließen, willkürlich und kapriziös. Eins war sicher: Wurde man zur Zielscheibe, weil man sich zufällig nicht schnell genug oder zu schnell für die Musik bewegt hatte, war man ganz klar selbst daran schuld. Denn wer hatte einen geheißen, sich zwischen die Stühle zu setzen?

Für was hielt Dinah sich eigentlich? Was tat sie, wenn sie so herumlief? «Mich bewegen», hätte Dinah hinter einem scharf ausgestoßenen Schwall von Zigarettenrauch hervor sagen können. Oder, in anderer Stimmung: «Tanzen, mit dem Hintern wackeln.» Sie war eine unglaublich gute Tänzerin. Am späten Nachmittag traf man sie normalerweise allein in dem schäbigen Musikraum an, wo sie mit erhobenem Kopf vor dem Wandspiegel Schritte einübte. Sie disziplinierte sich nicht nur, sie war fast brutal mit sich, im Dienste einer Sache, die sie auf irgendeiner Ebene als ihre Kunst sah. Es gab damals eine Sorte von Jungmädchenromanen – Überbleibsel aus den frühen sechziger Jahren –, in denen eine hart arbeitende und meist verwaiste junge Ballettschülerin alles daransetzt, groß rauszukommen und Erfolg zu haben, um danach ein unbeschwertes schönes Leben zu führen. Immer enthielten sie die Szene, in der die Ballerina hinter der Bühne ihre Spitzenschuhe auszieht, die voll Blut sind. Obwohl ich sie damit aufzog, verschlang Dinah diese Romane. Ihre Höhenflüge reichten weiter, und ihre Zerrissenheit war größer als die all der anderen Mädchen in unserer achten Klasse.

Sie mußte sich diese Stunden zum Üben neben den Aufgaben, die sie für ihre Eltern erledigte, sozusagen vom Mund absparen. Und sie liebte den extravaganten Stil der Musicals aus den vierziger Jahren. So war es keine Überraschung, daß es ihren Wettbewerbsgeist ansprach, als in der Schule die Ausschreibungen für die Cheerleader ausgehängt wurden.

Wir waren nicht die Sorte von Mädchen, die die Gruppe der Chearleader todernst nahmen. Aber die Idee, daß es ein Wettbewerb war – und, noch überzeugender, ein Wettbewerb, in dem Können und Charme eine Rolle spielten –, verführte uns. Für einen Augenblick gaben wir uns der Vorstellung hin, welches Prestige uns das Rascheln der Pompons und der rotweiße Rock einbringen würde, der hochflatterte, um rote Samtunterhosen zu enthüllen. Cheerleading war sexy, und dieses eine Mal handelte es sich um eine Sexualität, die völlig sicher war. Als der Termin für das Vortanzen näher rückte, agierte Dinah höchst konzentriert und ersetzte ihre üblichen Vorstellungen von sich als Lotte Lenya in einem rauchigen, sündigen Kabarett durch die Vorstellung eines quietschsauberen Teenagers aus guter Familie. Sie strahlte Schulgeist aus.

Es gab allerdings ein Problem: An unserer überlaufenen und mit wenig Fördergeldern versehenen Junior High School existierte so etwas wie Schulgeist nicht. Obwohl es ein paar engagierte und kreative Lehrer gab, war die Schule eine Art Verwahranstalt für Schüler aus den ärmeren Gegenden der Stadt. Viele der Kids, die mit den Kämpfen zu Hause schon genug zu tun hatten, sahen die Schule als eine Unterdrükkungsanstalt, die ihnen jede Antwort schuldig blieb und sie zwang, auf der Stelle zu treten. Aber Dinah war so überzeugt von der bisher unerprobten Kraft ihrer Bühnenpräsenz, daß sie sicher war, als Cheerleaderin den Zynismus der Schüler in den Griff zu bekommen. Und vielleicht hätte sie es geschafft. Dinah war bei den abgestumpften Kids beliebt.

Das zweite Problem lag auf einer Ebene, die sie mit ihrer großen Begabung nicht beeinflussen konnte. Die Gruppe von Cheerleadern der Junior High School wurde nicht aufgrund einer besonderen Begabung von Lehrkräften, die kreative und musische Workshops wie zum Beispiel die Theater-AG leiteten, gewählt, sondern von festangestellten Lehrern, die die Hauptfächer unterrichteten.

Diese Lehrer waren keine Außenseiter wie zum Beispiel der exzentrische Leiter der Theater-AG, der in Dinah eine zukünftige Gypsy Rose Lee sah, oder die Sportlehrerin, die sie als hart trainierende Athletin wahrnahm. Der harte Kern von Hauptfachlehrern verstand sich als Gewissen der Schule. Einer von ihnen pflegte zu sagen: «Cheerleader repräsentieren die Schule.» Wie alle konventionellen Lehrer es getan hätten, sahen auch sie in Dinah nur ein stark geschminktes Mädchen in einer kurzen roten Lederjacke und einem abgeschnittenen T-Shirt, das mit den Jungen aus der Sportmannschaft jeden Nachmittag an einer graffitibeschmierten Mauer lehnte und rauchte. Damit dachten sie alles über Dinah zu wissen.

Trotzdem bereitete sich Dinah über Wochen hinweg auf ihren Auftritt vor. Sie glaubte an Leistung. Als sie fertig war, konnte sie den «Kampf»-Song – «Wir K!Ä!M!P!F!E!N!» – und den «Aufpep»-Song – «Uns gehört die Sonne am Morgen und der Mond in der Nacht!» – mit Eleganz und sogar mit so was wie ehrlicher Überzeugung vortragen. Ihre Sternschritte – ein schwieriger Schritt, den ich nie beherrschte, obwohl ich nächtelang übte – waren vorbildlich. In ihrem roten Plüschkostüm, das sie sich für das Vortanzen genäht hatte, spielte sie die Rolle der «gesunden Cheerleaderin», und das einzig Störende war ihr metallisch blauer Lidschatten, auf den sie trotz des Diktats von *Seventeen* nicht verzichtete und täglich über ihren hellbraunen müden Augen auftrug.

Am Tag des Vortanzens war Dinah nervös. Aber es war eines Stars würdig, wie sie die beiden Cheer-Songs vortrug, jedenfalls soweit eine so grobe Hüpfvorlage überhaupt etwas hergeben konnte. Sie streckte ihre Arme zu den dunklen und stillen Zuschauerreihen hinunter, hob die Pompons in einem ausgelassenen V nach oben und schwenkte sie dann nach unten. Die Lehrer saßen mit unbewegten Gesichtern in der Mitte des Parketts.

Dann starteten die anderen Mädchen und auch ich unsere Versuche, in Jeans und reichlich blöd. Keine von uns konnte Dinah auch nur das Wasser reichen. Wir gingen hinaus, um auf die Entscheidung des Gremiums zu warten.

Dinahs Anmut und ihr Können scheiterten am Sex. Das Gremium überging sie. Fünfundvierzig Minuten später – Dinah war weggegangen, um sich ein Bier zu kaufen – erschien eine Sekretärin, die, wie ich mich erinnere, zugesehen hatte, und hängte eine getippte Liste an die Tür der Sporthalle. Sie vermied es, uns anzusehen.

Alle neuen Mitglieder des Cheerleader-Teams waren allgemein anerkannte, beliebte ältere Mädchen. Außerdem hatte man mich gewählt. In einer Schule, die hauptsächlich arme Schüler aus der Arbeiterschicht besuchten, waren fast alle Auserwählten Töchter der Mittelschicht. Und – obwohl die Schülerschaft vor allem aus Chinesen, Japanern, Filipinos oder Afro-Amerikanern bestand – fast alle Weiße. Dinah war nicht einmal als Ersatz eingeteilt worden.

Mir war schlecht. Ohne Dinah wollte ich keine Cheerleaderin sein. Ohne sie wäre es nicht wie in einer Gruppe. Es wäre schrecklich. Genau so, wie wir uns als Schüler das Fegefeuer vorstellten. Was war passiert?

Dinah kam und sah sich die Liste an. Sie setzte ihr Judy-Garland-Augen-zu-und-durch-Gesicht auf, dann lachte sie über sich selbst.

«Und du», sagte sie, «weißt mal wieder nicht, was du sagen sollst.»

Unter ihrer Lederjacke zuckte sie mit den Schultern. «Ich

bin mit den falschen Leuten zusammen, das ist alles», sagte sie. «Ich hätte es wissen müssen.» Sie schaute über mich hinweg zu den Bergen jenseits des Spielplatzes, und ihr Gesicht und ihre Stimme nahmen wieder den ironisch distanzierten Ausdruck an, den sie so gut beherrschte. «Na ja», sagte sie scharf, «jedenfalls ist das nicht passiert, weil sie denken, daß ich nicht tanzen kann.»

Ich konnte ihr nicht widersprechen. Wir gingen hintereinanderher zur Bushaltestelle. Wir waren in verschiedene Klassen eingeteilt worden, und wir wußten es. Unser Zusammensein war danach nicht mehr das gleiche. Gemeinsam hatten wir etwas Neues gelernt. Sex war damals nicht einfach Sex, jedenfalls nicht für Mädchen. Es hatte auch etwas mit der Schicht zu tun, der man angehörte. Und wir hatten auch bereits begriffen, daß Sex mit der Hautfarbe zusammenhing. Das Stigma rührte nicht nur daher, was man tat, sondern auch daher, was man in den Augen anderer war. Das Mädchen, das zur Führerin der Cheerleader gewählt wurde und von der man sagte, es sei das «süßeste Mädchen in der neunten Klasse» und ein Ausbund an Tugend in ihrer Kirchengruppe, war kein Engel. Aber ihre Eltern waren «nett», und sie trug gute Kleider. Die beliebten Mädchen, die das Wohlwollen der Lehrer genossen, lebten ihr sich entfaltendes Sexleben aus, indem sie sich im Familienurlaub von den Umkleidekabinen ihrer Eltern an den weißen Sandstränden wegschlichen. Dinah ging mit neunzehnjährigen Motorradrockern aus, die Verkäufer waren, sie lag in einer billigen Gegend in Garagen auf Schaumgummimatratzen herum, um Musik zu hören. Das war der Unterschied.

Ich werde nie vergessen, wie Dinah mit den harten Jungs auf den hinteren Bänken der unüberdachten Tribüne saß, heimlich rauchte und uns bei unserem ersten schrecklichen Auftritt ruhig, fast technisch interessiert zusah. Ihre Freunde machten sich über uns lustig. Ich war natürlich eine Fehlbesetzung und schied aus – zur großen Erleichterung des Teams. Aber dadurch änderte sich nichts. Ich hatte mitgemacht, ich hatte Dinah verraten.

Als wir in die High-School kamen, hatte Dinah eine neue Gang gefunden, zumeist harte Jungen, die sich in den weniger guten Stadtteilen herumtrieben. Sie trugen die Uniform der Straße: karierte Hemden, deren Ärmel sie abgeschnitten hatten, langärmlige Unterhemden aus Pikee und dunkelblaue Ben-Davis-Arbeitshosen.

Schichtspezifische Überlegungen, die uns wie eine unsichtbare, aber nicht wegzudisputierende Hand über ein schulisches Schachbrett bewegten, lenkten Dinah in eine völlig andere Gruppe von Mädchen. In der ganzen Schule munkelte man, daß diese Mädchen jede Technik beherrschten, die in der *Sinnlichen Frau* beschrieben war.

Ein anderes Mädchen, das die Welt kannte, in der sich Dinah in Zukunft bewegen sollte, sagte mir einmal, als wir erwachsen waren, daß Fellatio die erste wirklich erwachsene Fertigkeit gewesen sei, die sie neben dem Autofahren gemeistert hätte. Das hätte ihr ein gleiches Gefühl von Macht und Wert verschafft und habe sie in gleichem Maß von dem Gefühl kindlicher Hilflosigkeit befreit. Sie sprach über die Gefühle der Mädchen dieser Subkultur, die Sex als etwas sahen, was man Jungen zuliebe tat.

Wenn man es miteinander treiben wollte, fand das in den schattigen Hügeln auf den Twin Peaks statt, wo alle Kids in den Wochenendnächten zu diesem Zweck hinfuhren. Die Vorstellung begann auch bei Kälte mit einem sinnlichen und aufregenden Striptease im dunklen Gras. Der Junge trank, rauchte einen Joint und schaute verstohlen zu. Sie endete, indem sich das Mädchen um ihn herumwand. Er war durch seine Ben-Davis-Jacke vor der feuchten Erde geschützt, sie nicht, aber sie war high, und es war ihr warm durch das Gefühl von Macht, das sie verspürte, wenn sie im Finale ihre Geschicklichkeit bewies, so daß dem Jungen Hören und Sehen verging und er sein Glück nicht fassen konnte. Erst als Erwachsene dachte ich wieder über Dinah in dieser Umgebung, umringt von diesen Erwartungen, nach. Ich überlegte mir, was sie von dieser Art Drama und Inszenierung wohl gehalten hatte.

Als wir älter wurden, verschlechterte sich Dinahs Ruf. Man sagte, daß sie es einem gut mache. Die Ironie dabei war, daß sie *keine* Schlampe war. Was sie tat, war, verglichen mit dem, was wir taten, harmlos. Ich vermute, daß sie zu der Zeit, als ihr Name an den Wänden der Jungenduschen auftauchte, trainierte und versuchte, ihre Familie zusammenzuhalten. Ich erfuhr über den Klatsch in der Schule, daß sie die Graffiti in den Duschräumen, die auf ihre Blow-Jobs anspielten, komisch fand. Zumindest hörte ich, daß sie gelacht habe. Ich glaubte es. Sie liebte es, die Welt zu schockieren, die sie zurückgewiesen hatte.

In der High-School waren ihre Kleider enger und ihr Make-up auffälliger als je zuvor, aber sie schien immer noch stolz zu sein; königlich aufrecht mit erhobenem Kopf, schien sie «ihr könnt mich alle mal» zu sagen. Ich hörte auf, sie zu «kennen» – beide waren wir Opfer der adoleszenten sozialen Dynamik, in der Klasse, Rasse oder Geschlecht Freunde auseinanderreißt. Obwohl ich nur halbherzig dahinterstand, begriffen wir doch beide irgendwie, daß wir unsere Freundschaft beenden mußten. Aber ich konnte sehen, daß irgend etwas an ihr fraß. In der Zeit, in der wir mit der High-School anfingen, hatte sie immer dunkle Ringe unter den Augen. Die Anstrengung, die das alles kostete, schien sie zu ermüden.

Danach kann ich nur noch erahnen, was in ihr vorging. Die Tatsache, daß man einfach erwartete, daß sie und ihre

Gang sich von jedem Jungen, der gerade Lust hatte, «flachlegen lassen» würde, wie es damals hieß, muß sie ganz krank gemacht haben. Sie hatte es vermutlich satt, mit einem gefälschten Personalausweis in die Punk-Clubs zu kommen und dort wie wild zu tanzen. Wenn sie und ihre Gang nach diesen Nächten morgens high in irgendeinem unmöblierten Apartment aufwachten, das nach Katzen stank, muß ihr klargeworden sein, daß sie cleverer war als all die Jungen, die über sie lästerten.

Ihrer Klassenzugehörigkeit wegen war sie, als sie vierzehn und, technisch gesehen, noch Jungfrau war, zur Schlampe erklärt worden, und aus diesem Status entließ man sie nicht, während ich und meine anderen kleinen Mittelschichtfreundinnen, die schlimmere Dinge taten als Dinah, auf der richtigen, der sicheren Seite gehalten wurden. Mit jedem Jahr wurde Dinahs Gesicht ausdrucksloser, wenn sie in den Schulfluren an uns vorbeiging. Das verfolgt mich noch heute.

Was mit Dinah geschah, begriff ich, als ich das erste Mal an einer Stelle berührt wurde, die bisher nur meine Kleider berührt hatten. Von dem, was ihr geschehen war, und aus einem Dutzend anderer Geschichten wußte ich, daß ich und meine sich entwickelnde Identität nur dann sicher waren, wenn ich mein Verlangen «unter Kontrolle» hatte. Paradoxerweise bewirkte genau dieses Wissen, daß es mir gar nicht schnell genug gehen konnte. Aber so viel hing davon ab, daß ich wie eine Seiltänzerin vorsichtige und ausbalancierte Schritte machte. Geh – *aber spring nicht!* Geh, aber geh langsam und sei auf der Hut. Und doch sehnte sich ein Teil von mir vor allem nach der Erfahrung, die Augen zu schließen und sich fallen zu lassen.

Ich wußte, daß ich mich in Gefahr begab, als ich es ein Jahr später eines Tages einem Jungen namens Ben, der mein erster Freund werden sollte, erlaubte, mich nach Hause zu bringen.

Er zog mich auf den von Baumkronen überdachten Weg, der an der Steintreppe entlang den Hügel hinaufführte. Wir waren durch das Gestrüpp von Pflanzen fast nicht zu sehen, aber ich konnte die dunklen Fenster unseres Hauses ausmachen.

Er strich mir das Haar zurück und küßte mich zuerst auf die Stirn, so, als ob er herausfinden wolle, ob es okay sei. Dann küßte er mich an meinen Wangen hinunter bis zum Mund – er war zu schüchtern, um mir in die Augen zu sehen, aber er kam meinen Lippen immer näher. Alles, was ich zu tun hatte, war, ihm mein Gesicht hinzuhalten und mich nicht zu bewegen. Es war die leichteste wichtige Sache, die ich in meinem ganzen Leben bisher gemacht hatte.

Ich wußte, wenn ich meinen Hals nur ein wenig streckte, hieß das, es ist in Ordnung, du kannst weitermachen. Seine Hand lag auf meinem Schlüsselbein und dann auf meiner Brust über meinem Kragen. Schließlich ließ er nur die Fingerspitzen, nicht mal bis zu meinen Brüsten, sondern nur zu der Haut dazwischen gleiten, die kurz unter meinem Ausschnitt lag. Die Haut, die seit meiner Kindheit noch nie jemand berührt hatte. Durch meine geschlossenen Augen sah ich, daß die Ampel auf Rot sprang.

Er zog seine Hand zurück und beobachtete mein Gesicht. Als die kalte Luft durch mein Shirt fuhr, brannten seine Fingerspitzen immer noch auf meiner Haut.

Er betrachtete mich, um zu sehen, ob alles in Ordnung sei. Nichts war in Ordnung. Ich war zu allem fähig. Ich war dazu fähig, wie Dinah zu sein.

Eine kurze Geschichte der Schlampe

Junge Frauen neigen dazu, die Abspaltung weiblicher Sexualität von der «erlaubten» Identität, die die übrige Kultur ihnen aufzwingen will, in ihren Peer-Groups im Kleinen auszuagieren. Wir lernen, das Mädchen herauszupicken, das diese Sexualität am deutlichsten verkörpert. Wir machen sie in einer Art Ritual, das das von ihr repräsentierte Schicksal abwehren soll, zum Sündenbock und tun ihr so das an, was uns die Gesellschaft antut. Wie kommt es zu diesem Muster? Wie konnte es geschehen, daß Dinah zum «schlechten Mädchen» und meine Freundinnen und ich zumindest in dieser Zeit zu «guten Mädchen» erklärt wurden?

Die Angst, die Kontrolle zu verlieren – was Essen und Geld genauso wie Sex anbelangt –, ist für heutige Frauen charakteristisch. Wir begreifen, daß ein Verlust an Kontrolle unangemessen ist, daß er eine Frau in ein Monster verwandeln könnte. Aus Büchern und Filmen lernen wir, daß der Schlampe etwas Schreckliches zustoßen wird. Woher kommt diese Überzeugung, daß unsere Vergangenheit unbefleckt sein muß, daß unsere «Promiskuität», die Tatsache, daß wir auch nur irgendwie die Kontrolle verlieren, uns, wenn es entdeckt wird, einer symbolischen oder tatsächlichen Vernichtung aussetzt?

Es ist weder natürlich noch unumgänglich, daß weibliche Lust bestraft werden muß. Die Idee der Schlampe ist tief in unserer Kultur verankert.

Es gab viele Arten und Weisen, «freizügige» weibliche Sexualität zu beurteilen. Gesicherte Daten über die Beziehung zwischen Männern und Frauen gibt es offensichtlich nicht für die Zeit vor den ersten historischen Schriftzeugnissen. Einige Theoretikerinnen, wie zum Beispiel Riane Eisler und Marija Gimbutas, nehmen an, daß die weibliche Sexualität in den frühesten Zivilisationen, wie zum Beispiel der minoischen, womöglich als etwas Heiliges, Magisches gesehen wurde. (Diese Debatte ist aufgrund der unsicheren Quellenlage noch nicht abgeschlossen.) Sie datieren die Herrschaft der Großen Mutter mit ihrer göttlichen Sexualität vom Beginn der Altsteinzeit (20 000 v. Chr.) bis hin zur Bronzezeit (zirka 3000 v. Chr.). Sie nehmen auch an, daß das ackerbautreibende Mesopotamien, daß Ägypten und das nordwestliche Indien mit ihren Pantheons mächtiger Göttinnen, mit den magischen kindlichen Schöpfergottheiten und den autarken Erdgottheiten von den eher männlich orientierten, männliche Gottheiten verehrenden nomadisierenden Hirtenvölkern überrollt wurden. Dieser Sieg konsolidierte nach Meinung dieser Theoretikerinnen – und es bleibt ein kontroverser Disput – um 2500 v. Chr. die Vorherrschaft dessen, was wir inzwischen das Patriarchat nennen. Nach dieser Zeit, behaupten sie, wurden die Göttinnen mit ihrer heiligen Sexualität in den Rang von «Nebenfiguren an der Seite von Ehemännern oder Brüdern» degradiert.

Obwohl wir es kaum als Teil eines Glaubenssystems interpretieren können, das die Rechte von Frauen vertritt, ist es doch interessant, zu wissen, daß es historische Belege aus frühen Zivilisationen gibt, denen zufolge man die weibliche Sexualität völlig anders sah als heute. In Sumer und Babylon gehörte die sexuelle Freizügigkeit von Frauen zur Religion. In den Tempeln gab es unzählige heilige Tempelhuren – junge Frauen aus den höchsten Adelshäusern –, deren Einkünfte den Tempeln zugute kamen. Diese Praxis der heiligen Prostitution könnte sich aus älteren Fruchtbarkeitsriten entwickelt haben. Das babylonische *Gilgamesch-Epos*, das ungefähr im Jahr 2000 vor Christi Geburt verfaßt wurde, erzählt die Geschichte des Enkidus, eines wilden Mannes, den der Held Gilgamesch zähmen muß. Gilgamesch schickt ihm eine Tempeldirne, die ihn mit ihrer größeren Macht besiegen soll. «Da zeigte ihm die Dirne ihre Brüste, / tat auf den Schoß ihm, daß er sich ihr nahte ... Erregte seine Lust nach Frauenweise ... Sechs Tage, sieben Nächte gingen hin, / da Enkidu die Tempeldirne liebte ... Schwach ward er, und es war nicht wie zuvor. / Doch hatte er nun Wissen; er begriff.»

Die Erinnerung an die heiligen und religiösen Aspekte weiblicher Sexualität verlor sich trotz ihrer Degradierung nicht sofort. Tausend Jahre nach Hammurapi notiert Herodot über die babylonische Gesellschaft, daß «jede Einwohnerin dieses Landes ... einmal in ihrem Leben zum Tempel gehen und sich dort einem fremden Mann hingeben muß». Damit erfüllte sie ihre Pflicht dem Himmel und der Göttin gegenüber, die die Opfergabe weiblicher Sexualität mit Wohlwollen sah. (Diese Praxis war unter den jungen babylonischen Frauen so weit verbreitet, daß der typische Ratschlag eines babylonischen Vaters an seinen Sohn der war, daß der junge Mann keine heilige Prostituierte zur Frau nehmen solle, da «ihre Ehemänner ohne Zahl seien».)

Dann wurden die vielen, gut dokumentierten Arten, in denen männerdominierte Gesellschaften Frauen ihrer Sexualität wegen zu bestrafen pflegten, langsam institutionalisiert. Strabo, der griechische Geograph und Historiker, der von etwa 63 v. Chr. bis 26 n. Chr. lebte, behauptet, daß die Ägypter ihre Frauen «beschnitten» – eine Praxis, der sich bestimmte ägyptische Frauen und Millionen anderer noch heute unterwerfen müssen. Seit dieser Zeit gibt es eine Menge historischer Zeugnisse über Praktiken, die alle in die Kategorie weibliche Beschneidung fallen. Diese reichten und reichen von der rituellen Entjungferung bis hin zur Entfernung der Klitoris und der gesamten Schamlippen. Man glaubte bzw. glaubt auch heute noch, daß man Frauen von der ihnen innewohnenden Zügellosigkeit nur dadurch abschrecken könne, wenn man sie in wortwörtlichem Sinn von ihrer Lust abschnitt.

Unsere eigene westliche Tradition der Bewertung von Sexualität geht auf die Hebräer zurück. Obwohl die jüdische Tradition unbeirrt behauptet, daß die erotische Lust der Frau wie die des Mannes in der Ehe Teil des göttlichen Freudenvermächtnisses und eine *Mizwa*, eine Pflicht, sei, waren die Hebräer führend in der Formalisierung der Einstellung, daß Sexualität ohne Fortpflanzungsabsicht ungesetzlich sei. (Einem Kameltreiber war laut göttlichem Gesetz vorgeschrieben, zumindest einmal im Monat mit seiner Frau zu schlafen, von einem reichen Mann, der mehr Muße hatte, wurde es täglich erwartet.) Die Hebräer kultivierten die sexuelle Doppelmoral, die wir geerbt haben: Sexuelle Zurückhaltung galt weniger für den Mann als für die Frau. Das «Allheilmittel» gegen den Ehebruch der Frau schien die Scheidung gewesen zu sein, bei der die Frau ihre Mitgift und ihr Recht auf Unterhaltszahlung verlor. Das 5. Buch Mose, 22. Kapitel, Vers 20 und 21 warnt: «Ist's aber die Wahrheit, daß die Dirne nicht ist Jungfrau gefunden, so soll man sie heraus vor die Tür ihres Vaters Hauses führen, und die Leute der Stadt sollen sie zu Tode steinigen, darum daß sie ... in ihres Vaters Hause gehurt hat.» Und das 4. Buch Mose, 5. Kapitel, Vers 12 und 15 warnt Frauen: «Wenn irgendeines Manns Weib untreu würde und sich an ihm versündigte», müsse sie ein «Rügeopfer» trinken. «Der Herr setze dich zum Fluch und zum Schwur unter deinem Volk, daß der Herr deine Hüfte schwinden und deinen Bauch schwellen lasse! So gehe nun das verfluchte Wasser in deinen Leib, daß dein Bauch schwelle und deine Hüfte schwinde!» (Mose 5,21–22)

Die nicht der Fortpflanzung dienenden Formen von Sexualität wurden tabuisiert. Während Babylon noch immer seine Unmengen von homosexuellen Prostituierten hatte, wurde bei den Israeliten Homosexualität mit den gleichen Worten verteufelt wie Sodomie. In der Zeit, in der das Alte Testament zusammengestellt wurde, hatte sich der Haß auf Prostituierte bereits verfestigt, und dieser Haß spiegelt die Furcht und den Abscheu vor den babylonischen Gesellschaften, die die heilige Prostitution kodifiziert hatten.

Das Buch Hesekiel (Kap. 23) vergleicht das sündige Jerusalem mit einer widerlichen Hure, bei der «(Männer) gelegen waren von ihrer Jugend auf, (die die) Brüste ihrer Jungfrauschaft betastet und große Hurerei mit ihr getrieben hatten». Diese Hure «entbrannte gegen ihre Buhlen», Männer, «welcher Brunst war wie der Esel und der Hengste Brunst». Der giftige Haß, der von nun an die Beschreibungen freizügiger weiblicher Sexualität prägen sollte, ist deutlich erkennbar: «Siehe, ich will dich überantworten, denen du feind worden und der du müde bist», sagt der Herr zu seiner promiskuitiven weiblichen Stadt. «Die sollen als Feinde mit dir umgehen und alles nehmen, was du erworben hast, und dich nacket und bloß lassen, daß die Schande deiner Unzucht und Hurerei offenbar werde.» Die Israeliten stellten weibliche Promiskuität – und das hieß jede weibliche Sexualität außerhalb der Ehe – auf eine Stufe mit Schande, Vernichtung und gerechter Strafe, wie wir es auch heute noch bewußt oder unbewußt tun.

Auch das Römische Reich etablierte und verteidigte die sexuelle Doppelmoral, obwohl es sich eher an weltlichen als an religiösen Gesetzen orientierte. Das römische wie übrigens auch das griechische Recht scheint Ehebruch als «Verletzung des Betts eines anderen Mannes» gesehen zu haben. Männliche Untreue an sich wurde nicht als Ehebruch gesehen.

Im Gegensatz zur heiligen Prostitution früherer Zivilisationen gab es in Rom ein Kader heiliger Jungfrauen. Ihre Jungfräulichkeit war für das Wohlergehen des ganzen Landes von größter Bedeutung. Eine heilige Jungfrau im Dienste der Stadt zu sein war eine ernste Aufgabe. Im 1. Jahrhundert nach Christus wurden drei dieser jungen Frauen angeklagt, Geschlechtsverkehr gehabt zu haben. Jede von ihnen wurde lebendig begraben und verhungerte in einer Zelle unter der Erde.

Vor zwei Jahrtausenden konnte eine Frau in Rom gesetzlich bestraft werden, wenn sie etwas zuviel Wein trank, denn das deutete auf sexuelle Freizügigkeit hin. Es ist für uns auch heute noch selbstverständlich, daß «freizügiges» weibliches Verhalten eine Bestrafung gleichsam herausfordert. 1993 gab es in den USA eine Debatte um Vergewaltigung in Beziehungen, in der sich viele Kommentatoren einig waren, daß eine Frau, die sich betrunken habe, verdiene, was ihr zustoße. Diese Sicht der Dinge führte sogar zur Verteidigung brutaler Massenvergewaltigungen, sofern die Frau vorher getrunken hatte, wie zum Beispiel der berüchtigten Vergewaltigung einer bewußtlosen jungen Arbeiterin auf einem Billardtisch in Governeur, New York, und der Vergewaltigung einer halb ohnmächtigen Studentin der Saint John's University in Queens, New York. O. J. Simpsons Rechtsanwalt Robert Baker erhob in seiner Verteidigung des Mannes, der angeklagt war, seine Frau in einem Anfall von Eifersucht umgebracht zu haben, die Beschuldigung gegen Nicole Brown Simpson, sie habe «exzessiv getrunken» und «offensichtlich Drogen genommen». Im Fall der Saint-John's-University-Vergewaltigung gab die Öffentlichkeit bei der Verhandlung großenteils dem zweiundzwanzigjährigen Opfer, Angela, die Schuld, da sie zu ihrem Angreifer aufs Zimmer gegangen war und einen Drink akzeptiert hatte. Dem Angeklagten zufolge «bat sie ihn um einen Drink, und das konnte nur bedeuten, daß sie Sex wollte». «Die Betrunkenheit von Frauen auszunutzen schien ein allgemein akzeptierter Verhaltenskodex zu sein», schrieb

Peggy Reeves Sanday in ihrem Kommentar zum Prozeß. «Die Tatsache, daß Angela betrunken war, schien alles zu rechtfertigen.» Während es in Rom ein Scheidungsgrund war, wenn eine Frau auch nur in Maßen trank, war das Trinken bei Männern als Aspekt eines gehobenen Gesellschaftslebens institutionalisiert.

Ein anderer Scheidungsgrund im alten Rom war eine Art von Verhalten, das als «pervers und abstoßend» gekennzeichnet werden konnte. In unserer heutigen Kultur kann, wie Phyllis Chesler in ihrem Buch *Mothers on Trial: The Battle for Children and Custody* dokumentiert, sexuelles Verhalten einer Mutter, die sich scheiden läßt, bedeuten, daß die Frau als «ungeeignet» eingestuft wird und so ihre Chancen gefährdet, das Sorgerecht für ihre Kinder zu bekommen. Chesler hat sechzig Sorgerechtsverhandlungen untersucht, die die Väter gewonnen haben. Chesler behauptet, daß sich die Tendenz erkennen läßt, ungeeignete oder wenig engagierte Väter Müttern gegenüber zu bevorzugen, die im Grunde geeignet sind. Es gab in 57 Prozent der Fälle den Ausschlag, daß die Mutter «vom Vater, anderen Familienmitgliedern oder einem Richter für ungeeignet gehalten wurde, weil sie während der Ehe oder nach der Scheidung sexuelle Beziehungen hatte». (Auf den Punkt gebracht: «Zwei lesbischen Müttern wurden ihre Kinder unter der Bedingung zugesprochen, daß sie einwilligten, mit ihren Partnerinnen nicht zusammenzuleben, und es weder ihnen noch irgendeiner anderen weiblichen Partnerin je erlaubten, die Nacht in ihrem Haus zu verbringen.»)

In Rom bedeutete die Anklage wegen Zügellosigkeit bei einer Scheidung für eine Frau mehr als nur das Ende ihrer Ehe; sie war in gewisser Weise das Ende ihres Lebens. In der frühen Kaiserzeit wurde eine Ehebrecherin verbannt, die Hälfte ihrer Mitgift wurde ihr genommen, und es galt als krimineller Akt, wenn irgendein anderer Mann sie heiraten wollte. Der Historiker Tacitus meinte, daß das Rom des ersten Jahrhunderts mit zügellosen Frauen zu milde umgehe. Er pries, im Gegensatz zur römischen Gesellschaft, der er angehörte, die der Germanen. Wenn bei denen eine Frau des Ehebruchs wegen angeklagt war, «geschah die Bestrafung schnell und war ein Vorrecht des Ehemanns. In Anwesenheit der Familienmitglieder jagt der Ehemann seine Frau nackt, mit abgeschnittenem Haar aus dem Haus und treibt sie mit einer Peitsche durchs ganze Dorf.»

Frauengruppen auf der ganzen Welt kämpfen noch immer gegen die juristische Toleranz, die Ehemännern entgegengebracht wird, die ihre Frauen wegen eines Ehebruchs ermorden. 1996 attackierte zum Beispiel der schon erwähnte Verteidiger O. J. Simpsons den Charakter der Frau des ehemaligen Football-Spielers und beschuldigte die Ermordete, mit Prostituierten Umgang gehabt zu haben. Der Rechtsanwalt eröffnete seine Verteidigungsrede mit der Ausführung, daß es unrechtmäßig sei, für Simpson die Todesstrafe zu fordern, und beschrieb Nicole Brown Simpson als promiskuitive Frau, die mit vielen männlichen Freunden Parties gefeiert habe. «Nicole stieß sich die Hörner ab. Sie hatte viele Liebhaber … Sie verfolgte sie regelrecht.»

«Die sollen als Feinde mit dir umgehen.»

Simpsons Verteidiger beruft sich gegen Ende des 20. Jahrhunderts auf Rechtsvorstellungen, die aus dem Mittelmeerraum stammen und zwei Jahrtausende alt sind. Bis zum Ende des 1. Jahrhunderts n. Chr. konnte ein Mann nach römischem Recht seine Frau straflos töten, wenn er sie beim Ehebruch erwischte. In manchen Fällen konnte ein römischer Ehemann seine Frau auch dann zum Tode verurteilen lassen, wenn er sie nicht einmal *in flagrante delicto* ertappte.

In einer repressiven männlichen Welt kann die Kraft des

weiblichen Begehrens in der Tat subversiv sein. Es sind Augenblicke in der Geschichte zu erkennen, in denen die Dämme brachen und die schlimmsten Befürchtungen einer Zivilisation sich zu bestätigen schienen. Der Historiker Livius berichtet, daß im Rom des Jahres 186 n. Chr. das schlechte Benehmen der Frauen die höchsten Gesellschaftsschichten zum Erzittern brachte. Die römischen Frauen – besonders die Matronen der Oberschicht, die nichts zu tun hatten, sich langweilten und, wie ihre früheren griechischen Pendants, vom öffentlichen Leben weitgehend ausgeschlossen waren – wurden zu führenden Figuren in den vielen Kulten, die sich in der städtischen Gesellschaft ausbreiteten. Diese Kulte gaben den Frauen zentrale Funktionen in den Tempeln und Ritualen. Die Verehrung des Bacchus – des Gotts des Weines, der Ekstase und der Promiskuität – war besonders populär. Es war den Frauen erlaubt – sie wurden sogar dazu ermutigt –, sich kultisch-religiösen Erlebnissen hinzugeben, da es sie davon abhielt, auf politischem Gebiet zu intrigieren. Die römische Gesellschaft duldete im großen und ganzen die Ausbreitung solcher religiösen Subkulturen, wenn sie auf ungefährliche Weise die Energien dieser gebildeten Frauen banden.

Der Skandal fing harmlos genug an – als ein Fest, das von den älteren Frauen organisiert wurde und zu dem nur Frauen Zugang hatten. Aber mit der Zeit dienten «göttliche Offenbarungen» einiger Mitglieder als Deckmantel für eine Veränderung der religiösen Praxis: vereinzelt durften ausgewählte Männer an den Feiern teilnehmen. Nachdem dies einmal passiert war, wurden die bis dahin nur Frauen zugänglichen Feste sehr viel häufiger abgehalten. Die Gläubigen verspürten nicht mehr nur dreimal im Jahr das Bedürfnis, sich mit der Gottheit zu vereinen, wie es zuvor üblich gewesen war, sondern mindestens *fünfmal im Monat.* Dann fanden die Feste mitten in der Nacht statt. Im Dunkel, lautete die Anklage, wurde jegliche sexuelle Zurückhaltung fallengelassen. Die Anhängerinnen des Kults, bei Tag geachtete Ehefrauen und Mütter, rannten schreiend und fackelschwingend zum Fluß. Als die aufständischen Frauen und die ausgewählten Männer sich vermischten, wurde die Szene orgiastisch.

Wie vorherzusehen war, erfuhr die breitere Öffentlichkeit von diesen Vorkommnissen, und die Verehrung des Bacchus wurde gesetzlich eingeschränkt. Die männlichen Anhänger wurden getötet, die Frauen wurden ihren Familien übergeben, und den Familien, die man für das Verhalten der Frauen verantwortlich machte, wurde auferlegt, sie zu bestrafen.

Die frühe Kirche baute auf die verstärkte Kontrolle von Frauen. Während der Regierungszeit des Justinian galt eine Frau, die vom rechten Weg abkam, als Kriminelle, ihr Liebhaber nur als Komplize. Die frühen Christen wurden gelehrt, daß man sich von einer treulosen Frau scheiden lassen müsse, nicht aber von einem treulosen Mann. Bereits im frühen Mittelalter hatte sich in Westeuropa die Ansicht durchgesetzt, daß Frauen lüsterner seien als Männer. Der christliche Dreh bei dieser alten Ansicht war der, daß Frauen deshalb strafbarer waren. Das lateinische Wort für Leidenschaft – das später einen unvernünftigen und possessiven erotischen Trieb kennzeichnen sollte – war «libido», und dieser Trieb wurde immer als etwas gesehen, was durch die Frau entstand, und mit ihr assoziiert.

Bußbücher des 8. Jahrhunderts, die von römischen Geistlichen aufgestellt worden waren, erlegten Männern, die masturbiert hatten, eine einjährige Buße auf, Frauen, die das gleiche getan hatten, allerdings drei Jahre. Die strengeren Verbote für Frauen waren in den Augen der Kirche nötig, «um die Exzesse des Begehrens (libido) zu bestrafen, das in Frauen stärker ist als in Männer». «Das Weib», schreibt der Historiker Michel Rouche, «galt als Urheberin der Liebe, dieses zerstörerischen Sinnentaumels; man mußte sie dem Kosmos oder doch den Mächten des Bösen entreißen und für die Würde der Ehe und der Mutterschaft gewinnen, die Grundlage der Gesellschaft war. Die Heiligkeit des Körpers und die Entdämonisierung der Sinne erklären den Status der Frau im besonderen und den der Familie im allgemeinen.» Da man annahm, daß Frauen lüsterner seien, mußte man sie sorgfältiger kontrollieren.

Ein Edikt aus dem Jahr 517 n. Chr. erwähnt eine Witwe in Burgund, die, «von heißem Verlangen (libido) entflammt», ihr Versprechen dem Mann gegenüber bricht, dem sie ihre Eltern versprochen haben. Sie flieht zu ihrem Liebhaber und riskiert damit die Todesstrafe, die nur aufgrund eines königlichen Gnadenerlasses nicht verhängt wird. Zur Zeit der Merowinger – einer fränkischen Dynastie, die die Region, die wir heute als Frankreich kennen, von ungefähr 496 n. Chr. bis 750 n. Chr. regierte – galt es als selbstverständlich, daß die Vorliebe eines Mädchens für einen bestimmten Mann nichts galt und das Mädchen in ernste Gefahr bringen konnte. Obwohl es die merowingischen Konzilien und das Edikt Chlotars II. vom Jahre 614 verboten, eine Frau zu zwingen, gegen ihren Willen zu heiraten, galt die Weigerung eines jungen Mädchens, den Mann zu heiraten, den ihre Eltern ihr ausgesucht hatten, als etwas so Schwerwiegendes wie Ehebruch. Ein solcher Ungehorsam machte sie zur moralischen Außenseiterin in der gesamten Gemeinde.

Viele europäische Gesetzessammlungen, wie zum Beispiel die der Franken und der Burgunder im frühen Mittelalter, sahen schwere Strafen für alleinstehende erwachsene Frauen vor, die ihrem Begehren nachgaben. Der westgotische Codex Euricianus verfügte, daß eine Witwe, die Geschlechtsverkehr hatte, ihr Eigentum verlieren konnte. Einer alleinstehenden Frau, die aus diesem Grund verurteilt wurde, blieb nur noch ein elendes Leben als Prostituierte. Selbst wenn eine burgundische Witwe sich wieder verheiraten wollte, verwirkte sie ihr Recht darauf für immer, wenn sie sich «vom Begehren (libido) überwältigt, frei und ungezwungen mit einem Mann vereinigt, so daß es ruchbar wird ... Ein solches Begehren galt als gemein und der Ehe unwürdig.»

Die Stigmatisierung von Opfern einer Vergewaltigung, die bis heute zu spüren ist, wurde in dieser Zeit gesetzmäßig festgeschrieben. Bei den Franken und Burgundern war die Vergewaltigung einer Sklavin strafbar. Aber wenn eine Frau einmal vergewaltigt war, war der Schaden nicht mehr gutzumachen. Sie war «verdorben», und «eine verdorbene Frau hatte fortan keinen Wert mehr».

Im frühen Mittelalter, vom 6. bis zum 8. Jahrhundert, stand auf außerehelichen Sex für eine Frau sogar eine noch höhere Strafe als auf das sexuelle Verhalten alleinstehender Frauen – nämlich die Todesstrafe. Unter Ehebruch verstand man jegliche Form von Beischlaf außerhalb der Ehe. Laut burgundischem Recht war der «Gestank des Ehebruchs» so ekelerregend, daß man Frauen, die bei außerehelichem Sex ertappt wurden – ob die Frauen nun verheiratet, unverheiratet oder verwitwet waren –, aus dem Haus trieb, zum Tod durch den Strang verurteilte und ihre Körper ins Moor warf. Im römisch besetzten Gallien, im heutigen Frankreich, war es einem Ehemann gesetzlich erlaubt, seine Frau und deren Liebhaber «mit einem einzigen Streich» zu töten, wenn er sie auf frischer Tat ertappte. Die Franken, die nördlich der Loire lebten, erwürgten Ehebrecherinnen, verbrannten sie bei lebendigem Leib oder banden einen schweren Stein um den Hals der Frau und warfen sie ins Wasser. Wenn sie ertrank, war sie schuldig. Wenn sie es irgendwie schaffte, an die Oberfläche zu kommen, war sie unschuldig. Die Burgunder, die die Definition von Ehebruch auf den Geschlechtsverkehr von unverheirateten Mädchen und Witwen ausgedehnt hatten, behandelten diese Frauen ihr Leben lang, als seien sie gezeichnet und unberührbar.

Was nichts anderes heißt, als daß Tia gestorben war.

Fast jede Gesellschaft bestraft ihre Schlampen irgendwie. Unsere eigene Gesellschaft behauptet heutzutage allerdings, daß sie es nicht tue. In dem Sommer, in dem ich nach San Francisco zurückging, um meine Freundinnen über unsere Mädchenzeit zu befragen, kamen eine Unmenge von Sexfilmen aus Hollywood in die Kinos. *Ein unmoralisches Angebot*, *Striptease* und *Showgirls* hatten die Nachfolge von *Pretty Woman* angetreten. Mädchen im Teenageralter lasen, wie Demi Moore jeden Tag stundenlang trainiert hatte, um die Stripperin in *Striptease* zu spielen, wie sie in die Striplokale gegangen und mit den Tänzerinnen rumgezogen war, um «ein Gefühl dafür zu bekommen».

Als wir durch die Berge über Marin fuhren, fragte ich eine junge Frau, die mit uns zusammen aufgewachsen war, was sie von diesen Filmen halte. Ihr Urteil gründete auf genaueren Informationen, als den meisten von uns zugänglich waren, denn sie hatte im Sexgeschäft gearbeitet: zuerst als Stripperin und danach als ausgehaltene Geliebte. Sie verkörperte den Widerspruch, mit dem wir lebten: eine glücklich verheiratete Frau mit einer College-Ausbildung, engagiert in der Gemeinde, mit lockigen schwarzen Haaren, eleganten Kleidern und einem scheuen Lächeln – nicht zu unterscheiden von uns anderen. Aber nach den Maßstäben unserer Kultur war sie eine wirkliche Hure gewesen, eine durch und durch echte Schlampe. Sie war alles gewesen: ein schlechtes Mädchen, ein gutes Mädchen – der Unterschied bestand nur in der Vorstellung. Beide Versionen saßen hier neben mir im Wagen, sie waren ungetrennt in ihrer Persönlichkeit vorhanden, sie waren in mir vorhanden, in uns allen.

Während sie fuhr, verflüchtigte sich die unbeschwerte Stimmung, die uns beide, zwei Frauen Anfang Dreißig, die, mit den Füßen auf dem Armaturenbrett, Reggae-Musik im Autoradio und offenem Verdeck, durch die Landschaft gondelten und sich an ihre Mädchenzeit erinnerten, beflügelt hatte: «Zu dem, wie man diese Bilder für Mädchen mit Glamour versieht und wie sie sie verschlingen, kann ich nur eines sagen», meinte sie. Sie sprach stockender und überlegter. «Wenn Männer denken, daß eine Frau eine Hure ist, ist ... die Jagd ... auf sie eröffnet. Sie können zu ihr *sagen*, was sie wollen, sie können mit ihr *machen*, was sie wollen, sie können so ungehobelt, gemein, gewalttätig, grausam und verantwortungslos ihr gegenüber sein, wie es sich die dunkelste Seite ihrer Persönlichkeit nur immer wünscht. Es ist okay. Sie brauchen nicht den *geringsten* Respekt für sie als menschliches Wesen aufzubringen. Sie ist kein menschliches Wesen. Sie ist ein Ding.»

«Würdest du aus deiner Erfahrung heraus sagen», fragte ich auf gut Glück, «daß es so etwas wie eine Scheidelinie gibt, die wir zu Recht vermuten und fürchten? Daß einem alles passieren kann, wenn man sie einmal überschritten hat?»

«Absolut», sagte sie. «Ich denke zwar, daß Prostituierte, was das anbelangt, in größerer Gefahr sind als Frauen, die nur viel herumschlafen. Aber die Gefahr, die man da spürt, ist immer da. Es handelt sich im Grunde um ein zusammenhängendes System. Seit der sexuellen Revolution ist offiziell alles erlaubt, und wir werden terrorisiert und leben mit beidem.» Dann sprudelte es nur so aus ihr heraus: «Ich war entsetzt, ich war einfach entsetzt. Ich dachte, daß die Fortschritte, die Frauen in unserer Gesellschaft gemacht hatten, den Männern zumindest eine *Ahnung* davon vermittelt hätten, daß Prostituierte menschliche Wesen sind und es nicht verdienen, so erbärmlich behandelt zu werden. Aber dem ist nicht so. Es ist fast so, als ob sie Frauen, die auf diesem Gebiet arbeiten, als die *einzigen* Frauen ansehen, zu denen sie derart aggressiv und grausam sein können. Im Beruf kommen sie damit nicht mehr durch, in ihren Ehen auch nicht, aber mit Frauen in unserem Gewerbe ist das okay! Dafür werden sie ja schließlich bezahlt! Sie werden dafür bezahlt, daß sie gequält und vergewaltigt werden. Frauen, die nicht in diesem Gewerbe arbeiten, lassen sich das heutzutage nicht mehr gefallen.»

Ich sagte nichts. Ich dachte nach: Alle Frauen, sogar die anständigen, können heutzutage das tun, was früher nur Huren taten, man kann aber nicht mehr alle Frauen, die solche Dinge tun, wie Huren behandeln. Das heißt, wenn es dem Feminismus gelingt, einige Strafen aus der Welt zu schaffen, die einstmals Frauen trafen, die zwar sexuell ausschweifend lebten, aber keine professionellen Prostituierten waren, dann wird die Gesellschaft um so rigider das «böse Mädchen» professionalisieren und als etwas Käufliches ausgrenzen: das Mädchen, dem man alles antun kann. Im Grunde erklärte mir meine Freundin gerade, daß «echte» Prostituierte früher dafür herhalten mußten, daß anständige Frauen nur über ein begrenztes Repertoire verfügten. Inzwischen baden sie es aus, daß die «good girls» durchdrehen.

Das Gefühl drohenden Unheils, das in meiner sexuell libertären Mädchenzeit über der Bezeichnung «Schlampe» hing, wurde verständlicher. Die Kultur hatte gesagt: Zieh dich aus – zieh *alles* aus. Die Kultur hatte gleichzeitig über das vergewaltigte Mädchen, die Tramperin, das ermordete Mädchen gesagt: Sie war zur falschen Zeit am falschen Platz, sie machte einen Fehler, sie trug die falschen Kleider.

Während die sanften Hügel an uns vorüberglitten, tauchte vor meinem inneren Auge plötzlich ein Foto aus einem Buch auf, das ich gelesen hatte. Es war das Foto der fast unzerstörten Leiche einer vierzehnjährigen jungen Frau aus Windeby in

Schleswig-Holstein, die ins 1. Jahrhundert n. Chr. datiert wird. Ihre langen wohlgeformten Beine und ihre schlanken Füße waren intakt, und ihr rechter Arm wand sich noch immer um das Halseisen, das man ihr angelegt hatte, als man ihr den Strick umlegte. Ihre Lippen waren zu einem erstaunten «Oh» geöffnet, vielleicht hatte sie auch vor Schmerz geschrien, und ihre Augen waren immer noch fest mit einem zusammengedrehten Lappen verbunden. Historikern zufolge hatte man dem Mädchen die Augen verbunden, es erdrosselt und dann ins Moor geworfen, mit größter Wahrscheinlichkeit als Strafe dafür, daß es «Ehebruch» begangen hatte – für etwas also, was wir heute eine pubertäre Liebesgeschichte nennen würden.

Gott sei Dank, wir sind keine Schlampen wie Tia.

Wenn man diese Ursprünge bedenkt, wundert man sich nicht, daß selbst heute vierzehnjährige Mädchen, die ihr Begehren spüren, ganz zu schweigen davon, daß sie ihm nachgeben, das höchst beängstigende Gefühl haben, daß sie etwas tun, das zwar auf nicht genau definierbare Weise, aber auf jeden Fall gefährlich ist. Dieses Gefühl geht zum Teil auf jenes Erbe zurück und bewirkt, daß selbst eine moderne Frau von heute nach einer Nacht, in der sie erotisch «die Kontrolle verloren hat», aufwacht und sich ganz tief innen sicher ist, daß eine Strafe auf sie wartet – und wenn das nicht eintrifft, daß sie bestraft werden sollte.

8 *Stufe eins: Hierarchie*

Nun begann für uns eine Reihe von Erfahrungen, die wir eifrig in eine Stufenfolge aufteilten – vom ersten Kuß, der inzwischen weit hinter uns lag, bis zu dem, was wir «Stufe drei erreichen» nannten. Für die meisten von uns war das ein äußerst wichtiger Prozeß, der zu früh endete. Denn mit jeder Stufe, die wir erreichten, lernten wir ein wenig mehr darüber, wo wir standen und was aus uns werden würde. Dieses Sichhochhangeln war nicht nur eine körperliche Forschungsreise, es war eine gesellschaftliche: es lehrte uns, welchen Platz wir in der gesellschaftlichen Hierarchie einnehmen würden. Und es hatte damit zu tun, Rollen zu erproben. Was wir sein konnten, hing davon ab, wen wir berühren durften. Als wir in der Erforschung dieses erotischen Terrains sicherer wurden, versuchten und lernten wir, wie man sich der Identität, die uns unsere Peer-Group und unsere Eltern aufoktroyieren wollten, entziehen, sie unterwandern oder manipulieren konnte.

«Meine erste Liebe», erinnert sich meine Freundin Tonya, «erlebte ich in der siebten Klasse. Ich weiß noch, daß ich Liebesbriefchen in mein verschließbares Tagebuch kritzelte, die ich dem Jungen irgendwann mal zustecken wollte. Aber er gehörte zum In-Kreis, und ich gehörte zu überhaupt keinem Kreis. Als ich versuchte, mich ihm zu nähern und ihn anzusprechen, wurde ich ausgelacht und verscheucht – die Regeln erlaubten es mir nicht, eine Unterhaltung mit ihm anzufangen. Er war ein Junge, den ich zwar durchaus begehren, den ich aber nicht haben konnte.

Also versuchte ich statt dessen, mich in diesen langen Lulatsch zu verlieben, und wartete jeden Tag unter einer Brücke, die er auf seinem Schulweg überqueren mußte. Wenn ich ihn kommen sah, huschte ich aus meinem Versteck heraus und pflückte so lässig wie möglich irgendwelche Beeren. Er war der erste Junge, den ich küßte. Er war dünn, knochig und sah nicht besonders gut aus, aber meine Phantasie war groß genug, um ihn zu verwandeln. Es war angemessener, als diesen unerreichbaren Jungen zu wollen.»

Tonya erzählte weiter: «Bis ich aufs College ging, wurden alle meine wirklichen Lieben nicht erwidert. Ich hatte mich den angesagten Außenseitern angeschlossen. Ich trug das radikale Outfit, das mit dem Punk in Mode kam – Brokatkleider der Fünfziger aus Secondhandläden, die wir zu Miniröcken kürzten und, was ich besonders mochte, kleine weiße Stiefel wie Blondie. Meine Haare waren im Nacken kürzer und vorne länger, so ein asymmetrischer Kreissägenschnitt war vorgeschrieben. Natürliche Haarfarben waren verpönt. Das war inakzeptabel. Also war mein vorderes Haar schwarz, und der Rest war blond gefärbt. Ich sah wie einer dieser Hunde aus, die überhaupt nichts sehen. Es war auch nicht angesagt, etwas zu sehen. Es war angesagt, seine Haare beim Slam Dance in die Gegend zu schleudern.

Der Junge, in den ich verliebt war, hatte einen gewissen Ruf. In der Zeit hatte ich es bereits aus dem Fernsehen gelernt, wie man flirtet. Ich machte auf scheues Reh. Er bemerkte mich. Es kam hinzu, daß ich mich zu der Zeit bereits entwickelt hatte. Ich war mit allem ausgerüstet, was zu einer Frau gehört. Als wir uns küßten, realisierte ich, daß ich nicht etwas zu sein brauchte, das der Mainstream abgelehnt hatte. Ich konnte eine erfolgreiche Rebellin sein.»

Meine eigene Einführung in die sexuelle Hierarchie der Peer-Group war auch nicht von größerem Erfolg gekrönt als die Tonyas. In dem Sommer, als ich vierzehn war, fingen wir damit an, in den Häusern von Kids unserer Gegend Parties zu feiern und engumschlungen Blues zu tanzen. Shari, Cath und ich – Genevieve war in die Vorstadt gezogen – verzogen uns ins Badezimmer, schlossen hinter uns ab und richteten uns für die Tanzerei mit den Jungen her, die Freitag abends stattfanden. Die Kids in Sharis Clique hatten das Kellergeschoß mit Totem-Gemälden dekoriert: Motorräder, Notenschrift und Imitationen von King-Crimson-Plattencovern. Ein altes Stereogerät stand mitten auf dem Boden. Hier wurde getanzt, eine ernste Angelegenheit, bei der sich entschied, wer bereits eine Frau und wer noch ein Mädchen war.

Jede von uns musterte sich selbst und das Mädchen, das neben ihr stand. Wir betrachteten uns mit den Augen eines potentiellen Liebhabers und prüften, wen von uns beiden «er» wohl wählen würde und weshalb. Wenn wir etwas ausmachen konnten, was ein Junge unserer Vorstellung nach vielleicht bevorzugen würde, wurde es offen und listig angegriffen: Der gefährliche Zauber mußte geistig vernichtet werden, ganz gleich, wie lieb einem die Freundin war, die ihn besaß. Dies war nicht die ausgelassene Neugier der Zeit vor der Pubertät. Wir taten etwas, was wahrlich Darwins würdig war: Wir stellten eine Hackordnung auf.

«Deine Brüste sind doppelt so groß wie meine», sagte Shari etwa zu Cath.

«Du wirst schon noch wachsen», antwortete Cath dann kühl, was aggressiv war, denn die versöhnliche Antwort wäre gewesen: «Aber überhaupt nicht, hör auf, Witze zu machen.»

Einmal rächte sich Shari tatsächlich dafür und sagte: «Du weißt ja, daß Frauen mit großen Brüsten ein doppelt so großes Risiko haben, Brustkrebs zu bekommen.» Keine von uns war besonders schockiert, denn diese Partyvorbereitungen waren etwas so Ernstes, daß es ganz selbstverständlich war, daß mit harten Bandagen gekämpft wurde.

Nachdem wir so lange in den Spiegel gestarrt hatten, daß er uns wirklich nichts Neues mehr sagen konnte, zogen wir unsere gebügelten Jeans und unsere Baumwolltops an. Manchmal trugen wir «Sweetheart-Blusen», Shirts mit Blumenmuster und Puffärmeln, die am Rücken zusammengebunden wurden. Die Jeans waren so eng, daß wir uns nicht besonders gut bewegen konnten. Wir stiegen die Treppe zum Keller hinunter wie eine Theatertruppe vor einer Vorstellung. Und im Kopf checkten wir unser Make-up und unsere Formen. Drunten warteten die Jungen und unsere Rivalinnen, die anderen Mädchen.

In dem modrigen Raum zog der sexuell erfahrenste Junge das sexuell erfahrenste Mädchen auf die Tanzfläche. Die schnellen Tänze zu Beginn waren nur dafür da, daß die Leute sich kennenlernten, und die Paare gruppierten sich so, daß die Clique erhalten blieb. Aber beim Blues kam es auf den sexuellen Status an. Die beliebten, aber sexuell noch nicht so entwickelten Kids hingen in einer Ecke herum und taten so, als ob sie sich Tanzschritte zeigen würden. Die erwachseneren Jungen griffen sich die Mädchen mit den B-Größen an aufwärts, während der Rest aufrecht dasaß und darauf wartete, geholt zu werden.

Wenn diese langsamen Stücke aufgelegt wurden – mit Ausnahme von «Stairways to Heaven» (das mit acht Minuten Dauer für die reserviert war, die ernsthaft fummeln wollten; zu diesem Song zusammen zu tanzen war eine Erklärung an alle) –, durften Mädchen wie ich, die noch nicht «entwickelt waren», einen der attraktiven Jungen zum Tanz auffordern. Ein- oder zweimal am Abend konnten wir uns dann für drei Minuten begehrenswert fühlen, obwohl wir wußten, daß ein solcher Junge uns nicht wirklich begehren durfte. Und zwar meint das nicht ‹begehren wollte›, sondern *nicht begehren durfte*. Es lohnte sich nicht einmal, miteinander zu sprechen.

Es war, wie sich auch Tonya erinnert, eines dieser ungeschriebenen Gesetze.

Mädchen mit niedrigem Status wußten, daß Jungen mit hohem Status ihre Hände fest auf unseren Schultern ließen, statt sie wandern zu lassen, wie sie es taten, wenn sie mit den begehrenswerteren Mädchen tanzten. Aber manchmal drehte jemand das Licht runter, und irgendeiner ließ ein Haschpfeifchen kreisen, und der Junge mit dem hohen Status langweilte sich und fing sogar mit den Mädchen zu knutschen an, zu denen er sich bei normaler Beleuchtung niemals bekennen würde. Das konnte einem eine zeitweilige Sonderstellung bringen.

Theo war der begehrteste Junge in unserer Clique. Er störte in der Klasse, was man für eine umwerfend attraktive Sache hielt. Er lebte mit seinem Vater zusammen, der ein Kino besaß. Eines Freitagabends, als nicht viel los war, nahm Theo lässig meine Hand, wie es die dominierenden Männchen des Stamms üblicherweise taten. Er hatte allerdings nicht bemerkt, daß das endlose «Stairways to Heaven» aufgelegt worden war. Es war noch nicht über seine ersten Anfangsstöhner hinweg, aber ich hatte nicht vor, mir eine solche Gelegenheit entgehen zu lassen. Ich stand auf, so schnell ich konnte. Er zog ein langes Gesicht: er saß in der Falle. Wir tanzten. Ich wußte, daß er seine Hände unbewegt auf meinen Schultern lassen würde, und genau das tat er auch. Er bewegte sie nicht einmal meinen Rücken hinunter. Er hielt mich nach allen Regeln des guten Anstands. Ich fühlte mich gedemütigt.

Schließlich wendete sich mein Glück. Vielleicht wollte er nur kein ganzes «Stairways to Heaven» verschwenden. Er küßte mich. Am Anfang küßte er mich mit derselben ichbezogenen zerstreuten Art, mit der er dauernd seine Haare kämmte. Aber es dauerte nicht lange, und er küßte mich mehr oder weniger richtig.

Als aber das Licht wieder anging, löste er eilig seinen Mund von meinem. Er strich sein Haar zurück, wandte sich ab und klopfte mir wie einer gehorsamen Dienerin auf die Hüften. «Hallo, Shari!» rief er, um auf Nummer Sicher zu gehen.

Meine Gefühle waren gemischt. Ich hatte den Test für sexuelle Attraktion so offensichtlich nicht bestanden, daß meine Freundinnen es taktvoll vermieden, meine Erfahrung auch nur zu erwähnen. Aber privat, wenn ich allein war, ließ ich die Erinnerung daran immer und immer wieder aufsteigen und stellte sie ins bestmögliche Licht. Vielleicht war ich ja nicht für alle Zeiten etwas Undenkbares. Immerhin hatte ich Superstar Theo dazu gebracht, mich zu küssen.

9 *Stufe zwei: Liebe und Kontrolle*

Come on now, try and understand
The way I feel unter your command.

PATTI SMITH, *Because the Night*, 1978

Selbst in der Zeit, in der wir auf Entdeckungsreise zu gehen versuchten, verengten sich unsere körperlichen Horizonte immer stärker.

Inzwischen war ich mit Shari eng befreundet, und wir pflegten auf das warme Schindeldach meines elterlichen Hauses zu klettern, uns dort niederzulassen, zu essen, zu trinken, zu lesen und unsere Zukunft zu planen. Wir lagen in der Sonne und lasen Kerouac und Tolkien neben *Cosmopolitan* und *Mademoiselle*. Wir waren in Dean aus Kerouacs *Unterwegs* verliebt, wollten ihn gleichzeitig haben und so *sein* wie er: Dean raste «nur so durch die Gesellschaft..., gierig nach Brot und nach Liebe; ihm war es egal, ob so oder anders, ‹solange ich nur an das nette Mädchen mit ihrem süßen Ding zwischen den Beinen rankomme, Mensch› ... Irgendwo unterwegs ... gab es Mädchen, Visionen, alles; irgendwo auf dem Weg würde mir die Perle überreicht werden.» Die Bücher logen, sie setzten Jugend mit Freiheit gleich. Die Zeitschriften sagten die Wahrheit: sie boten uns Regeln an. Die Bücher erweiterten unsere Visionen von der Zukunft, die Zeitschriften beschnitten sie.

Wir zogen unsere Bikinioberteile aus (um keine unansehnlichen Streifen zu bekommen) und legten uns reglos nebeneinander, spürten den Körper der anderen, berührten uns aber nicht, da wir inzwischen älter waren. Zu diesem Zeitpunkt waren wir ständig auf der Grapefruit-Diät. Wir schälten die Früchte mit den Zähnen, bis das duftende Öl der Schalen uns den Hals hinunterlief und unsere Finger klebrig wurden. Unser Kinn ruhte auf unseren verschränkten Armen. Unsere Rippen, unsere Hüftknochen (Tag vier der Diät) und unsere Zehen gruben sich in die schräge Fläche des Daches, wir schauten über den Giebel des Hauses hinweg in die unendlichen blauen Fernen, in denen die Brücken ausgespannt hingen, stahlgrau im Osten und golden rot im Norden, und die Sonne weiße Strahlen von Licht über die Bay ausschüttete. Wir sahen über die riesige Stadt hinweg und wollten alles verschlingen, was wir sahen.

Wir stritten uns über unsere Zukunftspläne. Es war immer der gleiche Streit, wie bei einem alten Ehepaar.

«Laß uns abhauen, Shar. Laß uns aufhören, darüber nachzudenken. Laß uns einfach abhauen.»

«Wir können nicht einfach abhauen. Das weißt du. Wir sind noch nicht volljährig. Man würde uns verhaften.»

«Wir setzen uns einfach in einen Wagen, sobald die Schule für die Sommerferien schließt, und fahren ab. Wir fahren einfach nach Tijuana. Wir kampieren am Strand.» Dean und Sol waren, ohne zu überlegen, nach Mexiko gefahren.

«Aber logo. Trinken wir Tequila, und danach kotzen wir. Und dann lassen wir uns von der mexikanischen Polizei verhaften. Ich bin sicher, unsere Eltern werden dafür Verständnis haben. Sie werden begeistert sein, uns bei den Vorbereitungen zu helfen.»

«Aber dein Stiefbruder geht. Mein Bruder war letztes Jahr da.»

Und dann stieg Zorn in uns hoch, eine heiße ungemütliche Welle von Zorn, die immer, ob sie nun überkochte oder sich ruhigstellte, in uns vorhanden war. Wir konnten nicht weggehen. «Es ist», sagte Shari in einem Singsang, «nicht das gleiche.» Und schlagartig wurde die Aussicht, die sich wie ein phantastisches Tor geöffnet hatte, so eng und fest gefügt wie eine Ansichtskarte. Mädchenvisionen.

Ihr Spott über die Antworten, die uns unsere Eltern verweigerten, bezog sich auf eine Ungerechtigkeit, die zu groß war, um sich auch nur mit ihr zu beschäftigen.

Wir gingen nicht nach Tijuana. Wir hatten uns verändert, wir waren inzwischen große Mädchen. Das Klima hatte sich verändert, es waren die unfreundlichen siebziger Jahre. Unsere Eltern ließen uns eine Nacht in Point Reyes verbringen, eine sichere Tagesfahrt mit dem Bus entfernt.

Wovor hatte die Welt Angst, wenn zwei junge Frauen allein loszogen? Warum kamen junge und alte Männer immer wieder streitlustig, als ob sie einen Auftrag zu erfüllen hätten, auf uns zu, wenn Shari und ich, ins Gespräch vertieft, in einem Café saßen? «Hi, Mädchen, braucht ihr Gesellschaft?» Es ging ihnen nicht einfach um Sex. Sie schienen sicherstellen zu wollen, daß wir ohne sie nicht zu weit kamen. Viele Leute halfen uns in sehr verschiedener Weise zu begreifen, daß wir einer sexuellen Kontrolle unterlagen.

Dieses Eingeschlossensein lehrt uns stillzuhalten. Es bereitet Mädchen darauf vor, sich angesichts deutlicherer Kontrollen unterwürfig zu verhalten, bis hin zum Mißbrauch. Die Jungen, die ich geküßt hatte, warteten nicht auf mich. Ich war weit weniger entwickelt als all die Mädchen, die ich kannte. Und so war es eine wahre Erleichterung, daß ich mit vierzehn Ben fand, meinen ersten richtigen Freund. Ich verknallte mich in diesen Jungen, der süß und beliebt war, ein guter Schüler und, wie sich herausstellte, gewalttätig.

Ben, der Sohn einer WASP-Mutter aus einer alten Familie und eines italienisch-amerikanischen Vaters, der Anwalt war, charmierte meine Mutter und meinen Vater, wenn er in seinem sauberen Flanellhemd zu uns kam, um mich zum Kino abzuholen. Aber in den Straßen um seine harte Schule herum war er als Draufgänger bekannt. Ich lernte ihn in der Straße kennen, in der die älteren Kids rumhingen, vor einem Fahrradgeschäft, als er gerade einem Freund seine Verletzungen durch einen Skateboard-Unfall beschrieb: «Mein Bein», sagte er, «war wie Hackfleisch.»

Zu meinem Erstaunen sah er in mir kein unbedeutendes kleines Mädchen. Er wollte sich mit mir verabreden. Die Wichtigkeit, die mir das verlieh, war ganz unglaublich. Es machte mich gleichberechtigt. Ein Collegestudent interessierte sich für mich, und damit rückte ich in die gleiche Liga auf wie Shari und Cath. Es verschaffte mir auch einen Terraingewinn im Hinblick auf die Erwachsenenwelt meines Bruders und dessen Gang, denen ich nun nicht mehr so unterlegen war.

Bald streifte ich mit Ben und seinem Skateboard in der Stadt umher. Wenn wir ins Kino gingen, lag das Skateboard auf dem Platz neben uns. Wenn wir in den Wald gingen, um uns zu küssen, legte Ben als erstes vorsichtig sein Skateboard, Räder nach oben, daß es nicht rostete, auf eine Schicht Waldreben, und erst dann wandte er sich mir zu, um mir zu helfen, es mir auf seinem Lumberjack bequem zu machen.

Wir schmusten miteinander. Wieder war seine Bereitschaft, es zu tun, für mich eine Überraschung. Ich hatte noch keine Brüste, die der Erwähnung wert gewesen wären, und ich hatte den Eindruck, daß, wenn ich die nicht vorweisen konnte, ein Junge das Ganze als Zeitverschwendung betrachten würde. Aber er schien mit unserer Schmuserei ganz zufrieden zu sein, und als wir uns einen Zungenkuß gaben – was ich bis dahin nur mit einem Kissen versucht hatte –, war es einer der sexuellen Schocks, die ich nie vergessen werde. Einen

Zungenkuß hatte ich mir immer wesentlich zarter und geschmackvoller vorgestellt und nicht als etwas, was mit so viel fremdem Speichel verbunden war. Ich saß auf einem umgestürzten Baum auf seinem Schoß und erlebte, wie eigenartig es war, die Zunge eines anderen Menschen *in meinem Mund* zu spüren. Es war eher sonderbar, als daß es Spaß machte. Trotz allem war ich erleichtert, daß die Sache endlich in Gang kam. Ich würde nicht völlig zurückgelassen werden. Ben war ein Junge, und was ich auch immer mit ihm machte, ließ mich zumindest wirklich werden.

Wir gingen ein oder zwei Monate miteinander, bevor ich seine Zornausbrüche kennenlernte. Eines Tages ging ich allein am Palace of the Fine Arts spazieren, an dem spiegelnden Teich, der, zusammen mit dem pseudorömischen Landschaftsgarten angelegt, von der Panama-Pazifik-Ausstellung übriggeblieben war. Ich schwelgte in dieser typischen Erfahrung von Mädchen, die ein vom Körper fast losgelöstes Selbstbewußtsein mit sich bringt. Ich sah mich vor den Säulen und Ziergiebeln, und es war wie ein Bild, ein sich bewegendes, faszinierendes Bild. Und ein romantisches Bild: junge Frau zwischen Ruinen. Gerahmt war es von dem verhangenen Himmel, den brütenden Gänsen und den Schwänen mit ihrem weißen Gefieder und ihren gelben Bäuchen, die von da, wo ich stand, nicht so ungepflegt aussahen wie sonst. Die Bögen und Säulen spiegelten sich im Teich, die Wasservögel flatterten weg, glitten spielerisch über die Oberfläche des Teichs und tauchten ins Wasser ein. Ich sah mir zu.

Ich stellte mir die «junge Frau» vor und betrachtete mich von außen: Da ist sie, und ihr ganzes Leben wartet in ihrem Inneren auf sie. Da in meinem inneren Bildarchiv das Bild, das ich suchte, nicht vorhanden war – das Bild eines weiblichen jungen Lord Byron –, wählte ich für meine Phantasie über «mich» die Szene aus einer Likör-Reklame: eine wartende Frau (ich ließ den Chignon weg, behielt aber die am Hals anliegende Perlenkette bei), die sich gegen eine Ruine lehnt, die Arme ein wenig ausgestreckt, Finger gegen den Stein gespreizt, ihr Becken provokativ vorgeschoben, in einem feuerroten Chiffonkleid. In der Reklame stolzierte noch ein Mann in einem schwarzen Anzug und einem Rollkragenpullover herum, aber in meiner Vorstellung verflüchtigte er sich, und die Frau stand im Vordergrund. Sie war für mich kein Model, sondern eine gequälte Heldin – meine Vorstellung von mir selbst –, die nicht an den Mann dachte, sondern an den Montblanc oder die Sprache, oder den Tod.

Ich ging weiter. Der Nebel durchnäßte die Ränder meiner Jeans und legte eine Schicht Feuchtigkeit auf mein Haar. Ich liebte das; *mir ist kalt und ich bin einsam, ein Wanderer auf den Straßen, ein Dichter, der seine Verse im Wind schreibt*. Es war wie auf der Innenseite des Bob-Dylan-Albums. Meine Einsamkeit und diese selbstüberhebliche Pose waren neu. Ein Mann ging vorbei und sah mich von der Seite an.

In meiner Vorstellung fing die Geschichte von neuem an: Er war ein Filmemacher oder vielleicht ein Stückeschreiber. Konnte er wissen, sagte es ihm vielleicht der gehetzte Ausdruck auf meinem Gesicht, daß auch ich – *schrieb?* Das Gesicht des Mannes verdunkelte sich, seine Augen waren schwarz und rotgerändert. Er *weiß es*, dachte ich.

Ich trug nur einen dünnen Body und hatte eine Gänsehaut von der Kälte; ein durchsichtiges weißes Shirt bedeckte ihn, und ein Ärmel rutschte mir von der Schulter. Ich hatte in einem Magazin ein Shirt gesehen, das lose von einer Schulter herunterfiel, gerade wie mein Shirt in diesem Moment. Es hieß «Dichter-Shirt». Vielleicht gab es eine Uniform. Die dunklen Augen blieben mir auf der Spur.

Eines Tages würde ich meinen Seelengefährten finden, und wir würden uns an einem alten Küchentisch in Südfrankreich gegenübersitzen und schreiben, wie ich es über Katherine Mansfield und John Middleton Murry gelesen hatte.

Du bist zu früh gekommen, wollte ich dem Mann mitteilen. Wart noch ein paar Jahre – bis ich siebzehn bin –, und dann hol mich.

Aber er rauchte seine Zigarette und kam nicht näher, drückte sie mit dem Fuß aus und ging zur prosaischen Bushaltestelle hinüber. Inzwischen war ich völlig durchgefroren und kehrte wieder in die Wirklichkeit zurück. Durch das schmiedeeiserne Gitter konnte ich den chinesischen Lebensmittelladen an der Ecke und die Reklame für Winston-Zigaretten sehen, konnte den Verkehr auf der Golden Gate Bridge hören, der jetzt zur Hauptverkehrszeit besonders heftig war, ein weitentferntes Hupen. Es war spät geworden. Der Spaß war beendet. Ich war eine Schülerin an einer High-School, namenlos, ohne Auto, nicht groß, nicht schlank, nicht blond, mit einer schlechten Haltung, ohne Brüste, nichts Edles, nichts, was in die Zukunft wies wie der Bug eines Schiffes.

Ich brauchte Trost und bestieg einen Bus, der quer durch die Stadt zu dem Haus fuhr, in dem Ben wohnte. Ich ging den vertrauten dunklen Flur hinunter. Sein Zimmer roch dunkel, wie etwas, das ich bald kennenlernen würde, wie Jungen: Schuhe, Schweiß, Zimt. Ben wühlte in einer Metallschale auf seinem Schreibtisch. Dort deponierte er Kleingeld, Skateboardutensilien und Sicherheitsnadeln.

«Wo warst du?» wollte er wissen, ohne mich anzuschauen. Seine Finger klimperten mit dem Geld, und sein Fuß wippte unter seinem Schreibtisch.

«Ich bin beim Palace of the Fine Arts ein wenig spazierengegangen.»

«Um Leute aufzugeilen», sagte er.

«Was soll das? Es war kein Mensch da. Ich bin einfach nur spazierengegangen.»

«Schau dich doch mal an», sagte er. Er wandte sich mir zu. Sein Gesicht war geschwollen. Es sah aus, als sei es mit einer Schicht schwarzer Wasserfarbe überzogen. «Die Kleider fallen dir ja vom Körper.»

Er hatte recht. Mein Shirt hing mir noch immer lose von der Schulter. «Schau dich doch nur an, wie du deinen Körper zeigst.» Ich sah an mir hinunter. Es stimmte. Unter dem Body konnte man meine Körperformen sehen.

«Ich faß es nicht!» keifte ich. «Es ist einfach verrückt, sich über so was aufzuregen. Du zeigst deinen Körper ja schließlich auch.» Ben streckte die Beine unter dem Schreibtisch aus, und die Enden seiner Boxershorts schauten unter seinen Armee-Shorts hervor.

«Das ist etwas anderes», sagte er. «Ich warte hier auf dich, und du läufst *so* herum – alle können dich sehen –, du glaubst doch nicht im Ernst, daß ich mir das gefallen lasse ...»

Im einen Augenblick saß er noch da und redete, im nächsten flog ich an die Wand. Mit den Schultern und dem Rükken schlug ich gegen den Gips. Ich sank in einer Ecke zusammen. «Nie mehr», sagte er mit rauher Stimme. Ich spürte, wie er mich am Handgelenk packte und an mir herumzerrte. Seine Finger gruben sich in meinen Arm. Er zwang mich auf Hände und Knie. Mein Gesicht lag auf dem Boden. Stehend, dann schwankend, dann kniend, versuchte ich in jeder Position das Gleichgewicht zu halten. Ich konnte mich einfach nicht geschlagen geben. Wenn ich es getan hätte, hätte ich mich der Tatsache stellen müssen, daß diese unglaubliche Sache wirklich geschah.

«Nie mehr», sagte er noch einmal, «tust du mir das an.» Er schob mir die Hände unter die Arme, zog mich hoch und drückte mich noch einmal mit den Schulterblättern gegen die Wand, bevor er mich fallen ließ.

«Ben ...» Ich hockte mich in sicherer Entfernung auf mein

Knie. Ich war zu verblüfft, um zu weinen. «Du hast mir weh getan.»

Seine Wut legte sich sofort. Er war am Boden zerstört. Er fiel vor mir auf die Knie, legte seine Arme um mich und streichelte mein Gesicht und mein Haar.

«Es tut mir leid, es tut mir so leid, daß ich dir weh getan habe. Laß sehen. O mein Gott.» Er vergrub sein Gesicht an meiner Brust und hielt mich um die Taille gefaßt. Alle diese Gesten waren neu – zu intim für die Beziehung, die wir gehabt hatten, bevor er mich schlug.

Ich war verblüfft, aber auch gerührt. Ben hatte seine Bedürfnisse zuvor nie so offen gezeigt. Jetzt strömten sie nur so aus ihm heraus. Wie stark, wie extrem die Szene war! Das war die Wirklichkeit: so wirklich wie das weißglühende Zentrum des Geheimnisses zwischen den Geschlechtern. Ich war nicht verletzt. Ich konnte nicht anders, ich dachte: Was für ein berauschendes Arrangement. Ich vergab ihm, weil er mich darum bat.

Und so erteilte ich Ben unausgesprochen die Erlaubnis, dieses Spiel weiterzuspielen. Ich war in einer Spirale der Erregung gefangen. Die extremen Empfindungen und Gefühle – «Liebe», Sexualität und Gewalt – hoben mich meilenweit über die beengte Welt unserer High-School hinaus. Ich fand mich im Klassenzimmer ein, wo wir unsere Hausaufgaben erledigten, aber die beiden Welten, die so extrem auseinanderlagen, machten, daß ich mir wie etwas Besonderes vorkam: völlig abgegrenzt von der Banalität des Lehrers, der seinen Stock auf die Landkarte schlug, latschten die Kids über den Schulhof.

Meine Freundinnen wußten nicht, wie sie diese Beziehung unserem moralischen Weltbild einfügen sollten. Ich wußte es auch nicht. Was Ben tat, war eindeutig erschreckend. Aber er war so beliebt. Er war lustig und selbstkritisch und jungenhaft genug, um bei Mädchen wie uns zärtliche Gefühle zu erwekken.

Und er liebte mich. Wir redeten noch immer «über alles» – ein Ausdruck, den meine Freundinnen und ich gebrauchten, wenn wir sagen wollten, daß etwas perfekt war. Er bereitete am Sonntagmorgen im Haus seiner Eltern noch immer öltriefende Omelettes für mich zu und preßte mich an sich, wenn er mich in einer Umarmung hochhob. Obwohl wir nicht miteinander schliefen, war er für mich ein aufregender Liebhaber. Wir duschten zusammen im Badezimmer seiner Eltern, hatten beide unsere klatschnasse Unterwäsche an, hielten uns an die festgesetzten Grenzen. Oder wir kugelten über das große Doppelbett seiner Eltern. Unsere Gefühle waren echt. Er brachte mich immer noch zum Lachen. Essen, schlafen, Geheimnisse, Meinungen, Sympathie. Es war eine Beziehung, meine erste.

Aber dann schubste er mich bei einem Streit in der Lobby eines Kinos erneut herum. Eine Woche danach, als ich sagte, daß ich früh nach Hause müsse, um für eine Prüfung zu lernen, warf er mich auf das Betonpflaster vor dem öffentlichen Schwimmbad. Es müssen so fünf oder sechs Erwachsene auf dem Bürgersteig gewesen sein, aber keiner hielt an, um zu sehen, was los war. Einmal, als ich ihm sagte, daß er meiner Meinung nach zu einer meiner Freundinnen gemein gewesen sei, schlug er mit der Hand gegen ein weißes Garagentor auf der Clement Street. Das Blut schoß wie ein Bogen aus seinem Knöchel: Es hatte eine überraschende Farbe, Magentarot.

Aber danach war er immer so zärtlich, und es tat ihm so leid.

«Trenn dich von ihm, wenn er dich das nächste Mal in dieser Weise verletzt», warnten mich Cath und Shari. «Ganz bestimmt», schwor ich ihnen. Und dann wandten wir uns alle wieder unseren Aufzeichnungen zu. Meine Freundinnen warfen verstohlene Blicke auf die Knutschflecken unter meinem Kragen, «versteckt» – im Grunde betont – durch einen Schal. Sie hießen es nicht gut. Aber sie verstanden mich.

Das erste Mal, daß Ben mir gegenüber im Beisein meiner Freundinnen brutal war, passierte, als wir im leerstehenden Apartment des Vaters einer Freundin übernachteten. Er sprang mit voller Kraft auf meinen Schlafsack. Ich hatte etwas Falsches gesagt, und er reagierte so schnell, daß ich gar nicht wußte, wie mir geschah. Er rollte mich in meinem Schlafsack auf den Gang hinaus, setzte sich rittlings auf mich und schlug auf mich ein, bis mir die Luft wegblieb. Ich konnte weder atmen noch sprechen. Zwischen den Schlafsäcken ging im Halbdunkel so viel hin und her – Raufereien, Geflirte, Betrug –, daß es niemand im Grunde bemerkte, bis auf ein oder zwei Jungen, die mir später im Vertrauen sagten: «Ben ist verrückt. Und du solltest dir das nicht gefallen lassen.» Aber die Mädchen blieben standhaft: er hatte eben Schwierigkeiten. Als wir bereits vier oder fünf Monate miteinander gingen, verbrachten wir wieder die Nacht mit ein paar anderen Teenagern zusammen in der gleichen Wohnung, die noch immer leerstand. Wieder hing die vertraute Atmosphäre in der Luft, die entsteht, wenn keine Erwachsenen in der Nähe sind – ein festliches nihilistisches Gefühl, privilegiert zu sein, weil die Erwachsenen ebenfalls allein gelassen werden wollen.

Von einem Eckfenster aus hatten wir den Blick auf eine Telefonzelle. Wir kannten die Nummer und ließen das Telefon läuten, wenn Passanten vorbeikamen. Einige hoben ab. Ich flirtete mit einem gutaussehenden Jungen, den ich vom Fenster aus sah. Als ich den Hörer auf die Gabel legte, packte mich Ben und zog mich zur Wand. Ich nehme an, daß er sich erst im letzten Augenblick entschied, mit der Hand gegen die Wand zu hauen, statt meinen Kopf dagegen zu schmettern.

Die Mauern des alten viktorianischen Gebäudes erzitterten unter Bens Schlag. Als seine Faust zurückschnellte, war da ein Loch, durch das man das braune pelzige Isoliermaterial sehen konnte.

Die anderen Mädchen wußten nicht genau, wie sie reagieren sollten. Ich wußte es auch nicht. Ich zog mich von ihm zurück und ging in die Küche, aber plötzlich war er wieder normal. «Mein Vater wird mich umbringen», sagte Zoe, deren Vater das Haus gehörte. Aber weiter geschah nichts. Ich half Zoe, den heruntergefallenen Mörtel aufzukehren. Ben ließ das Blut auf seiner Hand trocknen. Es gefiel ihm, wie es aussah. Dann beschlossen wir gemeinsam, uns chinesisches Essen zu bestellen.

Als ich meinen Eltern erzählte, daß Ben mich geschlagen hatte – ich log und sagte, es sei nur das eine Mal gewesen –, verboten sie mir sofort, mich je wieder mit ihm zu treffen. Sie erlaubten mir, mich in ihrer Gegenwart von ihm zu verabschieden, und damit hatte sich's. Daß sie so schnell intervenieren und auf so uncharakteristische Weise strikt sein konnten, hängt zweifelsohne mit der Tatsache zusammen, daß die Frauenbewegung «Bewußtseinsbildung» über Gewalt in den Familien betrieb. Es war das einzige Mal in meiner Teenagerzeit, daß sie mich wirklich zu etwas zwangen. Sogar damals war ich froh, daß sie es taten. Ich hätte es nicht geschafft. (Ich würde diese Intervention gerne allen beschreiben, die jemals zu behaupten wagten, «der Feminismus habe versagt». Mich hat das jedenfalls mit Sicherheit vor Schlimmerem bewahrt.)

Als ich Ben sagte, daß ich mich nicht länger mit ihm treffen dürfe, meinte er, daß ihm das leid tue, und ging zum nächsten Mädchen über. Ich verdrängte die Erinnerung an seine Finger, die sich in meine Schultern gekrallt hatten. Die Beziehung selbst, die von «äußeren» Kräften beendet worden war, blieb, wie alle großen Liebesgeschichten der Teenagerzeit, etwas, an das ich mich immer in nostalgischer Weise erinnerte. Ich denke immer noch an ihn, wie er auf seinem Skateboard die Lombard Street hinuntersaust, die Sonne in den Augen.

Ich erinnere mich nicht, daß mir Bens gewalttätiges Verhalten weh getan hat. Ich möchte noch immer die Worte niederschreiben: «Es hat nicht weh getan». Aber es muß weh getan haben. Er war groß, und mehrere Male hat er mich wirklich durch die Gegend geschlagen. Ich möchte immer noch herunterspielen, was damals geschehen ist, und ich spüre, daß ich das Bedürfnis habe, Ben zu entschuldigen – und zu erzählen, daß er von jedem geliebt wurde, der ihn kannte, daß er sich nur irgendwie nicht beherrschen konnte. Vermutlich gehörte das zu der Art, wie ich und so viele andere Erlebnisse dieser Art rationalisieren. Die Internalisierung dieses Impulses ist vielleicht ein Teil dessen, was es heißt, «eine Frau zu werden», aber sie sollte es nicht sein.

Ich habe diese Beziehung geheimgehalten. Ich mag es nicht, wenn meine alten Freundinnen oder mein Bruder darauf zu sprechen kommen.

Ist es Scham? Ja. Ich mag es nicht, wenn Worte wie «mißbraucht» oder «Opfer» im Zusammenhang mit mir fallen. Aber da gibt es auch ein Widerstreben, Ben auf ein «Feindbild» zu reduzieren. Er hat es verdorben, und zwar gründlich, und das war sein Fehler. Aber diese Tatsache sagt nicht alles über ihn und faßt auch seine Beziehung zu mir nicht ganz. Meine Unfähigkeit, diese paradoxe Erfahrung zu verstehen, bedeutet auch, daß sie mir noch heute wichtig ist: er mochte mich wirklich und er glaubte wirklich, daß er mich respektierte, und er schlug mich wirklich. Ich mochte ihn wirklich und respektierte ihn größtenteils, sogar noch, nachdem er mich geschlagen hatte. Eine reine Ideologie über männliche Gewalt gegen Frauen, die die Gewalt aus dem subjektiven menschlichen Kontext herausnimmt, half mir nicht, das alles endgültig zu verstehen.

Amy Holtzworth-Munroe, eine Psychologin an der Indiana University, hat herausgefunden, daß es drei Kategorien von Männern gibt, die Frauen schlagen. Die Männer der einen Gruppe fürchten sich davor, verlassen zu werden; die in der zweiten Gruppe reagieren übersensibel auf Kritik; die Männer in der dritten Gruppe setzen Gewalt vorsätzlich ein, um ihre Partnerinnen zu kontrollieren. Nur die Theorie, die männliche Gewalt als etwas sieht, womit Liebe und Sex kontrolliert werden soll, wirft ein Licht auf das, was Ben tat und was ich akzeptierte. Der körperliche Prozeß, der Mädchen und Frauen darauf vorbereitet, eine solche Kontrolle zu akzeptieren, ist subtil und setzt sogar früher ein als die Gewalt selbst. Wenn ich mit Ben zusammen war, hielt ich es trotz meiner Erziehung – von der man hätte annehmen können, daß sie mich dagegen immunisierte, so etwas zu dulden – nicht für unnatürlich, daß er versuchte, mich zu kontrollieren. Bis hin zu der Tatsache, daß ich es tolerierte, muß ich irgendwie eine Art Erwartung aufgesogen haben, daß ich kontrolliert werden sollte, und noch dazu die Furcht davor, was geschehen würde, wenn ich «außer Kontrolle» geriete.

10 *Crashkurs: Ihre Körper*

> Es empfiehlt sich, über den männlichen Fortpflanzungsmechanismus genauso gut Bescheid zu wissen wie über den eigenen.
>
> KIMBERLY-CLARK, *Your Years of Self-discovery*, 1968, 1973

Als wir vierzehn, fünfzehn waren, hatten wir uns über den regelmäßigen Austausch von Informationen ein verläßliches Bild des männlichen Körpers und seiner Veränderungen im Zustand der Erregung zusammengebastelt und wußten ziemlich genau, was zu tun war. Unser Wissen bezogen wir aus dem Exemplar *Angst vorm Fliegen*, das Caths Mom gehörte, aus Sharis Erkundungssessions, die sie Freitag abend nach dem Tanzen an dem Typ durchführte, den sie gerade abzuschleppen gedachte, aus meinen nostalgischen aber wenig kenntnisreichen Beschreibungen von Ben, aus Büchern und dem Klatsch der älteren Mädchen. Wenn sich jemand die Mühe gemacht hätte, uns die männliche Sexualität und ihre Zyklen im Detail zu beschreiben, bevor wir dieses Terrain selbst erkundet hatten, hätten wir über die Unwahrscheinlichkeit des Ganzen gelacht.

Eine ganze Reihe populärer Sexführer, die an Deutlichkeit nichts zu wünschen übrig ließen, lag in den Häusern herum, in denen wir als Babysitter ein und aus gingen. («Wir suchten das Sexzeug und hakten, wie für einen Tagesbericht, Punkt für Punkt ab, sobald die Eltern verschwunden waren», erinnert sich eine Frau an ihre Babysittertage als Teenager.) Woche für

Woche lasen wir einander in Sharis Zimmer – das sie mit fast lebensgroßen Postern von Mick Jagger mit nacktem, glänzendem Oberkörper tapeziert hatte – wie besessen aus den damals populären Sexhandbüchern vor. Wir grübelten über die wenigen Informationen, die wir hatten, ergänzten und examinierten sie im Licht unserer neuen Erfahrungen, die wir, wie Pokerspieler, in den Topf des kollektiven Wissens warfen.

«Also: ‹Penis-Mund-Technik›», las Shari in ironisch belehrendem Ton aus der *Sinnlichen Frau* vor, schlug ihre Beine betont sorgfältig übereinander und machte auf unnahbar. «‹Beugen Sie sich vor, nehmen Sie den Penis und umfassen Sie ihn sanft mit der Hand. Lassen Sie Ihre Zunge …›, okay, jetzt kommt die Flatternummer: ‹Um ihn ohne Umwege zur Ekstase zu bringen, lassen Sie Ihre Zunge *leicht* vor- und zurückschnellen …›»

Cath und ich schrien gleichzeitig auf. «Nein, wie romantisch», sagte Cath. «Du liebe Güte.» – «Was die menschliche Sexualität angeht, zeigst du eine erstaunliche Reife», meinte Shari. «Dein Partner wird sich ja so verstanden fühlen. Also weiter: ‹Lassen Sie jetzt Ihre Zunge ein paarmal den Penis hinunter- und wieder hinaufgleiten, und kehren Sie dann zu der Schmetterlingstechnik zurück, aber diesmal führen Sie sie am ganzen Penis aus …› Das stimmt übrigens! Die Typen mögen das wirklich. ‹Und achten Sie darauf, daß Ihre Nägel immer kurz geschnitten sind. Sie sollten versuchen, die Entspannung Ihrer Mundmuskulatur zu trainieren, indem Sie Ihren Unterkiefer schlaff herunterhängen lassen.› Ich habe gelesen, daß man das machen kann, wenn man vor dem Fernseher sitzt oder Auto fährt.» Von uns hatte noch keine einen Führerschein.

Irgendwann werden wir alle auf den Freeways herumfahren und aussehen, als hätte man uns das Gehirn amputiert, dachte ich.

«Aufgepaßt: ‹Jetzt dehnen Sie Ihre Lippen, bis beide Zahnreihen völlig bedeckt sind.›»

«Wie macht man das, die ganze Zeit seine Zähne mit den Lippen bedecken?» Cath konnte sich die Nachfrage nicht verkneifen.

«Schau her», sagte Shari. Sie stülpte ihre Lippen in einer sonderbaren Grimasse über ihre Zähne.

«Das sieht nicht sehr sexy aus», sagte ich. «Du machst ein Gesicht wie eine Schildkröte.»

«Weiß ich, aber schau her», sagte sie noch einmal. Sie stöberte im Badezimmer herum und kam mit einem Deostift Love's Baby Soft in der Hand zurück. Er hatte die Form eines Phallus, mit einer kuppelartigen Spitze aus Plastik. «Hier, siehst du?» Sie tat, als ob sie den Stift in den Mund stecken wollte. «Keine Zähne: Sie werden es lieben.»

Wir kreischten. «Kommt nicht in Frage!» sagte ich. «Niemals.»

«Also, ihr beiden, kriegt euch wieder ein.»

Und natürlich kriegten wir uns wieder ein. Ein Jahr später waren wir ganz versessen darauf. Nicht so sehr auf das, was Penisse «taten» (in unserer Vorstellung waren sie Wesen für sich, eigenwillige Dritte im Bunde, die uns oft mehr interessierten als die Jungen, die auf sie achtzugeben hatten). Aber das war im Grunde noch Neuland, auf dem wir uns vorsichtig und ungeschickt bewegten. Wir waren eher versessen auf das, was sie waren – so unwahrscheinlich, so schön und unheimlich, wie sie sich aus eigener Kraft seltsam erhoben, merkwürdig jeder Schwerkraft trotzten, unfaßbar empfänglich waren für alles. Wir hätten es lässiger weggesteckt, wenn die Penisse der Männer all diese Kunststücke nur ein- oder zweimal pro Jahr vorgeführt hätten, vielleicht zum Wechsel der Jahreszeiten. Aber *andauernd* – das kam uns reichlich übertrieben vor.

Penisse waren aufregend. Sie waren cool. Cath, Shari und

ich hatten, wie bei Babys oder Haustieren, fast das Gefühl, für die verantwortlich zu sein, mit denen wir inzwischen beim Herumalbern mit unseren Boyfriends in Berührung kamen, wenn auch nur durch Jeans hindurch. Auf jeden Fall präsentierte man uns Penisse als etwas, wofür wir die Verantwortung trugen. Trotzdem gaben sie *uns* das Gefühl, aufregend, geschickt, sanft, elegant, mit magischen Kräften versehen oder sogar Beschützer zu sein. Wir waren wie junge Mütter, für die es nur noch eines gibt, die selbst noch das kleinste Detail fasziniert und die sich nur noch miteinander unterhalten können. Penisse waren unser Lieblingsthema. Sie hatten ein Eigenleben, und über sie schienen auch wir eine neue, verblüffende Geheimexistenz neben unserem gewohnten Leben zu bekommen.

Sandy hat die gleichen Erinnerungen an unsere damaligen Tratschrunden wie ich. Als sie erzählte, fielen uns die Szenen bei Pattie zu Hause auf dem Fußboden wieder ein. «Man trichterte uns zwar ein, nichts sei so verrückt, daß wir es nicht machen könnten, und die sexuell aktiven Mädchen waren echte Heldinnen für uns, aber die Jungen hielten solche Mädchen immer noch einfach für Schlampen. Das hing mit den zweierlei Kulturen zusammen, in denen Männer und Frauen lebten. Frauen preschten nach vorne, Männer hatten im Grunde noch den Rückwärtsgang drin. Viele unserer Freundinnen hatten ältere Schwestern – die waren siebzehn, wir waren dreizehn oder vierzehn. Die großen Mädchen gaben an, und wir schauten zu ihnen auf, weil sie älter und cool waren, Sex hatten und wir so sein wollten wie sie. Es war cool, einen richtig guten Blow-Job hinzukriegen. Und sie erzählten uns alle möglichen Details, zum Beispiel, wie es schmeckt, wenn man es einem Typen besorgt, und dann schnappten sie sich eine Colaflasche und zeigten es uns. Diese siebzehnjährigen Mädchen waren so abgebrüht. Und die Jungen, mit denen sie gingen, waren völlig unbeleckt vom Feminismus oder der Schwulenbewegung, die damals gerade anfing. Der typische Junge in den Siebzigern hat in der einen Hand eine Bierflasche, in der anderen einen Joint, ein gleichaltriges Mädchen bläst ihm einen, und er sagt: ‹Das ist vollkommen irre.› Und in der Sprechblase über dem Kopf der Frau steht: ‹Wow, ich bin so befreit.›»

Die sexuell aktiven Mädchen zogen uns magisch an, aber wir fanden sie auch irgendwie bedrohlich – es hielt sich die Waage. Kirsten, die vier oder fünf Jahre jünger ist als ich, sagte einmal, daß ihr erstes Bild weiblicher Sexualität ein sechzehnjähriges Mädchen gewesen sei, das mit ihr zusammen einen Schwimmkurs machte. Sie war damals vierzehn. «Ich hatte noch gar keinen Busen», sagte Kirsten. «Aber diese Frau war voll entwickelt – sie war überhaupt so groß und breit. Wenn ich ihr zusah, wie sie ihre wirklich üppigen Brüste in die Körbchen ihres Badeanzugs schob, kam es mir so vor, als ob sie ewig dazu brauchte. Sie verblüffte mich. Und sie ging mit vielen Jungen. Einmal war ich in der Nähe, als sie an ihrem Schließfach stand und sich mit anderen Mädchen darüber unterhielt, wie toll Sex sei. ‹Ich mag es›, sagte sie. ‹Es ist ein gutes Gefühl.› Einige nannten sie eine Schlampe. Das war ihr alles andere als gleichgültig. Aber sie war überzeugt von dem, was sie tat. Das hat mich umgehauen. All diese Schuldgefühle, die ich wegen meiner sexuellen Empfindungen mit mir herumgeschleppt hatte, fielen von mir ab. Ich hatte das Gefühl, ich kann erwachsen werden und so sein wie sie.»

Die junge Frau, an die sich Kirsten erinnert, wurde von den anderen Schlampe genannt, weil sie nicht vorgab, das nicht gern zu tun, was sie tat, und doch war sie für Kirsten eine anziehende Persönlichkeit. Als wir so alt waren wie Kirsten, erreichte uns eine völlig andere Botschaft: Wir lebten im legendären «Age of Aquarius», und im Zeitalter des Wassermanns kannst du alles tun, und vermutlich solltest du es sogar tun. Aber, so der zweite Teil der Botschaft, es kann vorkommen, daß man dich deshalb eine Schlampe nennt. «Als ich schließlich einen Mann nackt sah», erinnerte sich Sandy, «beschloß ich, daß es mir gefiel, wie glatt Männer waren. Sie sahen so stromlinienförmig aus – kein Gramm Fleisch zuviel. Und sie waren stark. Heranwachsende Jungen sind sehr stark, und zwar in einer Art und Weise, wie es Mädchen einfach nicht sind.

Es war sehr einfach, sie zufriedenzustellen. Ich hatte das Gefühl, daß man mich brauchte, daß ich wichtig war, weil ich jemandem Vergnügen bereitete. Aber es verschaffte mir auch ein Gefühl von Macht, daß ich einen Typ einfach auf dieses hilflose ... Blubb reduzieren konnte. Sie schienen ihren sexuellen Empfindungen so ausgeliefert zu sein. Sie hörten auf, das zu sein, was sie im wirklichen Leben waren, und wurden zu Sklaven ihres Vergnügens – was vermutlich hieß, daß ich die Herrin war.

Mochte ich Penisse? Ja. Ich mochte es, wie sie sich anfühlten, in mir drin und einfach so. Es war etwas, was ich nicht besaß. Wie ein neues Spielzeug. Es war faszinierend, sich zu überlegen, wie sie funktionierten; sie waren offenbar sehr empfindsam, und es hatte etwas Reizvolles an sich, diese Männer, die nach außen hin so hart waren, aber – Penisse sind verletzlich. Viele meiner Freundinnen hatte vor Penissen Angst, besonders wenn sie nicht mit Jungen aufgewachsen waren. Ich denke, ich war da eine Ausnahme.»

Pattie war ein solches Mädchen. «Ich erinnere mich», sagte sie, «wie ich zum ersten Mal mit meinem Freund aufs Ganze ging, und da war ich nun, hielt den Penis dieses Jungen in der Hand und dachte: *Das fühlt sich sonderbar an. So trokken.* Trockener, als ich erwartet hatte. Vielleicht, weil ich nicht erregt war. Ich erinnere mich, daß ich ein wenig geschockt war. Er war hart und haarig, er war nicht schön, sanft oder weich. Ich war eine Zimperliese. Vielleicht gibt es ein besseres Wort dafür … ‹feminin›? ‹wählerisch›? Der Penis ist irgendwie grob. Ich bin ausschließlich unter Frauen aufgewachsen und habe eine Menge Schlimmes über das gehört, was Männer taten. Und viele schlimme Dinge stellen sie mit ihrem Penis an. Man hat mir nicht gerade das Gefühl gegeben, daß mich etwas Großartiges erwartet.»

Und Tonya, die jünger ist, aber ähnliche Erfahrungen hat, erinnert sich an «das ziellose Herumgegrapsche – diese Versuche, in zu enge Hosen reinzulangen, um etwas zu finden, bei dem ich mir von vornherein nicht sicher war, ob ich es überhaupt anfassen wollte! Was Penisse anbelangt, hatte ich das Gefühl, daß sie mich zwangen, Dinge zu tun, die ich vermutlich gar nicht tun wollte. Wenn ich mit Jungen ausging, war da immer der Druck, irgendwas mit diesem Ding anzustellen, denn alle Welt behauptete ja, daß sich bei ihnen alles um den Penis drehe, daß es für sie das Größte sei, das höchste Vergnügen, daß es bei Jungen gar nichts anderes gäbe. Sie grapschten nach mir, und ich dachte: ‹Verdammt noch mal, ich müßte jetzt was tun.› Man sagte uns, es sei richtig und angemessen, man müsse es schon aus Höflichkeit machen, wenn man seinen Freund halten wolle.»

Als Jeanne über ihre Erinnerungen sprach, rollte sie sich eine winzige Zigarette, die sie mit ihren kleinen Händen mit den schwarzbraun lackierten Fingernägeln an die Lippen führte: «Ästhetisch gesehen», sagte sie zu mir, «fand ich Männer eher langweilig. Das kommt vielleicht daher, daß ich so viele Nackte sah, als ich aufwuchs. Du kennst das ja – die Nacktbadestrände und Nudistencamps der Hippies. Die Sonoma School of Herbal Studies – von meinem achten Lebensjahr an sah ich fast nur nackte Männer. In den Bergen von Sonoma County fiel man auf, wenn man Kleider anhatte.

Ich machte mir nicht viel aus männlicher Sexualität, aber dann, als ich einmal mit einem Jungen herumexperimentierte, hatte ich meinen ersten Orgasmus. Ich dachte: ‹Du liebe Güte!› Es hat mir natürlich gefallen, wem gefällt das nicht?» Sie lachte. «Danach hatte ich immer einen Orgasmus. In dieser Zeit lernte ich meinen Körper kennen. Ich war verliebt – vielleicht in die Lust. Es ist irgendwie verwirrend, wenn man seinen ersten Orgasmus bekommt. Ich hätte den Mann sogar dafür geheiratet.

Als ich diesem Jungen, in den ich mich verliebt hatte, dann zum ersten Mal beim Masturbieren zusah, war das eine ganz unglaubliche Sache. Ich begann, ihn wirklich zu lieben. Er war einfach großartig, und es interessierte mich sehr, was da ablief. Was ich sah, war, schlicht gesagt, umwerfend – es wirkte schön und elegant auf mich; vielleicht, weil ich selbst gerade damit anfing. Es war etwas, was ich mir nicht hätte vorstellen können. Es fällt mir kein Vergleich ein, da ich so etwas noch nie erlebt hatte.»

«Überhaupt kein Vergleich?»

«Nein ... laß mich überlegen.»

Dann, kurz danach: «Mir ist etwas eingefallen – aber der Vergleich hinkt ein wenig. Es hatte was von einem großartigen Kunststück.»

«Ein großartiges Kunststück.»

«Ja ... Ich kann es noch immer nicht fassen – dieses Gefühl –, daß sich jemand mit mir zusammen so wohl fühlt. Es kam mir überhaupt nicht merkwürdig vor. Es war die natürlichste Sache der Welt. Damals habe ich etwas *begriffen.*»

«Was?»

«Es war das erste Mal, daß Sexualität für mich nichts Beängstigendes oder Unheimliches an sich hatte. Im Gegenteil, es war irgendwie schön.»

Unheimlich glatt, beängstigend, grob, bedrohlich, Macht

verleihend – all das war der männliche Körper für uns, und irgendwie hatte er in der Tat auch noch eine Art Schönheit. Damals lernten wir die Süße und Intensität des ersten Begehrens kennen, und es war wie eine Offenbarung. Aber daß jemand wirklich dazu steht, ist so selten, daß es mich wie ein Schock traf, als mir die Gefühle, von denen diese Frau meines Alters sprach, so unsagbar vertraut vorkamen.

«Ich war dreizehn», erzählte sie, «und ich war mit ein paar anderen Kids zum Tanzen in ein Hotel gegangen, in dem gerade eine Wirtschaftsmesse stattfand. Was hatte ich an? Ich weiß es noch genau: Ich trug einen pfirsichfarbenen Body und einen knallroten Wickelrock. Und ich führte meine neuen Brüste vor! Ich hatte viel Make-up aufgelegt und sah aus wie siebzehn. Ich war wie eine Tänzerin, die sehen will, wie weit ihre Kraft reicht, was ich aber eigentlich herausfinden wollte, war, wie weit meine Weiblichkeit reichte.

Dann kam dieser Mann herein. Er war erwachsen – so um die vierundzwanzig. Er war zufällig an dem Hotel vorbeigefahren, hatte Musik gehört, war reingegangen, weil er sehen wollte, ob etwas los war, und vermutlich auch, ob er eine der Schülerinnen aufreißen konnte. Er forderte mich zu einem Slow-dance auf. Während wir tanzten – und ich zählte die Sekunden, da es nur eine Frage der Zeit war, bis jemand ihn entdecken und hinauskomplimentieren würde –, bemerkte ich plötzlich, daß er eine Erektion hatte. Aber statt davor zurückzuschrecken oder mich dagegen zu wehren, passierte das genaue Gegenteil.

In meinem Kopf machte etwas klick, es war wie eine Erscheinung, ein Paradigmenwechsel. An diesen Mann gepreßt, begriff ich etwas. Ich begriff, wie alles zusammenhing. Ich verstand plötzlich, was das alles bedeutete und wie es funktionierte – und was alles für mich drin war. Wieviel Spaß es machen könnte.

Einige Zeit zuvor hatte ich beschlossen, mit Sex erst anzufangen, sobald ich siebzehn war. Aber ich erinnere mich, daß ich in diesem Augenblick dachte: Das sind noch vier Jahre bis dahin. Vier Jahre. *Ich kann unmöglich so lange warten.* Ich gehe ein, wenn ich so lange warten muß.»

11 *Stufe drei: Identität*

Tell me, who are you?

The Who, *Who Are You*, 1978

Was wir waren, konnten wir über die Menschen erfahren, die wir berührten. Tonya und ich und auch die anderen Mädchen aus meinem Bekanntenkreis fanden heraus, was wir waren und was wir nicht waren, indem wir uns auf Szenerien einließen, mit denen wir eigentlich nichts zu tun haben sollten. Die körperliche Erfahrung der Selbstentdeckung wurde so von der psychologischen Einsicht, die wir gewannen, noch gesteigert.

Zu der Zeit, als sie in die High-School kam, hatte sich Tonya von einer unglücklichen «Mainstream-Tussy» in eine «erfolgreiche Rebellin» verwandelt. Sie fand heraus, daß etwas, was sie eines Tages ganz unerwartet entdeckte, sie noch glücklicher machte. «Meine Freundin», sagt sie, «nahm mich auf eine Lesben-Party mit. Es waren High-School-Mädchen, aber auch ältere Frauen so um die zwanzig da. Und eine dieser älteren Frauen, Amy, hörte gar nicht mehr auf, mit mir zu flirten. Sie sagte mir, wie ‹süß› ich sei. Sie war sehr gut angezogen und konnte sehr gut reden, und sie fing an, mir die Hände auf die Schenkel zu legen und mich in einer Weise zu liebkosen, wie Jungen es nie taten. Jungen grapschten nur, aber sie war leicht in ihrer Berührung und verschaffte mir das kribbelnde Gefühl, das einem Schauder über den Rücken jagt … Ich sagte ‹Hilfe!› zu meiner Freundin. Und sie lachte. «‹Sieht nicht so aus, als ob du Hilfe bräuchtest.›

Wir verabredeten uns im Haus der Eltern irgendwelcher Freunde. Die Eltern waren natürlich ausgegangen. Und obwohl ich mir sagte, daß nichts passieren würde, verbrachte ich geschlagene zwei Stunden damit, mich zurechtzumachen. Ich trug einen geschlitzten Rock und ein durchsichtiges Shirt. Ich wollte eindeutig aufs Ganze gehen.

Als ich mich im Badezimmer kämmte, berührte sie mich und sagte: ‹Also, wann bekomme ich einen Kuß von dir?› Es war so schön, daß sich jemand so offen erklärte, und doch fühlte ich mich sicher, da sie nicht größer war als ich. Es war faszinierend, da ich so etwas noch nie zuvor getan hatte, und trotzdem fühlte es sich vertraut an, so vertraut, wie ich mir selbst war – ich überlegte, wie es wohl wäre, mein Spiegelbild zu küssen. Und als es geschah, dachte ich: ‹Mein Gott, das ist genauso, wie wenn man einen Jungen küßt – außer daß sie was vom Küssen versteht!›

Als die Sache sich mit der Zeit entwickelte, wurde daraus eine großartige Beziehung. Es war so wunderbar, ihr Körper war so weich, ihre Schultern so schmal, und ich konnte mich vollständig um sie herumwickeln, und statt daß ich mich umklammert fühlte, fühlte ich mich mit ihr verflochten. Sie war hübsch. Jungen haben irgendwie kein Gefühl für Mode! Es war cool, mit dieser Frau zusammenzusein, die genau das hatte. Wir konnten uns zusammen feinmachen, und wenn wir ausgingen, gehörte mir die Welt. Bei Jungen hatte ich immer das Gefühl, daß ich sie erst mal umziehen müßte, wenn wir weggingen, aber man wußte ja, daß sie nichts Besseres im Schrank hatten. Sie konnten nicht tanzen – und sie konnte tanzen. Und in ihren Armen fühlte ich mich so sicher. Ich konnte sie umarmen, sie eng an mich ziehen und mich als etwas Ganzes fühlen. Sie hielt mich in den Armen, weil ich ich war. Bei Jungen hatte ich schon wegen ihrer Größe immer das unsichere Gefühl, ob es nicht einfach nur bequem für sie war, den Arm um einen zu legen, ob man nicht nur eine Art Ablage war oder ob sie wirklich den Arm um einen legen wollten. Bei ihr hatte ich das Gefühl, daß sie es wirklich wollte.

Außerdem wußte sie, was sie tat. Keine Ambivalenzen – sie wußte genau, was sie wollte, und das war großartig! Und da ich wußte, was mir Vergnügen machte, und sie wußte, was ihr Vergnügen bereitete, waren wir fähig, uns zu ergänzen und zu befriedigen, wie ich es mit keinem Jungen je erlebt hatte. Es ging über Stunden, und so hatte ich nie das Gefühl, das ist jetzt der Höhepunkt, und dann zack!, aus. Wir dösten ein, und es war fast so, als ob ein Zustand des Bewußtseins in einen anderen traumartigen Zustand übergehe. Ich hatte nicht das Gefühl, daß ich irgendwelche mechanischen Manöver vollbringen müsse, deren Auswirkungen ich sowieso nicht verstand. Sie gab mir ein tiefes Gefühl von Sicherheit, durch das ich den Mut bekam, aufzustehen und andere Dinge zu tun.»

Die Lektionen in sexueller Selbstdefinition, die wir erhielten, betrafen nicht nur unser Geschlecht, die gesellschaftliche Hierarchie und den physischen Raum, der uns zugestanden wurde. Sie waren auch ideologisch. In dem Sommer nach meiner Trennung von Ben hatte ich ein Erlebnis, das mich unmißverständlich darüber aufklärte, daß man unsere sich entwickelnde Sexualität nicht als etwas sah, das uns gehörte, sondern eher als etwas, was wir, wie vestalische Jungfrauen, in den Dienst einer größeren, unpersönlichen Weltsicht zu stellen hätten. Mein Abenteuer enthüllte mir nicht nur, daß ganze Glaubenssysteme sich anmaßten, über meine Sexualität zu bestimmen, sondern auch die erotische Anziehungskraft des Verbotenen.

Es fing alles damit an, daß ich mit einer zionistischen Jugendorganisation auf eine dieser Reisen nach Israel ging, die jüdische Kinder der amerikanischen Mittelschicht oft als *rite de passage* in ihrer Akkulturation bezeichnen. Diese Reise, die von verschiedenen zionistischen Organisationen gesponsert werden, dienen dazu, die Jugendlichen in ein Erbe einzuführen, das sie überzeugender finden sollen als die Version, die sie in ihren vorstädtischen Hebräisch-Schulen kennengelernt haben. Sie sollen während eines drei- bis sechswöchigen Aufenthalts eine Identität festigen, die den Verlockungen der amerikanischen Assimilation widerstehen kann.

Meine Gruppe bestand aus etwa einem Dutzend Jugendlicher, die zum größten Teil aus wohlhabenden Elternhäusern der Ost- und Westküste stammten, und einem Betreuerteam, einem jungen, progressiven barttragenden Rabbi und seiner gesprächigen jungen Frau. Wir verbrachten die Zeit so, wie man es von uns erwartete. Wir besuchten Yad Vashem, die Holocaust-Gedenkstätte, die senkrecht abfallenden Klippen des Berges Sinai, die Heilige Stadt und zum Schluß einen Kibbuz im Norden, wo jeder von uns vier Stunden am Tag körperlich arbeiten mußte. Wir sollten den Wert erkennen, den es hatte, für das allgemeine jüdische Wohl zu arbeiten, außerdem sollte uns die Verweichlichung unseres materialistischen Alltags ausgetrieben werden.

Ich war dazu eingeteilt, Bananen und Grapefruits in den Obstplantagen zu pflücken. Jeden Morgen um vier Uhr wurden wir amerikanischen Mädchen durch israelische Aufseher, die es bis zur Sprachlosigkeit irritierte, welchen Wirbel wir um unsere Haare und um unsere Nägel machten, auf offene Lastwagen verfrachtet. Unser Konvoi fuhr in das langsam stärker werdende Tageslicht hinein. Am Rande der noch dunklen Gegenwelt der Bananenplantagen kletterten wir vom Laster herunter und gingen zu Fuß weiter, bis wir die dichtgepflanzten Bäume erreichten. Nasse Büschel tropisch grüner Blätter hingen in der Luft und warfen kühle, feuchte Schatten, grüne Büschel von Früchten wuchsen weiter oben. Zwischen den Schatten und dem wechselnden Licht gingen junge Männer, irische Saisonarbeiter, mit bloßem sonnengerötetem Oberkörper den ganzen Morgen über nur wenige Meter vor uns her und schlugen mit ihren Macheten die schweren tellerförmigen Blätter herunter, die wir hinter ihnen aufsammelten.

Was für ein Unterschied: Die Jungen aus unserer Gruppe sahen nicht so aus. Sie sprachen davon, wie sie auf tolle Unis wie Cornell kommen konnten. Sie zogen ihre Lacoste-Hemden nicht unter den süß duftenden klebrigen Blättern aus und sahen überhaupt nicht besonders überzeugend aus mit einer Machete in der Hand.

Bald hatte sich bei mir und anderen Mädchen aus der Reisegruppe die Überzeugung festgesetzt, daß die meisten Jungen in unserer Gruppe nicht sexy waren. Aber die jungen Männer in der Bananenplantage waren sexy, und zudem waren sie verboten. Sie waren irisch, und das heißt, sie waren Christen (ob katholisch oder evangelisch, war in diesem Zusammenhang gleichgültig). Deshalb wurde uns stillschweigend klargemacht, daß sie nichts für uns waren. Es verstand sich, daß es unpassend gewesen wäre, wenn wir sie in ihren Quartieren besucht hätten. Es hätte bedeutet, über eine Wasserscheide zu gehen, denn die irischen Jungen waren in einem abgetrennten Teil des Kibbuz untergebracht, viel näher an den Plantagen als der Schlafsaal, in dem die kostbaren jüdisch-amerikanischen Mädchen einquartiert waren.

Wenn der Freitagabend kam, zog die ganze große Kibbuz-Familie gebügelte weiße Shirts und unauffällige Kleider an. Während im Kibbuz auf dem Berg eine andächtige Gebetsstille eintrat, spielten die irischen Jungen, die sich über ihren Außenseiterstatus lustig machten, im Dunkel der Bananenplantage die Sex Pistols in voller Lautstärke. Sie schickten palästinensische Jugendliche, mit denen sie sich angefreundet hatten, mit dem Auftrag nach Haifa, ihnen auf dem schwarzen Markt Johnnie Walker Black Label und Marlboros zu besorgen. Im Lichte einer einzigen roten Glühlampe blieben sie die ganze Nacht vor ihrem einzigen freien Tag über wach, pokerten, rauchten und tranken. Arme Jungen, die in einem wunderschönen fremden Land schlechtbezahlte Arbeit leisteten und für ein Volk arbeiteten, das sie teils fürchtete und ihnen teils mißtraute und das auch sie teils fürchteten und dem sie teils mißtrauten. Ihr Spott war vernichtend.

Auf der Fahrt zu den Feldern, auf denen sie, wie sie wußten, in den Augen ihrer «Gastgeber» ungefähr den gleichen Status innehatten wie die unberührbaren palästinensischen Arbeiter, trugen sie ihre blonden Köpfe hoch erhoben und ließen eine Fahne Zigarettenrauch im morgendlichen Wind hinter sich herwehen. Sie sangen mit ironisch verzogenem Mund in ihrem federnden Akzent «Onward, Christian Soldiers», in voller Hörweite des israelischen Vorarbeiters.

Der Kibbuz konnte nichts dagegen tun. Die Väter des Kibbuz waren auf ihre Arbeitskräfte angewiesen. Alles, was ihnen übrigblieb, war, ihre Töchter in sicherer Entfernung zu halten. Die anderen Mädchen und ich schmiedeten einen Plan, wie wir an sie herankommen konnten. Es gelang mir, dicht neben den irischen Jungen zu arbeiten. Wir flirteten beim Aufheben der Früchte und beim Abschneiden eines klebrigen Zweigs. Die Hitze, die harte körperliche Arbeit und die Tatsache, daß uns jede Annäherung verboten war, verwandelten zwei der hellhäutigen jungen Männer, Devin und Christopher, in die vollendete Verkörperung von Männlichkeit und all dem, was uns von unseren Wachhunden verboten worden war. Vielleicht konnten sie uns bestätigen, daß wir endlich wirkliche Frauen waren, über allen Zweifel erhaben.

Ich bekam Devin. Als wir auf der vorderen Veranda unter düsterem rotem Licht miteinander schmusten, schmeckte ich zum ersten Mal die rauhe erotische Mischung zweier leichter

Gifte: Zigaretten und Whisky. Da er so völlig anders war als ich und die Welt, die ich kannte, war er eine unerschöpfliche Quelle der Überraschungen: Wenn er erregt war, faßte er mich um die Taille und bog mich nach hinten. Wenn uns der Gesprächsstoff ausging – was nie lange dauerte –, fiel er mir um den Hals.

Man könnte im nachhinein sagen, daß er mich in diesen Augenblicken als bloßes «Sexobjekt» sah – aber seine hilflose Lust schien, verglichen mit den Schmeicheleien der kalifornischen Jungen, so ehrlich und direkt. Diese «94 123-Jungen», wie wir sie wegen der Postleitzahl ihrer teuren Wohngegenden nannten, strengten sich so an, cool zu sein, daß ihr Statussymbol die Fähigkeit war, einen BH im Rücken mit einer Hand zu öffnen. Sie sagten zu den Mädchen «Also, wie ist das?» oder «An was denkst du?», aber ihr Ziel war dasselbe wie das von Devin, wenn seine unverstellte offene Aufmerksamkeit auf den Verschluß meines Büstenhalters gerichtet war.

Noch interessanter war es für mich, daß Devins Erregung davon angestachelt zu sein schien, daß alles ein Geheimnis bleiben mußte. Auch das war ein Unterschied zur Sensibilität der liberalen «Sex-ist-nur-natürlich»-Jungen, die ich kannte. Für Jungen aus einer Stadt, die sich etwas darauf einbildete, den Sittenkodex zu demontieren und den Zugang zu Verhütung und Abtreibung zu erleichtern, hatte Sex keine Schrecken. Für die 94 123-Jungen schien Sex eine Art Spaß zu sein, aber keineswegs der Zugang zu Ekstase und ewiger Verdammnis, was er, meinem Gefühl nach, für den harten straßenerfahrenen Devin war und was der Grund dafür sein mochte, weshalb er manchmal tatsächlich zitterte. Jungen aus San Francisco, denen alles erlaubt war, zitterten bei nichts. Ich liebte das Gefühl, daß sich Devin so verzehrte, daß er alle Tabus seines Lebens überwinden würde, um mich zu erreichen.

Unser Übereinkommen war sehr einfach und mußte überhaupt nicht diskutiert werden, was im Gegensatz zu den Kämpfen stand, die meine Freundinnen zu Hause über sexuelle Grenzen Woche für Woche auszufechten hatten. Seine Leidenschaft hörte vor der Schwelle zu «Stufe drei» auf. Ich wollte meine Jungfräulichkeit, wenn auch nur «technisch» gesehen, bewahren, und sein eigenes Wertesystem brachte ihn ehern dazu, meine Entscheidung nicht in Frage zu stellen. Er hielt sie für richtig, ihm gefiel das Abwägen darüber, was wir tun und was wir nicht tun konnten. Durch ihn lernte ich die Abstufungen kennen, die in der Formulierung «bis hierher und nicht weiter» liegen.

Keiner der Jungen, die ich zu Hause kannte, schätzte Jungfräulichkeit besonders hoch. Sie sahen die Tatsache, daß ein Mädchen sie bewahren wollte, nicht als ehrenwerte, wenn auch vorübergehende philosophische Position an, sondern als inakzeptablen Eröffnungszug in der Verhandlung mit einem Gegner.

Dieses fremde Fleisch, die exotisch rosige Farbe von Devins Haut und die goldenen Haare auf seinem Kopf und auf seinem Körper gefielen mir. Jahre später las ich Philip Roth und kam zu der Ansicht, daß Männer kein Monopol darauf haben, ihrer Anziehung vom «anderen» Ausdruck zu verleihen. Ich liebte es, Devin lange und genau zu betrachten, und ich glaube, es schockierte ihn, aber er gewöhnte sich schließlich daran. «Ich seh gut aus, was?» zog er mich auf.

Wenn wir nichts mehr voneinander aufnehmen konnten, lagen wir auf seiner engen Pritsche auf seinem Schlafsack friedlich nebeneinander. Anstelle einer Unterhaltung sang er mir die Songs vor, die die Punk-Rock-Band seiner Heimatstadt spielte.

Es gab ein so strenges unausgesprochenes Kastensystem im Kibbuz, daß es außerordentlich mutig von Devin war, zusammen mit mir den Gemeinschaftspool zu benutzen. Aber er fing an, am Nachmittag, wenn er mit der Arbeit fertig war, mit mir darin zu schwimmen, und schwamm auch am Morgen mit mir um die Wette. Wir zogen einander auf und warteten nur auf den Augenblick, in dem wir aufhören konnten, uns nur miteinander zu unterhalten, und uns einfach nur küssen würden, worauf wir uns sowieso besser verstanden.

Dem jungen progressiven Rabbi und seiner Frau, die uns betreuten, blieb es nicht verborgen, daß da ein Flirt ablief. Eines Abends, als ich Briefe schrieb, kamen sie in den Schlafsaal. «Wir müssen mit dir reden», sagte die ernste jeanstragende Karen. Sie setzte sich auf mein Bett und hatte den Ausdruck im Gesicht, den jeder Jugendliche am meisten haßt: «Das ist etwas Ernstes – und du *kannst mit mir darüber sprechen.*» Ihr Mann stand mit gekreuzten Armen in der Tür. Es war klar, daß ich nicht so leicht davonkommen würde.

«Du verbringst viel Zeit mit Devin und den anderen Zeitarbeitern drunten in ihrem Bungalow», sagte sie. Ich wartete ab.

«Du weißt, Larry und ich nehmen unsere Verantwortung als eure Betreuer hier sehr ernst. Wir müssen auf jedes Mitglied unserer Gruppe aufpassen, und wenn wir eine Gefahr oder eine Schwierigkeit bemerken, in die jemand geraten könnte, ist es unsere Aufgabe, euch über Situationen aufzuklären, die ihr eventuell nicht allein bewältigen könnt.»

«Ja – danke. Ich weiß das zu schätzen. Ich weiß nicht, was du sagen willst.»

«Du verbringst zu viel Zeit mit den irischen Jungen, und wir finden, daß du dich zurückziehen solltest.»

«Ich bin nie nach der Sperrstunde dort.»

Karen schaute bedeutungsvoll zu Rabbi Black hinüber. Das ist deine Aufgabe, schien sie ihm sagen zu wollen. Rabbi Black kam durch den Raum und setzte sich neben seine Frau auf das Etagenbett, so daß ich meine Beine einziehen mußte, um noch eine Art höflichen Abstand zwischen uns zu lassen.

«Du verstehst uns falsch», sagte er. «Überleg dir, weshalb du hier in Israel bist. Du sollst mit der Geschichte deines Volkes in Berührung kommen. Du sollst etwas über deine Kultur und deine Identität erfahren. Als Jüdin.»

«Wie kann die Tatsache, daß ich mit Devin zusammen bin, es verhindern, daß ich meine jüdische Identität kennenlerne?»

«Erst einmal sind diese Jungen sehr respektlos, was diese Gemeinschaft hier angeht. Was aber wichtiger ist: Es kann nur ein jüdisches Volk geben, wenn einzelne wie du sich dafür entscheiden, sich mit Menschen des eigenen Glaubens zu verabreden und auch nur solche zu heiraten.» Rabbi Blacks Stimme klang zornig, als er sich für das Thema erwärmte, über das er schon des öfteren gepredigt hatte. «Zur Zeit verlieben sich so viele Juden in *Gojim* und heiraten sie, daß es im Jahre 2030 keine nennenswerte jüdische Gemeinde in Amerika mehr geben wird. Du bist hier, um die jüdische Kultur besser kennenzulernen, aber auch, um deine Zeit mit Jungen aus deiner eigenen Kultur zu verbringen und ein Gefühl dafür zu entwickeln, was verlorengeht, wenn du von diesem Weg abkommst. Denk daran: Es hängt auch von dir ab, ob es Mitte des nächsten Jahrhunderts überhaupt noch Juden geben wird. Also: Ich muß dich bitten, dir zu überlegen, dich mit deinen Freunden dort drunten in den Feldern nicht weiterhin zu treffen. Es ist zu deinem eigenen Besten. Denk darüber nach.»

Karen klopfte mir aufs Knie, und die beiden gingen weg. Was sie gesagt hatten, schockierte mich: Wenn sie glaubten, daß Gott Herr der Geschichte war, und wenn Juden außerhalb ihres Glaubens heirateten, dann hatte Gott vielleicht beschlossen, daß er es nicht für nötig hielt, daß die Juden so blieben, wie sie waren – zumindest mußten sie nicht so sein wie die Juden, die Gott nach Meinung von Leuten wie Rabbi Black braucht. Rabbi Blacks Gott schien schrecklich unsicher zu sein. Ich war verwirrt, daß Rabbi Black der Meinung war – und sich zudem sicher war, daß er damit Gottes Willen verkündete –, daß die Zukunft meines Volkes davon abhing, ob ich mit einem hübschen Landarbeiter aus der Nordstadt von Dublin schmuste oder nicht.

Kurz nachdem ich verwarnt worden war, Devin nicht mehr zu sehen, tauschte ich all meine Reiseschecks ein, klopfte an seine Tür und sagte ihm, er solle sich anziehen und mitkommen: Wir würden nach Jerusalem gehen. Alle bekamen auf dieser Reise drei Tage zugestanden, an denen wir hinfahren konnten, wohin wir wollten, was normalerweise dazu genutzt wurde, entfernte Verwandte zu besuchen – und, weiß Gott, diese Tage würden mir gehören. Devin hatte kein Geld, ich kaufte ihm seine Fahrkarte.

Die ganzen drei Tage über wohnten wir in einem palästinensischen Hotel in der Altstadt. Abends und bis weit in die Nacht hinein erschöpften wir uns in der Erkundung der Außenbezirke der Jungfräulichkeit. Wir kannten die Kultur des anderen nicht und waren von allen Seiten von einer Sprache, von Sitten, ja sogar von einer Währung und von einem Essen umgeben, die wir nicht einmal in den Anfangsgründen kennenlernen konnten, also lebten wir isoliert auf einer Insel der Sinne. Auf einem Platz, der vom Ruf des Muezzins widerhallte, aßen wir Tauben, die mit dem Kopf unter einem Flügel serviert wurden. Wie Kinder hörten wir mit Denken auf, als unsere Sinneseindrücke uns überwältigten. Unsere Körper waren wund gerieben. Wir wußten nicht, wo wir waren.

Zum ersten Mal erlebte ich diese Apotheose, die das Ziel der Adoleszenz ist: völlige Freiheit vom vertrauten gesellschaftlichen Druck, von der Identität, die mir meine Familie, die Schule, meine Freunde aufgezwungen hatten; von den demütigenden Urteilen der Peer-Group; von den Frustrationen und Grenzen, die einem das Jungsein selbst auferlegte. Für meine Reisebetreuer war ich eine Rebellin der Rassenmischung, für Ofras Onkel, an dessen Urteil ich mich noch erinnerte, war ich eine gottverlassene weltliche Jüdin, für Devins Freunde war ich jemand, über den man im Männerumkleideraum Witze machte, die geile jüdische Schlampe aus Amerika, in den Augen der muslimischen Männer, die uns beobachteten, während sie in Marktcafés *sheshbesh* spielten, war ich eine Repräsentantin des zügellosen Amerika, des Landes, dessen Frauen noch weit Schlimmeres sind als Huren. Die Gewichtigkeit dieser aufeinanderprallenden Kontroll- und Erwartungssysteme um die weibliche Sexualität herum war mir einfach zuviel. Was mich anging, so warf ich die Last all dieser Vorschriften schlicht über den Haufen. Sie wetteiferten nur darum, mich in Stereotype zu zwingen. Wenn es sowieso sicher war, daß ich, egal, was ich auch tat, irgendeine dieser Vorschriften verletzen würde, dann konnte ich auch das tun, was mir Spaß machte. Und damit meinem liebenswerten Freund gefallen. Außerdem konnte mich keiner zu sehr dafür bestrafen, denn ich fuhr ja wieder weg.

Am Ende unserer Flucht – als Devin auf die Felder zurückkehren und ich meine Erziehung hin zu meinen Wurzeln wiederaufnehmen mußte (nächste Station war ein Kollektiv, das Dattelpalmen anpflanzte und ein fortschrittliches Bewässerungssystem besaß) – lieh er sich etwas von dem Geld, das ich noch übrig hatte, nachdem ich unser Essen und unser Maccabee-Bier, das Hotelzimmer und ein T-Shirt bezahlt hatte, das er bewunderte und das mit dem Coca-Cola-Logo in Arabisch bedruckt war. Es war eine Summe, die ich ungefähr verdient hätte, wenn ich ein Semester lang neben der Schule her zum

Mindestlohn gearbeitet hätte. Ich hatte danach gerade noch genug Geld, um meine Busfahrkarte zu bezahlen.

Als ich ihn zum Abschied küßte, wußte ich, daß ich dieses Geld nie wiedersehen würde. Es würde alles für Johnnie Walker, Marlboros und importiertes Bier draufgehen. Als ich ihm aus dem Bus noch einmal zuwinkte, wünschte ich ihm alles Gute und daß ihm jeder Zug aus der Zigarette und jeder Schluck Whisky schmecken solle. Wenn ich mir überlegte, wieviel Vergnügen er mir bereitet hatte, schien mir das Geld gut angelegt.

Wir wollten die irischen Jungen genau deswegen, weil man sie als ungeeignet für uns ansah. (Das war vielleicht auch der Grund, weshalb sie die jüdischen Mädchen wollten.) Und da man uns sagte, daß sie eine erotische Region außerhalb der sicheren Vorstellungen unserer Gemeinde bewohnten, wollten wir sie nur noch mehr.

Und damit haben wir das Rätsel, weshalb die Objekte weiblicher heterosexueller Begierde immer als schlecht und als scheinbar unpassend gesehen werden (es gibt ein verführerisches Bad-girl-Image der lesbischen Ikonographie, aber es ist weniger vorhersehbar). In der Kunst wie in der Literatur sind diese begehrenswerten Bad Boys immer drauf und dran wegzureiten und lassen Frauen zurück, die mit ihrer Verderbtheit Nachsicht haben. Die «Opfer» erholen sich nur langsam, sie lecken ihre Wunden, aber die Unwiderstehlichkeit, die diese Bad Boys ausstrahlen, bewirkt, daß diesen Frauen ein mit einem gewissen Neid durchsetztes Mitleid entgegenschlägt.

Robin Morgan zeichnete in ihrem Buch *The Demon Lover* die Herkunft der Bad Boys nach und wies darauf hin, daß der *homo fatale* auch auf Männer wirkt. Aber sie verspottet, und das ist typisch für feministische Sexualtheorien der zweiten

Generation, seine Wirkung auf Frauen als eine Widerspiegelung falschen weiblichen Bewußtseins, als verzweifelten Wunsch nach männlicher Bestätigung. Und diese begehrenswerten Bad Boys haben wahrhaftig einen weit zurückreichenden Stammbaum, sowohl einen fiktiven als auch einen historischen: Lord Byron, mit teuflischem Hinkefuß und süchtig machend, hinterließ einen ruinierten Ruf, Skandale und Gerüchte über Inzest überall auf dem Kontinent; Heathcliff, der beim überkultivierten Landadel eingeführt wurde und seine Catherine bis über ihren Tod hinaus folterte; Stanley Kowalski, gefährlich und grausam in *Endstation Sehnsucht*, der vor Stella von Belle Reve auf die Knie fällt und keine Frau im Publikum im unklaren darüber läßt, weshalb sie ihre gesellschaftliche Stellung hinter sich ließ.

Man denke nur an Mickey Rourke in *9½ Wochen*. Mit dem Markenzeichen der «Hilf-mir»-Augen, einem schwachen Kinn und einem wilden Mund, was eine ganze Reihe dieser Art dämonischer Liebhaber auszeichnet, verstreut er Dollarscheine vor seiner gedemütigten Geliebten. Sie kehrt zu ihm zurück, anscheinend hat sie noch nicht genug. In *Thelma und Louise* gibt man uns zu verstehen, daß die Tatsache, daß der gefühlvolle Tramper der ahnungslosen Heldin Geld klaut, ein geringer Verlust ist gegen die Nacht, in der er sie sexuell erweckt hat. Am nächsten Morgen geht sie mit von Küssen noch immer geschwollenen Lippen hinunter, um es ihrer Freundin zu erzählen. Clint Eastwood fährt in den *Brücken am Fluß* durch den Regen fort aus jeder Art von Häuslichkeit, und Meryl Streep vergißt ihn nie. Der stiefeltragende gepiercte Antiheld aus dem *Untergang des amerikanischen Imperiums* zitiert seine Geliebte von den kultivierten Vergnügungen eines Gourmet-Dinners weg, und sie folgt ihm willig. Die Who zertrümmern ihre Gitarren. Frauen schreien.

Warum erregt es so viele junge Frauen, wenn ein junger

Mann ein teures und feingearbeitetes Instrument auf einer Bühne zerschmettert? Verständlicherweise hat dieser beharrliche Zug der weiblichen Erotik viele feministische Kommentatorinnen verstört. Die Versuchung, dieses Phänomen zu pathologisieren, ist groß. In Interpretationen dieser Art beruht die Anziehungskraft des «dämonischen Liebhabers» von Anfang an auf einer Verfälschung. Robin Morgans Analyse ist eine Zusammenfassung dieser klassischen Position der zweiten feministischen Generation.

Aber stellen wir uns die Frage: Was ist, wenn die gefährlicheren weiblichen Leidenschaften in Wirklichkeit weder ein Defekt noch eine Reaktion sind? Was, wenn das weniger akzeptable Begehren nicht nur die verzweifelte Antwort auf eine verkrüppelnde «Phallokratie» ist? Wenn die weibliche Lust auf den «dämonischen Liebhaber» in sich selbst begründet ist? Was könnte das für uns bedeuten?

Viel zu viele Frauen akzeptieren die traditionelle feministische Erklärung weiblicher «Selbstunterwerfung». Zweifelsohne wurden zu viele Frauen in ihrer Kindheit über Väter, Stiefväter oder Brüder mit gewalttätigen Wutanfällen oder schlichtem Verlassenwerden konfrontiert und halten infolgedessen Brutalität oder Distanziertheit für Liebe – für erotische Liebe. Natürlich wurden auch viel zu viele unter uns durch die gewalttätigen und lieblosen sexuellen Bilder unserer modernen Kultur sexuell konditioniert, ein Phänomen, das von Schriftstellerinnen wie Robin Morgan, Susan Griffin und Andrea Dworkin gründlich analysiert wurde.

Aber was ist, wenn die sexuelle Wildheit von Frauen ein immerwährender Zustand leichter Rebellion gegen die Häuslichkeit und die Verpflichtungen ist, nach denen zu streben man Frauen auferlegt? Der Hang des dämonischen Liebhabers zu Chaos, Entkommen, Risiko und Selbstsucht läßt sich als Projektion unzulässiger weiblicher Sehnsüchte auf den

Mann deuten. Das wäre dann ein sicherer Weg, den eigenständigen Wunsch von Frauen, manchmal «außer Kontrolle» zu geraten, in den Griff zu bekommen und als Stellvertretung abzutun. Es ist nicht verwunderlich, daß Frauen, je stärker es ihnen verboten wird, ihre Sexualität als etwas Eigenes zu empfinden, je mehr Angst sie haben, deshalb als Schlampen zu gelten, um so stärker dazu tendieren, ihre nicht kontrollierte Sexualität auf Männer zu projizieren. Je deutlicher die «angemessene» soziale und sexuelle Persona einer Frau als etwas definiert wird, das für andere da ist, desto stärker steht der dämonische Liebhaber – Bacchus – in ihrer Vorstellung für etwas, das eine Sexualität verspricht, die auf subversive Art ihr allein gehört.

Ich wußte genau, daß Devin meinen Ruf bei den Autoritätspersonen in meinem Leben ruinieren würde, und genau deshalb wollte ich ihn. Devin, für sich gesehen, war ein freundlicher blasser Junge aus einer melancholischen Stadt, der oft fluchte. In der Zeit, in der ich ihn kannte, sah ich ihn nur in weißen T-Shirts, die Zigaretten steckten in den aufgerollten Ärmeln, und seine farblosen Haare standen in einer Andeutung von Punk-Stil in allen Richtungen vom Kopf ab. Aber im Herbst dieses Jahres schickte er mir ein Foto von sich, auf dem er vor dem Teppichgeschäft zu sehen war, in dem er endlich eine Anstellung als Verkäufer gefunden hatte, ein guter Job für die Gegend, in der er lebte. Als ich ihn so sah, im Jackett, mit Krawatte und dem Stolz des Gehaltsempfängers auf seinem Gesicht, sank mein Herz in die Hosentasche. Ich zeigte Shari, der ich die ganze abenteuerliche Geschichte erzählt hatte, das Foto nicht, und in meiner Unerfahrenheit schrieb ich ihm auch nicht mal zurück. Ich hoffe, er hat mir verziehen.

Aus vollständig egoistischen und privaten Gründen, die nur mit mir zu tun hatten, wollte ich ihn so im Gedächtnis behalten, wie er war, als er mein fremder, gefährlicher, kostbarer Verehrer war, mit Sonnenbrand im Nacken und an den Armen, mit seiner melodischen Stimme, so völlig anders als die sicheren bekannten Jungen aus den Vorstädten meiner Heimat. Ich wollte diese Imago mehr als sein alltägliches Selbst. In diesem Alter scheinen Liebe und Liebesobjekt austauschbar zu sein. Aber es ist mir heute völlig klar, daß sich in meinem fünfzehnten Lebensjahr verschiedene Kräfte machtvoll verbunden hatten, um mich, ohne meine aktive Beteiligung, nicht nur im sexuellen Sinn zu einer «Frau» zu machen, sondern mich zu einer ganz bestimmten sexuellen Spielart von Frau zu machen: Es wurde mir unmißverständlich klargemacht, wie ich zu einer Frau mit einer normalen Sexualität werden würde; wie ich zu einer Frau mit einer Mittelschicht-Sexualität werden würde; wie ich zu einer Frau mit einer weißen Sexualität werden würde; und wie ich zu einer Frau mit einer jüdischen Sexualität werden würde. Und es wurde mir klargemacht, daß ich auf Landminen treten würde, wenn ich von diesem Pfad abwiche.

Meine Freundinnen und ich waren gezwungen, auf eigene Faust zu lernen, wie wir zu der Art Frau werden, die zumindest versucht, diesen rigiden Lebensentwürfen zu widerstehen. Teenager sind darauf aus, sich von solch belastenden Rollen zu befreien, um herauszufinden, welche Persönlichkeit sich in ihrem Inneren entwickelt. Sowohl in Tonyas Erfahrungen als auch in meiner Geschichte mit Devin ging es um Phantasien, die Licht auf ein verstecktes Potential in unserer sich entwickelnden Teenager-Persönlichkeit warfen. Tonyas ältere Freundin tat das für sie. Devin tat es für mich.

Ich fühlte mich damals zu Männern hingezogen, die, was ihre Klassenzugehörigkeit, ihr Temperament, ihre Religion und sogar ihre Haarfarbe anging, völlig anders waren als die Jungen, die ich von zu Hause kannte. So fragwürdig das heute auch vor dem Hintergrund kulturpolitischer Fragen erscheint, hatte das für mich die Funktion, daß ich dadurch «als Frau» wachsen konnte, und zwar in einer Weise, die *für mich* Sinn machte.

Tonya fühlte sich von dem angezogen, was als Gleichheit in ihrer Beziehung aufleuchtete, ich von dem, was an Andersartigkeit in einem Menschen vorhanden war. Feministische Überlegungen über den Eros haben mehr Licht in ersteres gebracht als ins zweite. Tonyas Erfahrung öffnete ihr eine Welt, die von da an die ihre sein sollte. Durch Devins Andersartigkeit brach ich einige Brücken kindlicher Erwartungen hinter mir ab und konnte so auf sexuellem Gebiet freier sein, ich konnte mir überlegen, wer ich war, und sehen, was als nächstes geschehen würde.

12 Stufe vier: Wer oder was macht eine Frau zur Frau?

Man kann also sagen, daß (im Südpazifik) das Leben einer Frau mit einem Gefühl von Sicherheit beginnt und endet: die Zeit des Zweifelns … ist kurz und setzt früh ein, und es folgen lange Jahre von Sicherheit.

MARGARET MEAD, *Mann und Weib*

«Heute bin ich eine Frau», schrieb Francis in ihr Tagebuch … sie blickte auf ihre langen, dünnen und noch ungeformten Beine hinunter. Sie strich den Satz durch und fing noch einmal von vorne an. «Bald werde ich eine Frau sein.» Sie blickte an ihrer Brust hinunter, die so flach wie ein Waschbrett war, und riß die Seite aus dem Buch. Sie fing auf einer neuen Seite noch einmal an.

BETTY SMITH, *Ein Baum wächst in Brooklyn*

Du möchtest eine richtige Frau sein? Also, an die Arbeit.

J., *Die sinnliche Frau*

Wodurch wird ein Mädchen also in unserer Welt zu einer Frau? Wer hat darüber zu entscheiden? Wir waren inzwischen auf dem College, im vorletzten Studienjahr, und die Anstrengung, das herauszufinden, machte uns wahnsinnig.

Für Mädchen ist die Zeit der Adoleszenz eine Zeit des Fanatismus. Die wenigen Mädchen an unserer Schule, die es sich leisten konnten, waren verrückt nach Pferden, striegelten und versorgten sie hingebungsvoll und sammelten Schleifen und Trophäen. Andere unterwarfen sich den Härten von Anorexie oder Bulimie und ließen die Waage oder die Toiletten nicht mehr aus den Augen. Andere tanzten, bis ihnen die Gelenke weh taten; wieder andere piercten andauernd ihre Ohren, dann ihren Nabel, dann ihre Nasen. Es gab strikten Vegetarismus und wachstumshemmende Gymnastik. Mädchen in anderen Stadtteilen verwickelten sich in Kämpfe untereinander und gingen durch die Initiationsriten der Gangs. Ladendiebstahl war für Mädchen aller sozialen Schichten die ultimative Herausforderung: das bedeutete Gefahr, Verfolgung, Geschnapptwerden. Frauen, die ich später kennenlernte, beschrieben mir, wie sie komplexe mystische und religiöse Veränderungen durchgemacht hätten – der römische Katholizismus mit seinen Andachtsübungen war beliebt. Was taten wir, wenn wir uns diesen rituellen Verhaltensformen und Besessenheiten hingaben? Zu jeder Zeit waren unsere Fanatismen von einer perfekten inneren Logik geprägt. Auf verschiedene Weise erfanden wir Prüfungen, an denen wir ablesen konnten, welche Station auf dem Weg zur Weiblichkeit wir bereits erreicht hatten.

Mein persönliches Prüfungsritual war die klassische Rebellion. Ich fing an, gegen meinen Bruder zu kämpfen, der mich meiner Überzeugung nach sowohl unterdrückte als auch ignorierte, und, für mich noch wichtiger, ich lehnte mich gegen meinen Vater und meine Mutter auf. Obwohl sie konservativer waren als die meisten Familien meiner Altersgenossen, pflegten sie einen relativen Konservatismus. Es war mir zum Beispiel nicht erlaubt, meinen neuen Freund Martin zum Übernachten einzuladen, wenn ich nicht vorher mein Zimmer putzte. Aber selbst die wenigen Grenzen, die sie setzten, waren machtlos gegen den Druck der Kultur, die fast keine Grenzen setzte. Wichtiger noch als die Abwesenheit von Grenzen war die Abwesenheit von Hindernissen, die zu überwinden zur *rite de passage* hätte werden können. Das führte dazu, daß wir die Grenzen der Toleranz unserer Familien testeten, bis irgend etwas – was, war völlig egal – uns sagte, wie weit wir waren und war wir bereits tun konnten.

Meine liebevollen, mit anderen Dingen beschäftigten, nachsichtigen Eltern machten ihre Drohungen nie in dem Maße wahr, daß es mich wieder auf den Boden der Tatsachen gebracht hätte. Würde ein wachsender Berg schmutziger Kleider, Essensreste und verlorengegangener Schulbücher genügen, die für teures Geld ersetzt werden mußten? Nein? Nun, wie wäre es dann, mit Martin per Autostopp nach Mont Shasta zu fahren und nicht anzurufen, als ich sicher dort angekommen war? Nein? Vielleicht nützte es, die Nacht auf der Couch im *Hustler*-übersäten Wohnzimmer der Hippie-Motorradgang zu verbringen, die uns aufgenommen hatte und uns wunderbarerweise mit nichts anderem versorgte als mit der Erinnerung an ihre Gastfreundschaft? Nein? Was um alles in der Welt dann? Meine Eltern vertrauten mir. Es machte mich verrückt.

Sollte ich vielleicht Drogen nehmen – das heißt noch mehr Drogen als sie? Mein Vater war mit den Dichtern der Beatgeneration befreundet gewesen, ohne Zweifel hatten meine Eltern Drogen genommen, deren Namen ich nicht einmal kannte. Konnte ich nuttige Kleider anziehen und meiner Mutter meine Sexualität ins Gesicht schleudern? Als ich so etwa fünfzehn war, hatten die Mütter ihre Verwandlung wahrlich abgeschlossen: Wenn meine Mutter mich vom Sommercamp abholte, sah sie mehr wie der Traum eines adoleszenten Jungen aus, als ich es bisher je geschafft hatte. Ihr enganliegendes türkisfarbenes Top war provozierend mit zwei in psychedelischen Farben bestickten Schleifen zusammengebunden. Dagegen hatte ich keine Chance.

Konnte ich sagen, ich sei lesbisch, eine Behauptung, die

einige meiner Freundinnen ihren Familien gegenüber aufstellten, was zu einem äußerst befriedigenden Donnerwetter geführt hatte? In meiner Familie wären sie einer solchen Behauptung mit wohlwollendem Interesse begegnet, und ich hätte zweifellos ein Lavender-Menace-T-Shirt in meiner Größe bekommen. Daß meine Mutter ihre Dissertation über die lesbische Gemeinde in San Francisco schrieb, hieß, daß sie die Zeit, in der sie uns gerade nicht zur hebräischen Schule fuhr, in den Lesbenkneipen der Gegend mit Interviews verbrachte, in denen sie Fragen der Art stellte, was es zum Beispiel bedeutete, eine gepiercte ledertragende Femme zu sein. Ihre Interviewpartnerinnen gingen in unserem Haus ein und aus, und überall lagen Bücher herum, die ihr Interesse verrieten: Exemplare von *Off Our Backs* und von Gedichtbänden aus der *Edward-the-Dyke*-Reihe. Immer häufiger waren Leute, die uns im Haus halfen – zum Beispiel etwas anstrichen oder unsere Haustiere versorgten, wenn wir nicht da waren –, marxistisch eingestellte Frauen mit sehr kurzen Haaren, die einer lose verbundenen lesbischen Subkultur angehörten und alternative Wirtschaftsformen erprobten. Das rein weibliche Malerteam zum Beispiel, das unser Haus strich, berechnete anderthalbmal soviel, wie üblicherweise gezahlt wurde, benutzte die falsche Farbe, ließ überall auf dem Boden nicht mehr zu entfernende Farbspritzer zurück, parkte die Motorräder auf dem Parkplatz unserer Nachbarn und hinterließ Zigarettenkippen in unserem Abwaschbecken. Trotzdem zahlte meine Mutter bereitwillig, eifrig bemüht, weibliche Widerstandsnester dieser Art zu unterstützen. Viele dieser Neuzugänge in unserer Familie hatten ihren Namen geändert: Erdfrau, Kind der Göttin. Als ich ins Sommercamp ging, mußte ich einmal meine Ratte, Ratty, bei einer sehr netten Bikerin zurücklassen, die ab und zu bei uns Babysitter gewesen war und sich nach irgendeinem chinesischen Kollektiv umbenannt hatte. Als ich zurückkam, überraschte sie mich damit, daß sie, aus Solidarität mit dem weiblichen Geschlecht meiner Ratte und aus dem Wunsch heraus, das nichtsahnende Geschöpf für das zu stählen, was ihm noch bevorstand, Ratty in Madame Mao umbenannt hatte.

Sollte ich vielleicht mit sozialen Randexistenzen herumhängen, mit Rebellen und Ausgestoßenen? Zu der Zeit interviewte mein Vater in San Francisco Leute, die sich für Vampire hielten. Für einen Artikel hatte er eine Anzeige mit der Frage «Sind Sie ein Vampir?» in die Zeitung gesetzt und Dutzende von enthusiastischen Briefen und Anrufen bekommen. Mehrmals in der Woche, während ich an unserem lädierten dunklen Eßtisch aus Eiche saß und mich auf meine Hausaufgaben zu konzentrieren versuchte, befragte er höflich die Dekadenten und die Verwirrten: todbleiche junge Männer mit einem Busch schwarzer Haare, nervöse Typen in schweren Tweedanzügen, kahle Männer mit Tätowierungen und schwarzen T-Shirts, ab und zu einen schwulen Teenybopper. Als sich das Interesse meines Vaters an Horrorliteratur intensivierte und sich sein Artikel zu einem Buch auswuchs, fanden sich in unserem Haus dekorative Stücke, die man einem zufälligen Besucher immer weniger erklären konnte: ein gerahmter Stich von Vlad dem Pfähler, dessen gelassenes Gesicht einen über den Telefonbüchern auf dem Tisch im Gang anschaute; eine ein Meter zwanzig lange Kopie des Pflocks, mit dem Bela Lugosi in der klassischen Dreißiger-Jahre-Version des Films *Dracula* getötet worden war. Was hätte ich groß Schockierendes um mich versammeln können, das diese Ausstellungsstücke übertroffen hätte? Ein Plattencover der Sex Pistols? Welchen schlechten Umgang hätte ich suchen können – Kids, die im Schutz von Geranien im Hintergarten Haschisch anpflanzten? Mein Vater verkehrte mit den *Untoten*!

Was konnte ich meinen Eltern im Grunde antun, wenn sie

bereits alles selbst gemacht hatten? Wie konnte ich mich mit den armseligen Mitteln der Adoleszenz – Rücksichtslosigkeit und Respektlosigkeit – von ihnen absetzen, wenn ich sie im Grunde respektierte und sie es nicht einmal wußten, daß ich mit allen Kräften versuchte, einen Weg zu finden, über den ich ihnen den Gehorsam verweigern konnte? Meine Abenteuer wurden wilder und wilder, und ich bekam immer mehr Angst vor mir selbst.

Verglichen mit den Grenzen, die ich in meiner leeren Suche nach Initiationsriten hätte durchbrechen können, schien die Energie, die ich darauf verwandte, meine Jungfräulichkeit zu verlieren, ein gesundes und maßvolles Ziel zu haben. In diesem Herbst, ich war noch immer fünfzehn, zwei Jahre vor dem Abgang vom College, schaffte ich es. Aber daß es passierte, löste nicht das größere Problem, vor dem ich und die anderen Mädchen standen. Die Erfahrung war zwar in vieler Hinsicht gut, bestand aber aus einer Reihe von Episoden, die irgendwie nicht besonders bedeutungsvoll waren.

Martin war ein ernsthafter, ausgeglichener Junge mit starken naturwissenschaftlichen Interessen. Für ihn bestand ein gutes Date darin, daß er mit mir durch die sumpfige Ebene neben dem Freeway stapfte, um Frösche zu beobachten – und auf irgendeine kindliche Weise machte es tatsächlich Spaß.

Wir hätten eine Reklame für das liberale Ideal verantwortungsvoller Teenager-Sexualität abgeben können – und paradoxerweise spiegelte sich das darin, wie undramatisch und bedeutungslos es mir vorkam, als ich dann die Schwelle überschritt. Wir waren gewissenhafte Schüler, die ihre Bewerbungen für die Uni genau planten und ihre Nebenjobs genau mit dem Unterricht in Übereinstimmung brachten. Wir waren die Sorte Kids, die alles im voraus planten. Auch die Vorbereitungen, die ich dafür traf, meine Jungfräulichkeit zu verlieren, lagen ganz im üblichen Rahmen.

Als Martin und ich zusammen in eine Klinik gingen, um uns ein paar Wochen vorher über Verhütung beraten zu lassen, war das eine Erfahrung, wie sie nicht banaler hätte sein können. Er wartete und las alte Nummern von *Scientific American*, während mir ein Diaphragma angepaßt wurde. («Die Methode mit der höchsten Sicherheit, wenn wir vorsichtig sind, und den geringsten Risiken für dich», hatte mir Martin erklärt, nachdem er sich damit beschäftigt hatte.) Die Warteräume waren mit High-School-Pärchen überfüllt. Sollte das Management geplant haben, daß sich junge Leute hier wohl fühlten, hatte es dieses Ziel erreicht. Cartoons über Verhütung lagen überall herum. Das Personal war direkt und nicht herablassend. Der junge bärtige Arzt, der mir das Diaphragma anpaßte, verhielt sich, als ob er mir irgendeine phantastische neue Ausrüstung für irgendeine rustikale Sportart, wie zum Beispiel Campen oder Klettern, erklärte.

Soweit es um das Ziel ging, den Bedürfnissen von Teenagern in einer säkularisierten materialistischen Gesellschaft gut und sicher entgegenzukommen, gab es an der Erfahrung, die ich machte, nichts auszusetzen. Technisch gesehen war alles in Ordnung, und es kostete entweder nicht viel oder war umsonst. Als wir aber die Klinik verließen, hatte ich immer noch das Gefühl, daß etwas Wichtiges fehlte. Es war gespenstisch, daß einem diese Erwachsenen einfach so den Schlüssel zu einem Königreich aushändigten und sich dann noch erkundigten: «Irgendwelche Fragen?», einem zuwinkten und an ihren Schreibtisch zurückkehrten. Sie ließen uns nicht einmal so viel Zeit, um zeigen zu können, daß wir etwas Konkretes gelernt hatten – sie ließen uns nicht einmal die Zeit, einige *ihrer* Fragen zu beantworten. Es war unkomplizierter, als den Antrag auf einen Führerschein zu stellen.

Nun, es war natürlich nicht die Aufgabe der Leute in dieser Klinik, uns ein Wertesystem zu vermitteln. Sie hatten genug um die Ohren, und sie machten es gut. Wenn ich es mir heute überlege, stellte ihre Arbeit eines der wenigen Auffangnetze inmitten einer Gesellschaft dar, die uns mit unserer Sexualität allein ließ. Doch wenn wir die Klinik besuchten und es ansonsten keine weiteren Erwachsenen gab, die uns mit einem moralischen Bezugssystem für den Umgang mit Sexualität versorgten, lautete die Botschaft, die man uns vermittelte: «Ihr könnt Erwachsene sein, ohne euch auch nur im geringsten anzustrengen. Die einzige Bedeutung, die das alles hier hat, ist die, die ihr der Sache gebt.» Ich erinnere mich im nachhinein, daß ich das Gefühl hatte, als ob die Erwachsenen, die die Schlüssel zur Gesellschaft hüteten, wieder einmal versagt und uns in keiner Weise eingeweiht hatten.

Denn weder in der Klinik noch in der Schule, weder in unserer Synagoge noch sonst irgendwo in der populären Kultur erreichte uns die klare Botschaft, daß sexuelle Aktivität mit tieferen Verantwortlichkeiten als den nur persönlichen einhergeht. Es nützte nichts, wenn unsere Eltern uns das sagten, von der übrigen Gesellschaft draußen wurde es nicht verstärkt. Niemand in der Klinik sagte: «Du mußt dieses Diaphragma oder dieses Kondom nicht nur deshalb benutzen, weil es dich vor der persönlichen Katastrophe einer ungewollten Schwangerschaft schützt, sondern weil du etwas Asoziales und moralisch Verwerfliches tust, wenn du ungeschützten Sex mit jemandem hast. Wenn du, ob du ein Junge oder ein Mädchen bist, eine Schwangerschaft auf den Weg bringst, ist das *dumm und bedauerlich.*» Diese Technologie lehrte uns nichts moralisch Wichtiges über den Machttransfer von Erwachsenen hin zu uns Teenagern. Es war, als ob wir zum Tierarzt gingen, als ob man uns nicht auf einer sozialen, sondern auf einer tierischen Ebene behandelte.

Na ja, der Akt selbst wird das wiedergutmachen, dachte ich. Warum habe ich mich an diesem bestimmten Tag dafür entschieden? Eine Stunde Staatsbürgerkunde brachte mich soweit. Die Vorstellung, mich durch alle Wahlkandidaten durchzukämpfen, war schlußendlich zuviel. Sie verkörperten für mich in ihrer dickköpfigen Irrationalität all die Starre und Hoffnungslosigkeit der Erwachsenenwelt, die sich ohnehin immer mehr um mich schloß. Die Sonne wärmte den Linoleumfußboden des Klassenzimmers und brachte die weichen grünen Unterseiten der Eukalyptusblätter zum Leuchten. Sollte ich die ganze Schönheit dieses Tages, mein ganzes junges Ich verleugnen, um Dinge zu lernen, von denen die Erwachsenen behaupteten, daß ich eines Tages, wenn alles sowieso zu spät war, froh sei, wenn ich sie beherrschte?

Am Eingang zum Klassenzimmer drehte ich mich plötzlich um, ehe mich der Lehrer bemerkte. Weiter unten fing ich Martin ab, ehe er sein Biologie-Labor betreten konnte. Obwohl er normalerweise ein gewissenhafter Schüler war, überzeugte ich ihn leicht, die Stunde zu schwänzen. «Heute machen wir es. Heute ist der Tag.» Daß ich diejenige war, deren Entscheidung so aufmerksam erwartet wurde, machte mich zu etwas Besonderem. Wir holten unsere Taschen aus unseren Schließfächern, er nahm meine Hand, und wir rannten, gerade als es läutete, über den Rasen zu den Straßenbahnschienen hinüber.

Die Fahrt mit der Straßenbahn – die am Mittag fast leer war – kam uns sehr langsam und sehr bedeutungsvoll vor, wie bei einer Prozession. Martin war einfach nur da und wartete neben mir: freundlich, nervös und geduldig, er wußte (für ihn war es nicht das erste Mal), was er wußte und was ich noch nicht wußte. Er schien mir nicht anders als sonst. Er war der Verantwortliche, der sich darauf vorbereitete, mich sicher durch diese Erfahrung zu geleiten, nicht anders, als wenn er seinen Benzintank checkte, bevor wir an den Strand fuhren. Martin hatte gewartet, bis ich ihm gesagt hatte, daß ich soweit sei, er würde mich nie unter Druck setzen. Er war der Sohn einer alleinerziehenden zerbrechlichen Mutter, und er wußte, welchen Schaden weibliche Gefühle durch männliche Rücksichtslosigkeit nehmen konnten.

Während die Straßenbahn auf ihrem Gleis entlangrüttelte und die Höhlen der Innenstadt die Hügel der Gegend ablösten, dachte ich über seine Voraussicht und seine Geduld nach. Und ich mußte mir eingestehen, daß das alles mit meinen Phantasien wenig zu tun hatte. Es war nicht wie ein Song von Rod Stewart.

Im Frühjahr 1977 wurde ein Hit dieses Sängers in den Charts gespielt, und alle jungen Mädchen, die ich kannte, konnten gar nicht genug davon bekommen. Stewarts gebrochene rauhe Stimme war über billige Radios wieder und wieder in die jungfräulichen Zimmer der ganzen Stadt gedrungen. Die zweideutige Ballade zeichnete ein Bild vom Verlust der Jungfräulichkeit, wie wir es uns alle wünschten, aber wie keine von uns es in Wirklichkeit je erleben würde: Eltern, die in diesem Augenblick zu weit weg sind, um sich Sorgen zu machen, die aber gleichwohl nicht völlig verschwunden sind; ein erfahrener älterer Mann, bei dem man sich zwar sicher fühlt, der aber zugleich gefährlich und jungenhaft ist, der unseren Wert erkennt, der uns anleitet, beruhigt und uns hilft, die neue Stufe zu erklimmen. «Don't say a word, my virgin child, just let your inhibitions run wild. The secret is about to unfold upstairs before the night's too old. 'Cause tonight's the night, it's gonna be alright, 'cause I love you, girl, ain't nobody gonna stop us now.» (Sag kein Wort, mein jungfräuliches Kind, laß deine Hemmungen hinter dir. Das Geheimnis ist, sich zu öffnen, dort oben, bevor die Nacht zu weit fortgeschritten ist. Denn heut ist die Nacht, es wird alles gut, ich liebe dich, Mädchen, keiner wird uns jetzt aufhalten.) Und sie hatte eine Zeile, die für diese Zeit erstaunlich und schokkierend offen war: «You'd be a fool to stop this time. Spread your wings und let me come inside.» (Du wärst ein Narr, jetzt einzuhalten. Breit deine Flügel aus und laß mich in dich ein.)

Genau das war es! Das war die Verführung, die ich mir in meinen wilderen Träumen wünschte, die sich viele von uns wünschten. Eine Spur von Gefahr, von Übertretung, das Gefühl von kontrollierter und nicht mehr kontrollierbarer Wildheit. Ich wollte etwas zur Erinnerung an die Besonderheit dessen, was ich aufgeben, weggeben, übergeben würde.

Martin saß neben mir, tief in Gedanken versunken, und hatte schützend einen Arm um mich gelegt. Martin, der keinen Vater zu Hause hatte, war tapfer bemüht herauszufinden, wie man in der Welt ein guter Mann sein konnte: Martin hatte gesehen, wie seine Mutter gelitten hatte, und die Spannungen zwischen den Geschlechtern verwirrten auch ihn, da er ein wirklich netter Junge war. Die Straßenbahn schlingerte. Die Stimmung war zart, aber sachlich. Es war nichts Geheimnisvolles, was passieren würde. Nichts Dramatisches.

Ich verfügte nicht einmal über die Worte, um auszudrükken, was an dem, was ich nun zu tun gedachte, eigentlich so bedeutungsvoll war. Und das störte mich. In den Augen der amerikanischen Westküste der siebziger Jahre war das, wovon ich mich verabschiedete, nichts Besonderes. Die alte Ansicht, daß Jungfräulichkeit etwas Kostbares sei, war lächerlich geworden. Für die weniger netten Jungen war es selbstverständlich, daß Frauen sexuell verfügbar waren. Und die netten Jungen schienen, vielleicht als Reaktion darauf, fast nur noch daran zu denken, wie sie uns vor ihren eigenen sexuellen Bedürfnissen schützen konnten. Die Trennung in Jungfrau oder Hure war nicht verarbeitet worden. Im Gegenteil, sie war zusammengebrochen – und ließ uns irgendwie mit den Schwierigkeiten zurück, mit dem Schlimmsten der beiden Rollen und ohne den Glanz, den sie hätten haben können.

Jungfrau? Wo liegt das Problem? Hure? Na und – wie ist deine Telefonnummer?

«Hier ist es», sagte Martin, und wir sprangen auf den Randstein hinunter. Wir waren am Olympia Hotel angekommen, einem schäbigen Gebäude, das wie ein Bügeleisen aussah und in der Ecke eines Distrikts von San Francisco lag, in dem sich oft nur Reisende aufhielten. Irgendein Unternehmer hatte das verfallende Haus, das noch aus der Zeit vor dem großen Erdbeben stammte, gekauft, die Lobby mit Spiegeln, einem nervösen Empfangschef und einem Stapel Stadtführer für Touristen ausgestattet. Junge Holländer und Deutsche, die wenig Geld hatten, stopften sich zu viert oder zu fünft in ein Zimmer, und High-School-Kids aus der Gegend sparten ihr Taschengeld und das, was sie bei ihren Jobs nebenbei verdienten, um zwischen den kalten weißen Laken miteinander allein sein zu können.

Die Treppenstufen waren ausgetreten. Als wir auf unser Zimmer gingen, öffnete plötzlich ein Junge in unserem Alter eine Tür. Seine Augen waren rot, eine Wolke Marihuanarauch drang aus dem Zimmer hinter ihm. Er fiel uns fast vor die Füße. «Hey, wollt ihr was mitrauchen?» fragte er. Unser Zimmer war kaum größer als das Bett. Der Fernseher war mit einem Schloß auf der Kommode befestigt, und die Lampe war am Tisch festgeschraubt. Durch das kleine Fenster konnten wir einen Streifen der hohen grau-weißen Wolkendecke sehen, die für die Stadt so charakteristisch ist und einem das Gefühl gibt, vom übrigen Kontinent abgeschnitten zu sein, ein intimes, melancholisches Gefühl. Es ist, glaube ich, einer der Gründe, weshalb so viele Menschen nach San Francisco gehen, ihr altes Leben hinter sich lassen und ein neues beginnen. Ich bekam das Gefühl, daß alles um uns verschwunden war und es nur noch Martins Körper und meinen Körper gab.

Er war schüchtern und zog sich im Badezimmer aus. Ich

hatte weniger Hemmungen, war aber trotzdem nervös und zog mich unter den Bettlaken aus. Als er zurückkam, war ich überwältigt: er war so schön. Er fröstelte, aber er erlaubte, daß ich ihn ansah.

Das war nicht der liebe alte Martin, dessen Großmutter ihm die Hemden kaufte. Ich hatte in der Schule Kunst belegt und viele Stunden damit verbracht, mir Statuen nackter Männer aus dem 5. Jahrhundert vor Christus einzuprägen. Die Wände hinter Martin waren schmutzig, aber er sah aus wie eine dieser Statuen, nur lebendig.

Meine Assoziationen, die Martin mit Praxiteles und dem Erhabenen in Verbindung brachten, kamen zu einem abrupten Ende, als er das Kondom herauszog und es sich überstreifte. Wir hatten das Diaphragma, aber ich war einfach noch nicht soweit, damit umzugehen. Ich war dankbar, daß ich mich nicht mit der kleinen Gummischeibe beschäftigen mußte, und auch, daß ich nichts direkt mit der Alternative zu tun hatte. Es sah ungeheuer kompliziert aus, das Kondom überzustreifen. Während ich zuschaute, kam es mir so vor, daß man, wenn man geschickt genug war, einen Lurch zu verpacken, der auf seine Freiheit aus war, es vielleicht auch mit einem Kondom aufnehmen könne.

Als wir uns liebten, tat es weh, aber nur ein wenig. Es war nett, aber sonderbar. Mit jeder fürchterlichen Entjungferungsgeschichte, die ich höre, wird mir klarer, welch großes Glück ich hatte. Für einen Siebzehnjährigen war Martin eine Seltenheit – er war ein einfühlsamer und respektvoller Lehrer. Nachdem wir uns wieder angezogen und das Hotel verlassen hatten, gingen wir sehr zögerlich, ja fast besorgt miteinander um. Erst lange Zeit später und über tieferes Vertrauen sollte wirkliche erotische Liebe zwischen uns entstehen.

Ich erinnere mich, daß ich ihn zum Abschied küßte und dann nach Hause ging, um über das, was geschehen war, nachzudenken, und … daß ich wütend wurde. Nicht wütend auf ihn – nur wütend an sich. Danach gab es eine kurze Zeit, in der ich häufig mit Martin stritt und mich von ihm zurückzog, «er kam nicht an mich ran», es war etwas völlig Irrationales. Es hatte nichts mit Martin zu tun, auch nichts mit meinen Gefühlen dem gegenüber, was wir angefangen hatten, die waren zum größten Teil glücklich. Es hatte mit dem größeren Zusammenhang zu tun. Ich erinnere mich, daß ich dachte: «Ist es das?», und ich meinte damit nicht die körperliche Verbindung, sondern daß das, was geschehen war, so überhaupt keine Bedeutung als Markierung eines Lebensabschnitts hatte. Das war alles? Ein Satz wiederholte sich in meinem Kopf, der in meiner liberalen Umgebung so gar keinen Sinn zu machen schien: «Ist meine Jungfräulichkeit so wenig wert?»

Wenige der «ersten Male», von denen ich hörte, waren wirkliche Initiationen. «Ich hatte das Gefühl, daß es wirklich höchste Zeit sei», erzählte mir Tonya. «Ich war nicht mehr mit meiner Freundin zusammen, und ich war mir nicht sicher, ob ich mich am Ende für Mädchen oder für Jungen entscheiden würde. Also wählte ich diesen Jungen, mit dem ich zusammenarbeitete, der auf der High-School wirklich beliebt gewesen war und der sehr nett zu mir war. Er war Alkoholiker, und ich wußte, daß er zu gestört war, um ein fester Freund zu werden, aber er würde den Zweck erfüllen und ‹meine Reinheit beschmutzen›. Ich wollte es hinter mich bringen. Ich dachte, daß es mir Klarheit verschaffen würde.

Er hatte gerade eine Nachtschicht hinter sich. Er kam um halb neun Uhr morgens bei mir vorbei. Ich hatte Kondome und ein spermatötendes Gleitmittel besorgt, da ich furchtbare Angst davor hatte, schwanger zu werden. Es war überhaupt nicht lustvoll. Es fand in meinem Zimmer, in meinem Haus statt. Sein Samen hinterließ Flecken auf meiner Tagesdecke, irgendwann konnte ich den Anblick nicht mehr ertragen und gab das Teil in eine Kleidersammlung. Er war ganz nett, überhaupt nicht gewaltsam – aber ich erinnere mich, wie er seine Augen schloß, als er wirklich erregt wurde, und ich hatte das Gefühl, daß ich auf einem anderen Planeten hätte sein können, ohne daß er es bemerkt hätte.

Ich war hinterher nicht verletzt, nichts dergleichen – ich fühlte mich nur leer. Obwohl man mich ja, wie man so sagt, ‹erfüllt› hatte, fühlte ich mich leer. Also stritten wir uns danach über seine Trinkerei – und ich wußte, daß unsere Beziehung nicht weitergehen würde. Ich wußte, daß es für mich wichtig war, ihm vollkommen zu vertrauen oder überhaupt nichts mehr mit ihm zu tun zu haben.»

Einmal saßen Sandy, Trina, Pattie und ich sehr spät am Abend in Patties Wohnzimmer und redeten über Jungfräulichkeit. Ihre Wohnung lag in einem untouristischen östlichen Vorort der Stadt, war lang und eng, ein schwaches Licht brannte in der Mitte des Raumes und ein Feuer prasselte im rosa-grün gekachelten Kamin. Sandy und ich saßen auf dem Teppich, tranken Pfefferminztee und wünschten uns etwas Stärkeres. Trina, die müde war nach ihrem Arbeitstag, hatte sich auf dem Boden ausgestreckt. Pattie hatte sich im Lehnsessel zusammengerollt. Unsere Unterhaltung verlief sprunghaft. Diese drei hatten in ihren High-School-Tagen so absolut über sich selbst bestimmt, daß ich noch Jahre danach zu kämpfen hatte, die Stereotype aus jener Zeit beiseite zu schieben, die ich noch immer vor Augen hatte. Sie waren für mich «perfekt» – dieses Wort der Worte für Teenager –, und sie schienen damals mit ihrer Sexualität so gut zurechtzukommen. Ihnen zuzuhören, wie sie sich in stockendem, nachdenklichem Ton über ihre Kämpfe unterhielten, die die gleichen waren wie die aller anderen, erstaunte mich.

«Das erste Mal», sagte Trina, «war keine gute Erfahrung.

Ich war sechzehn, und ich war wirklich in diesen Jungen verliebt. Er war ein Baby. Er war zwei Klassen über mir. Ich war in diesem Landhaus, das den Eltern irgendeiner Schulkameradin gehörte – und völlig in diesem Film ‹Wenn-die-Eltern-nicht-da-sind-steigt-die-Sache› befangen. Wir veranstalteten eine Party. Einen Ball. Ich war schon ein paarmal zuvor mit ihm ausgegangen, und wir hatten heftig gepettet. Ich erinnere mich, daß ich bei unserem Zusammensein seinen harten Penis in seiner Hose spürte und dachte, ich sei erregt ... es würde mir irgendwie gefallen. Denn am Anfang war das Ding ja noch in der Hose. Es sah nicht so aus, als ob ich irgend etwas damit tun müßte. Ich war sowieso noch nicht soweit. Und ich signalisierte ihm nicht, daß das etwas wäre, was ich gern tun würde.

Also, er taucht dort bei der Party auf, und ich war schon den ganzen Tag auf LSD. Ich war nicht darauf vorbereitet, weder psychologisch noch sonstwie. Ich hatte so viel Spaß mit meinen Freunden, daß ich mich nicht plötzlich in die feste Freundin irgendeines Jungen verwandeln wollte. Für mich gab es da einen großen Unterschied ... aber wir alle gingen dann schlafen, und es wurde einfach ganz selbstverständlich angenommen, daß ich mit diesem Jungen schlafen ginge. Ich stand unter einer harten Droge. Und es ist schwer, zu sagen, was ich genau fühlte, als ich mit ihm ging, vielleicht dachte ich, daß wir einfach schlafen gehen würden – ich wußte im Grunde nicht, was ich zu ihm sagen sollte, unsere Freundschaft war noch nicht so weit gediehen. Der Typ ist bei mir im Schlafsack, und das nächste, was passiert, ist etwas, was man heute als Date-Rape bezeichnen würde. Er ist auf mir drauf, und *es wird jetzt passieren.* Es *passierte* einfach. Wir haben nicht einmal darüber geredet. Wir küßten uns und all das, und das nächste, was ich merke, ist, daß er mir die Unterhose runterzieht und in mich eindringt. Und ... es tut weh ... und wie. Und erst jetzt wird mir klar: Das ist es. Jetzt passiert es.»

Ich bemerkte, daß Trina nicht mehr in der Vergangenheitsform, sondern im Präsens redete, als ob sie das schmerzliche Geschehen noch einmal durchlebte. Dann sprach sie langsamer und wieder in der Vergangenheitsform. «Ich vermute, daß er zu dem Zeitpunkt bemerkte, daß ich noch nie mit jemandem geschlafen hatte. Es war jedenfalls nicht leicht für ihn, sein Ding da reinzustecken. Ich erinnere mich, daß es irgendwann das Hymen durchstieß. Die ganze Scheiße. Ich hatte nicht unbedingt das Gefühl, daß er mich vergewaltigte, aber immerhin ... wir hatten ja nicht darüber gesprochen ... nicht über das, nicht über irgendwas Derartiges. Es war also keine angenehme Erfahrung. Ich erinnere mich, daß ich – als es vorbei war – nicht das Bedürfnis hatte, mit ihm zu sprechen. Ich wandte mich irgendwie ab. Ich fühlte mich sehr einsam. Ich hatte das Gefühl, daß das keinen Spaß machte. Daß es körperlich weh tat. Vielleicht auch gefühlsmäßig. Ich glaube, daß ich meine Emotionen wegschloß. Es sah so aus, als ob jeder gewußt hätte, daß er kommen würde, außer mir. Und es konnte sich doch nicht alles plötzlich so verändert haben.

Ob ich danach seine Freundin wurde? Ich erinnere mich nicht einmal, was danach geschah. Es hatte mich von meinen Freundinnen getrennt. Danach hatte ich eine solche Angst vor einer Schwangerschaft.»

Ich fragte: «Hast du keine Verhütungsmittel benutzt?»

«Nein, ich hatte doch gar keine dabei», sagte Trina.

Pattie schüttelte den Kopf und sagte etwas, was uns, verglichen mit der übertriebenen Aufmerksamkeit, die ihre «Sinnlichkeit» an der High-School erregt hatte, außerordentlich bitter vorkam: «Ich dachte über das nach, was du über das Gefühl von Einsamkeit gesagt hast. Ich wollte viele Jahre über mit Jungen nichts zu tun haben. Es interessierte mich einfach noch nicht. Inzwischen weiß ich: Ich war einfach noch nicht soweit. Ich war ... zu *jung.*»

Auch Trina sagte: «Ich war zu jung. Viel zu jung.»

Pattie forderte sie heraus: «Aber du hast gesagt, daß du erregt gewesen bist.»

«Ja. Aber ich war mit sechzehn zu jung, um mit einem Mann zu schlafen. Das ist ein großer Unterschied. Ich war zu jung, um es tatsächlich zu tun. Ich war nicht zu jung, um erregt zu sein.»

«Als ich mit Männern und Sex anfing», erzählte Pattie, «war ich, emotional gesehen, noch unreif. Ich fühle mich noch heute, als ob ich in einem Kloster aufgewachsen wäre – meine Mutter, meine Schwester –, mein Vater war nicht da. Thomas, mein erster Freund, und ich liebten uns. Wir hielten uns in den Armen. Aber er *grapschte* dauernd. Als ob ich ein Bonbon oder irgend so was sei. Wir taten es im Bett seiner Eltern. Und ich dachte, also, das ist toll.»

Trina jaulte auf. «Im Bett seiner *Eltern*?»

«Ich erinnere mich an eine Nacht im Haus seiner Eltern», unterbrach Sandy. «Wir lagen alle vollkommen stoned auf dem Wasserbett, und wir hatten die großartige Erleuchtung, daß das Universum aus nichts als Musik bestehe – ihr kennt ja diese Art von Einsicht. Ich ging am Schlafzimmer vorbei und hörte, wie du ‹Thomas?› gesagt hast, als ob du wolltest, daß er mit irgendwas aufhörte. Es kam mir so gespenstisch vor: ‹Gott, meine Freundin ist da drin, und sie mag es nicht, was da abläuft, aber ich kann mich nicht einmischen.›»

Pattie nickte. «Heute, mit dreißig, habe ich manchmal das Gefühl, daß ich eine eher männliche Sexualität habe. Manchmal muß ich bei der Arbeit wirklich aufpassen, daß die Jungens es nicht merken, wenn ich sie mustere. Ich schaue mich um und denke, du lieber Himmel, all diese Männer. Wenn ich nicht gebunden wäre, wäre es ein großer Spaß, sie einfach nur auszuprobieren. Und ich vermute, daß viele Mädchen auf der High-School genau dieses Gefühl hatten. Aber damals wollte ich es einfach noch nicht.

Meine Eltern erlaubten uns in einem Sommer, allein nach Alaska zu fahren. Ich wollte eigentlich nicht. Wir besuchten die Hippie-Mutter von einem von Thomas' Freunden in ihrer Kommune. Sie hatten einen Tank Lachgas neben ihrem Schlafzelt stehen. Und eine Außendusche. Einer der Typen sagte: «Hey, Kids, wollt ihr duschen?» Und er fotografierte uns, diese jungen sexy Körper, die unter der Dusche standen. Ich war so naiv. Es kam mir nicht wie ein Angriff auf mich vor. Später wanderten wir zu einer Wiese, und dort geschah es. Ich erinnere mich, daß ich dauernd dachte, ich bin mit jemand zusammen, den ich mag und der mich mag, und es war wirklich schön da auf der Wiese. Aber ich erinnere mich auch, daß ich mich allein fühlte. Ich hätte gerne eine meiner Freundinnen angerufen und ihr gesagt: ‹Etwas mit mir muß nicht in Ordnung sein, das fühlt sich so *komisch* an.›»

Trina lag inzwischen flach auf dem Boden, streckte ihren eckigen Körper neben dem erloschenen Kamin aus. «Ein Jahr nachdem ich meine Unschuld verloren hatte, reiste ich mit meiner Mutter und meiner Schwester nach Venezuela», sagte sie und nahm ihren Erzählfaden wieder auf. «Meine Mutter zog sich immer früh zurück. Wenn sie weg war, trafen wir uns mit Jungen. Und diese zweite Erfahrung war sehr viel besser, und ich war so viel offener im Bett mit diesem Mann, wir redeten miteinander. Ich wollte keinen Sex, da ich Angst vor einer Schwangerschaft hatte. Also ging er nicht ganz in mich rein.» So aufgeklärt wir auch waren, diese Idee – daß es sicher sei, wenn der Mann nur halb eindringt – war eine naive Vorstellung, die viele von uns damals teilten.

«Es tat nicht weh – er war so lieb und vorsichtig, und ich konnte sein Gesicht sehen. Beim ersten Mal hatte ich kein Gesicht gesehen. Und ich dachte, vielleicht hat es damit zu tun, mit wem man zusammen ist, wie sie zum Sex stehen und ob sie imstande sind, einen Bezug zu dir herzustellen. Dies war die erste Erfahrung, bei der es mir wirklich Spaß machte, mit einem Mann zusammenzusein. Es war keine Offenbarung – ich wußte danach einfach nur, daß es möglich ist. Und diesmal konnte ich mich entspannen.»

«Die sexuelle Revolution hat mir nichts gebracht», sagte Pattie. «Technisch gesehen wußte ich Bescheid, aber ... die Technik allein bringt es nicht. Und verglichen mit meinen Freundinnen schlief ich nicht mit vielen Männern.»

«Ich erinnere mich, wie komisch ich mir vorkam, daß ich nicht mit mehr als zehn Männern geschlafen hatte», sagte Trina.

Wir waren uns einig darin, daß von uns Mädchen damals erwartet wurde, bis zum Eintritt ins College mit zehn bis dreißig Männern geschlafen zu haben. Ansonsten galt man als gehemmt, blöd oder unerfahren, was ein sehr abschätziges Wort war. Sandy sagte, daß sie mit dreißig Männern geschlafen hatte, «und, na ja, ihr könnt euch vorstellen, unter den dreißig waren vielleicht drei oder vier, von denen ich jetzt im nachhinein den Eindruck habe, daß es mit ihnen so war, daß es mich weitergebracht hat. Die restlichen sechsundzwanzig können zur Hölle fahren», sagte sie mit ihrem trockenen Lachen.

«Trotz all der Freiheit», fuhr sie fort, «war es gar nicht so einfach, meine Unschuld zu verlieren. Die Jungen, auf die ich traf, waren entweder schwul oder Sportler, mit denen ich mich nicht verstand. Oder Asiaten, die sich nicht mit weißen Mädchen abgaben. Der Junge, bei dem ich sie dann verlor, bemühte sich zwei Wochen um mich. Wir gingen zusammen aus und flirteten. Eine meiner Freundinnen gab eine Party auf dem Land. Ohne Anstandswauwaus. Ich schämte mich zuzugeben, daß ich keinerlei sexuelle Erfahrung hatte. Ich tat so, als sei ich eines der Mädchen, die ich bewunderte, die so sanft waren und genau wußten, was sie taten. Ich glaube, daß der Junge erst in letzter Minute merkte, daß ich noch Jungfrau war. Er fragte: ‹Willst du mit mir schlafen?› Ich sagte ‹Ja›. Und dann taten wir es – und zwar sehr schlecht.

Es war eine Enttäuschung – wenig aufregend. Der Geschlechtsverkehr selbst war kein großes Vergnügen, aber ich *liebte* das Davor. Er benutzte Brut Cologne, und ich habe noch heute eine Schwäche dafür. Meine Kleider rochen danach, ich wollte sie gar nicht waschen. Ich liebte die Küsserei und das Berührtwerden und die erotischen Gefühle – sehr sinnlich und erregend. Und ich war erstaunt, wie leicht es war, erregt zu werden.»

Sandy krümmte sich, was ganz ungewöhnlich für sie war, so sehr vor Lachen, daß sie ihre Tasse abstellen mußte. «Nach all den Büchern, die diese älteren Feministinnen geschrieben haben, dachte man doch, daß man zumindest einen Magister darin haben müsse. Man mußte seine eigene Anatomie erkunden und seinen Partner *trainieren*, oder man würde eine dieser frigiden Hausfrauen aus den Fünfzigern sein. Die Bücher machten mir eine derartige Angst, ihnen zufolge war alles so kompliziert. Wie hatte die Spezies es je geschafft, Nachkommenschaft zu zeugen? Mit der warmen menschlichen Verbundenheit, die ich empfand, wenn ich jemanden einfach nur berührte, hatte ich nicht gerechnet. Daß es so etwas selbst in einer Beziehung gab, die keine Geschichte, kein Umfeld, keine Berechtigung hatte! Niemand hatte mir gesagt, daß ich diese menschliche Verbindung erwarten könne.

Und dann, kaum daß es vorbei war, nahm er sich eine Freundin. Ich war nur eine Eroberung gewesen. Wieder war es so, daß wir uns veränderten und sie die gleichen blieben. Für ihn war es ein Fall von ‹ich hab sie flachgelegt›. Wir hatten keine Worte dafür. Für ihn war es etwas, worüber er vor seinen

Freunden prahlen konnte. Aber ich war sehr verletzt. Und ich schämte mich, daß es mich verletzte und man auch noch von mir erwartete, es in den Wind zu schießen und mir einen anderen zu suchen.»

Es entstand eine lange Pause.

«Es gibt etwas, was Leute selbst heute noch nicht hören wollen», sagte Pattie und zog ihre Beine auf den Sessel hoch. «Menschen reifen zu verschiedenen Zeiten zu sexuellen Wesen heran. Die Leute denken immer, wenn man den Körper einer Frau hat oder auch nur etwas entfernt Ähnliches, sei man sexuell reif.»

Sie dachte kurz nach. «Heute», sagte sie, «fühle ich mich um so anziehender, je stärker ich bin und je mehr ich mein Leben unter Kontrolle habe. Das wußten wir damals nicht.»

«*Stimmt*», sagte Sandy. «Uns fehlte der Rest unseres Lebens. Es war ja nicht so, daß wir wunderbare soziale Möglichkeiten hatten, die dafür sorgten, daß wir uns stark fühlten ...»

«Nee. Das gab es nicht», sagte Pattie.

«Wir hatten Sex, aber wir hatten nicht besonders viel Power. Ihr habt also das Gefühl, daß der Sex euch nicht stark gemacht hat?» fragte ich.

«Genau», sagte Pattie. «Was mich stark gemacht hat, war ... Schmusen.» Sie lachte. «Und meinen Freund dazu zu bringen, Gemeinschaftsgefühl zu entwickeln. Aber wir waren noch nicht soweit, erwachsenen Sex zu haben.»

Plötzlich sagte Sandy: «Es gab keinen Initiationsprozeß. Keine Rituale.» Wir hatten überhaupt nicht über Rituale gesprochen, da ich mir darüber aber auch schon Gedanken gemacht hatte, fand ich es spannend, daß sie deren Fehlen in den gleichen Worten ansprach wie ich. Pattie nahm das Thema auf. «Du wirst nicht über Sex zur Frau. Wenn alles gutgeht, wirst du zuerst eine Persönlichkeit und dann eine sexuelle Persönlichkeit. Es war ja im Grunde so, als ob es die

Männer seien, die die Schlüssel hätten, die uns ‹zur Frau› machten. Und Männer sollten nicht darüber entscheiden, wie Mädchen zu Frauen werden. Heute», fuhr sie fort, «fühle ich mich sexuell gesehen sehr viel wohler in meiner Haut. Ich genieße es, eine Frau zu sein, und ich genieße es, ein Sexualleben zu haben. Aber damals war ich trotz allem ein Mädchen. Ich wußte nicht, wie ich meinen Weg in der Welt finden sollte.»

«Wir waren *Mädchen.*»

«Wir waren Mädchen.»

«Wir waren Mädchen und nichts anderes.»

Obwohl wir Geschlechtsverkehr gehabt hatten, waren wir Mädchen. Was Jungen und Männer sexuell von uns erwarteten, kannten wir besser als unsere eigene Stärke in dieser Welt – wir wußten genauer darüber Bescheid als über unsere eigenen Körper. Aber wir wußten, obwohl wir es nicht hätten ausdrücken können, daß Geschlechtsverkehr an sich nicht genug war, um uns «zu Frauen zu machen». Wir haben zwar nach Alternativen gesucht – unsere Abmagerungskuren, unsere verschiedenen Manien, die Magersucht, die ich an anderem Ort ausführlicher beschrieben habe –, um dem weiblichen Wettkampf der Adoleszenz, um der Initiation Platz zu verschaffen. Aber in unserer sexualisierten Warenwelt war der anerkannteste etablierte Weg für uns Frauen der des Geschlechtsverkehrs – Drogen waren ein stärker männlich bestimmter Weg, und die Bar- und Bat-Mitzwahs waren nicht geschlechtsspezifisch.

Anthropologen wie Margaret Mead und Bronislaw Malinowski bis hin zu M. F. Ashley-Montagu, Mircea Eliade und Anne Cameron haben über die *rites de passage* geschrieben, die viele Sozialsysteme organisieren. In den modernen nordamerikanischen und europäischen Gesellschaften sind solche

Rituale eher die Ausnahme als die Regel. Andere Kulturen sind, was das anbelangt, nicht so verarmt. Mädchen aus süd- und mittelamerikanischen Ländern feiern ihre *quinceanera* mit fünfzehn, ziehen wunderschöne Kleider an, werden in einer speziellen Messe geweiht und verkünden ihrer Gemeinde höchst formell, daß sie jetzt heiratsfähig sind. Mädchen vom Stamm der Trobriander im Nordwesten von Melanesien zogen zu Anfang dieses Jahrhunderts in das abgelegene Haus der unverheirateten Mädchen, lernten dort, Kleider zu weben, und verbrachten mehrere Jahre mit unverbindlichen sicheren erotischen Spielen, bevor sie sich mit der ernsten Absicht beschäftigten, einen Hausstand zu gründen.

Andere Kulturen besaßen besondere Erfahrungen mit den psychischen Bedürfnissen von Mädchen, über Rituale und öffentliche Verwandlung in den Stand der Frauen aufgenommen zu werden, die uns verlorengegangen sind. Mircea Eliade faßt zusammen, was die Initiationsriten für Mädchen in Stammesgesellschaften auszeichnet: Initiationsriten basieren auf der ersten Menarche, die die Zeit festlegt, in der die Mädchen aus ihrer gewohnten Umgebung herausgenommen werden. Sie werden an einem weit entfernten Platz (bei den Suahelis ist das der Wald; bei den nordamerikanischen Indianern und einigen afrikanischen Stämmen ist es eine heilige Hütte) für drei Tage bis zu zwanzig Monate isoliert gehalten. Die Mädchen müssen manchmal Tabus einhalten, die es ihnen verbieten, die Erde zu berühren, oder sie müssen eine spezielle Kleidung tragen.

Während dieser Zeit, in der es von seinem Stamm getrennt lebt, lernt das Mädchen «rituelle Gesänge und Tänze und zudem spezifisch weibliche Fertigkeiten, vor allem Spinnen» – Fertigkeiten, die der Stamm für so wichtig ansieht, daß man glaubt, sie trügen dazu bei, die Ordnung der Welt aufrechtzuerhalten. In Tierra del Fuego, in Südamerika, wurden Mädchen und Jungen bis in die zwanziger Jahre hinein über eine Reihe «moralischer, sozialer und religiöser Anweisungen» initiiert. Die Mädchen erhielten ihre Anweisungen allerdings getrennt von den Jungen, und zwar von den alten Frauen ihrer Gemeinschaft, die sie lehrten, wie sie diese Weisheiten auf ihr Frausein anwenden konnten. Die Novizinnen wurden von ihren Müttern getrennt und mußten sich einer «körperlichen und moralischen Disziplinierung» unterziehen. Es wurde eine Gruppe gebildet, die von den älteren Frauen schließlich in die «Geheimnisse von Sexualität und Fruchtbarkeit» und in die weiblichen Bräuche ihres Stammes eingeführt wurde. Das Wichtigste bei diesem Prozeß, Mädchen dabei zu helfen, «Frauen zu werden», ist ein allgemeineres Ziel: «Die Erziehung, die sie erhalten, ist zwar allgemein, aber im Grunde ist sie religiös; sie besteht in der Offenbarung, daß Frauen heilig sind. Das Mädchen wird rituell darauf vorbereitet, seine besondere Art von Sein anzunehmen, das heißt, Schöpferin zu werden, und gleichzeitig erfährt es, was seine Verantwortung der Gemeinschaft und dem Kosmos gegenüber ist.» In diesen Stammesgesellschaften wird das Mädchen gelehrt, was es heißt, ein sexuelles Wesen zu sein. Aber im Gegensatz zu uns erfährt es auch, daß «Sexualität, wie alle anderen Funktionen des Lebens, heilig ist».

Das Bedürfnis von Mädchen, den Übergang zum Frausein irgendwie zu markieren, ist so stark, daß es die höchst brutalen Initiationsriten übersteigen kann. In Teilen Afrikas verlangen Mädchen selbst danach, sich den äußerst schmerzhaften und gefährlichen Klitorektomien zu unterziehen, die ihre Sexualität töten, da die Prozedur ein *rite de passage* ist, der das Mädchen in eine gesellschaftlich anerkannte Frau verwandelt. Die, die nicht rituell beschnitten sind, schämen sich häufig dafür.

In den ersten Jahrzehnten dieses Jahrhunderts pflegten Küstenstämme im Norden Australiens das pubertierende Mädchen für drei Tage von seinem Stamm zu entfernen. Während dieser Zeit mußte es sich einer bestimmten Diät unterwerfen. Dann nahmen es die älteren Frauen des Stammes auf, malten es mit Ocker an, schmückten es wunderbar, geleiteten es beim ersten Morgengrauen an einen «Fluß oder eine Lagune», um ein rituelles Bad zu nehmen, und führten es in einer fröhlichen Prozession wieder zum Lager zurück, damit seine Familie und seine Freunde es sahen: «Beifällig wird das Mädchen von der Gemeinschaft als Frau begrüßt und anerkannt.» Bei andern Stämmen wird der Übergang zum Frausein mit Tänzen und Geschenken gefeiert. Die Zeichen der neuen Weiblichkeit sind unter anderem Tätowierungen oder das Schwärzen der Zähne.

Ein anderes Beispiel für einen weiblichen *rite de passage* finden wir in Anne Camerons klassischem Buch *Töchter der Kupferfrau*, eine Nacherzählung der Mythen indianischer Stämme der Nordwestküste, die erzählen, wie eine Gemeinschaft öffentlich die «heilige Zeit» eines jungen Mädchens feiert. In einem ihrer Berichte werden Frauen beschrieben, die «die Mädchen über Witze, Lieder, über Legenden und anhand von Beispielen lehren, wie sie für ihre Körper sorgen und wie sie sie genießen konnten, daß sie sich und ihre Körperfunktionen respektieren sollten. Sie erklärten ihnen alles, was sie je in ihrem Leben über Schwangerschaft, Geburt und die Aufzucht von Kindern wissen mußten.» Eine von Camerons Erzählerinnen berichtet:

«Und jeden Tag mußten wir unsere Körper in Form bringen. Daß wir bereit waren, vom Mädchen zur Frau zu werden, sobald die Zeit kam.

Schwimmen. Wir schwammen viel. Im Winter und im Sommer. Manchmal band man uns ein Seil um die Taille und befestigte es an einem Stamm, und wir mußten schwimmen und schwimmen und schwimmen, ohne irgendein Ziel, nur schwimmen, bis wir so müde waren, daß uns alles weh tat. Aber unsere Muskeln wurden stark, und unsere Körper wuchsen gerade. Und wir rannten. Es war nicht wichtig, ob man schnell rannte, man rannte eben, barfuß am Strand rauf und runter, bis die Sohlen hart waren und es nichts mehr ausmachte, ob man in eine Muschel, auf einen Krebs oder ein spitzes Stück Holz trat. Rauf und runter, rauf und runter, und gerade als wir dachten, daß wir es gut konnten, sagten sie uns, daß wir rennen lernen müßten, ohne Sand aufzuwirbeln ... Und man hatte keine Wahl, man mußte es lernen, sonst war man keine Frau. Es ist nicht leicht, eine Frau zu werden, du wirst es nicht, indem du irgendwo über lange Zeit einfach rumstehst oder dein Körper anfängt, gewisse Sachen zu tun ...

Wenn man alles gelernt hatte, was es zu lernen gab, und die richtige Zeit kam, wenn du deine erste Blutung gehabt hast und im Wartehaus gewesen bist, wurde ein großes Fest veranstaltet. Du warst eine Frau ... Die Leute kamen von weit her, Onkel, Tanten, Vettern, Kusinen und Freunde, man sang, tanzte, und es gab eine Menge zu essen. Dann setzten sie dich in einen besonderen Einbaum, der von oben bis unten mit Wasservogeldaunen geschmückt war, die weichsten Federn von der Brustseite des Vogels, und du hast deine besten Kleider an und allen Schmuck, und du standest dort und warst stolz und glücklich ... (Du wurdest untergetaucht) und warst da draußen im Wasser ganz allein und mußtest zum Dorf zurückschwimmen. Die Leute hielten Ausschau nach dir und hatten Feuer am Strand angezündet, und wenn sie dich endlich sahen, fingen sie an, ein Siegeslied zu singen, das von einem Mädchen handelte, das zum Schwimmen ging und als Frau wiederkam. Und endlich erreichtest du den Strand, und deine Beine fühlten sich an, als ob sie aus Stein seien oder so ... Und dann kam die alte Frau, sie kam auf dich zu und legte dir ihren Umhang um, und du fühltest dich großartig. Und danach warst du eine Frau.»

Anne Cameron erzählt die Geschichte über ein nordamerikanisches Initiationsritual, das von harten Prüfungen und der folgenden öffentlichen Anerkennung gekennzeichnet und in der Abfolge der Generationen verankert ist. Die Geschichte läßt sich mit der Scham vergleichen, die die Erste Welt und das industrielle Erwachsenwerden für ein Mädchen bereithält. Heutige westliche Frauen erinnern sich oft an ein flüchtiges Gespräch mit ihrer Mutter, in dem es um Blut und die Gefahren der Schwangerschaft ging. Solche Erinnerungen an beschämende oder heimlichtuerische Initiationen sind in den Biographien von Feministinnen, die vor der sexuellen Revolution erwachsen wurden, häufig anzutreffen.

In unserer Generation gab es keine Scham, aber es gab ein Schweigen. Nur Schweigen: all die Energien, die wir in die Lösung der Aufgabe stecken wollten, «eine Frau zu werden», versickerten, weil sie nicht kanalisiert wurden. Es gab keine älteren Frauen, die uns persönlich etwas bedeuteten, die sich mit uns zurückzogen, weg von unseren Familien und weg von Männern und Jungen, in den Wald oder auf die Berge, um uns in die Geheimnisse von Verführung und Sexualität einzuweisen und uns die Verantwortlichkeiten zu lehren, die sowohl die Verhütung als auch die Vorbereitungen auf unsere Fruchtbarkeit mit sich brachten. Es gab keine Frauen, die uns in die Lust einweihten, die es bereitete, sich zu schmücken und auf die Gesundheit zu achten, die uns in die Kunst einwiesen, Arbeit und Mutterschaft miteinander zu verbinden. Es gab keine älteren Frauen, die uns in den Fertigkeiten, die wir brauchen würden, um in unserer Kultur erfolgreich und verantwortungsbewußt «als Frauen» zu überleben, harten Prüfungen unterwarfen – Verhütungsmaßnahmen, Selbstverteidigung, mathematisches Wissen, Bewerbungen. Und es gab niemand, der zu Hause auf uns wartete und uns einen freudigen Empfang bereitete, wenn wir, verwandelt und bei uns selber angekommen, das neue Ufer erreicht hatten.

Eliade hat gezeigt, daß die Initiationsriten von Jugendlichen oft Gefahr und Schmerz enthalten, die den symbolischen Tod und die Wiedergeburt des Initianden bedeuten. In diesem Licht gesehen brauchen wir uns nicht über die Rituale zu wundern, die Mädchen in unserer Kultur entwickeln: über ihre Empfänglichkeit für «Prüfungen» wie Diäten oder Kosmetikterror, über ihre Obsessionen, ihre frustriert ausschließliche Beschäftigung mit «heiliger Bekleidung», ihre gefährlichen betrunkenen Sexabenteuer. Sex selbst ist zu einfach, um ein *rite de passage* zu sein; es gibt keinen Unterschied. Jeder kann Sex haben. Initiationsriten sind *per definitionem* auf eine Auswahl ausgerichtet. Sie sollen die Jungen von den Männern trennen – und wir Frauen sind genauso daran interessiert, die Mädchen von den Frauen zu unterscheiden. Wo sonst in unserer Kultur findet man diese Feuer- und Wassertaufe als darin, daß Mädchen die Tatsache akzeptieren und im geheimen damit einverstanden sind, daß der Übergang vom Mädchen zur Frau notwendigerweise schmerzhaft und gefährlich ist?

Simone de Beauvoir schrieb in *Das andere Geschlecht*, daß man nicht als Frau geboren wird, sondern zur Frau gemacht wird. Die Ironie der Sache ist, daß unsere Kultur nicht sehr gut darin ist, «Frauen zu machen». Sie registriert die Prüfungen, die verschiedenartigen fanatischen Obsessionen der Altersstufen zwischen dreizehn und sechzehn, die Mädchen so verzweifelt suchen, kaum. Von Wertschätzung kann sowieso nicht die Rede sein. Sie sind kaum Anlaß zum Feiern, es gibt wenige Geschichten über weibliche Helden dieses Alters. Kein Mensch erwartet es von Mädchen, sich mit den grandiosen Selbstverwirklichungskämpfen der männlichen Adoleszenz zu identifizieren – sich in der Schmiede ihrer Seelen aus einem unentwickelten Bewußtsein überhaupt etwas zu schaffen.

In unserer Kultur findet der Übergang eines Mädchens zur Frau, die Prüfungen und Härten, vor allem im Bereich der Körperkontrolle statt, zum Beispiel durch Diäten, aber auch durch sexuelle Akte und die Anhäufung von materiellem Besitz. Ob unsere Mädchen Frauen sind, mißt man daran, was sie sich kaufen können oder was sie besitzen und wer mit ihnen schlafen will. Die Gefahr für Mädchen besteht darin, daß die Kultur sie oft in einer Weise zu Frauen werden läßt, die sie nicht wählen würden, bevor sie psychologisch bereit sind, und daß sie dieses Bereitsein als eine passive biologische Entwicklung definiert. Sie gibt Mädchen wenig Gelegenheit, *sich selbst zu Frauen zu machen* und dies als aktives, gesundes Ziel zu sehen, für das man kämpft und das man schließlich voller Stolz erreicht. Die Kultur sagt zu Jungen in vielen Arten und Weisen «Sei ein Mann», und das kann destruktiv oder auch aufbauend sein. Wenn wir aber zu einem Mädchen sagen «Sei eine Frau», meinen wir damit selten, daß es Verantwortung für sich selbst übernehmen und seine kindlichen Neigungen hinter sich lassen solle.

«Zeig, daß du eine Frau bist» heißt in unserer Gesellschaft nicht: Zeig uns, daß du weben kannst, wie das in Melanesien der Fall war, es heißt nicht einmal, zeig uns, daß du ein Sticktuch besticken, die Dienstboten beaufsichtigen oder die Harfe spielen kannst, wie es in den «gehobenen» Gesellschaftsschichten des 19. Jahrhunderts im Westen üblich war. Nein, in unserer Kultur bezieht sich der übliche Ausruf einem Mädchen gegenüber – «Großer Gott, bist du gewachsen» – eigentlich auf gar nichts, er bezieht sich allein auf etwas Körperliches. In unserer Gesellschaft bedeutet die Aufforderung «Zeig, daß du eine Frau bist» schlicht und einfach «Zieh dich aus».

Historiker und Anthropologen, die sich mit Übergangsriten für junge Menschen beschäftigen, sind sich einig, daß deren Bedeutung gar nicht hoch genug eingeschätzt werden kann. Und zwar nicht nur die Bedeutung, die sie für die Entwicklung des Adoleszenten, sondern für den Zusammenhalt der Gesellschaft haben. Diese Rituale erlauben, daß junge Menschen ihre Selbständigkeit erproben, die Sitten und Gebräuche der sie umgebenden Kultur erfahren und die Fertigkeiten meistern lernen, die allein sie freiwillig dazu bringen werden, die Abhängigkeit und Ziellosigkeit der Kindheit hinter sich zu lassen.

Ein Paradox unserer Zeit ist, daß es, wie in meiner liberalen Schule, anderen wenig bedeutete, wenn wir unsere Jungfräulichkeit verloren. Und an traditionelleren Schulen konnten Mädchen über ihre sexuelle Erfahrung nicht in irgendwie autoritativer Weise reden und hatten demzufolge zu kämpfen, wenn sie selbst bestimmen wollten, was die Erfahrung für sie bedeutete. Eine Langzeitstudie der Soziologin Sharon Thompson ist alarmierend. Sie führte über acht Jahre hinweg Interviews mit vierhundert Mädchen und fragte sie nach ihrer sexuellen und ihrer emotionalen Geschichte und nach ihren Schwangerschaften. Diese Interviews zeigen, was Mädchen über Sex sagen oder nicht sagen können, was ihnen auf diesem Gebiet an Eigenständigkeit einfach nicht zugestanden wird. Darüber hinaus sind diese Gespräche auch ein Denkmal für das Schweigen, das durch die Furcht entsteht, als Schlampe gesehen zu werden, und dafür, wie selbst die bewußte Sprache unter einem starken gesellschaftlichen Tabu zusammenbricht. Auf die einfache Aufforderung, ihre Erfahrung zu überdenken und zu artikulieren, haben die Befragten, wenn sie über Sexuelles berichten sollen, «blinde Stellen» der Art, wie Mary McCarthy sie in ihren Memoiren beschreibt und wie ich sie an anderer Stelle erwähnt habe.

«Als man sie bat, die Umstände ihres ersten Beischlafs zu beschreiben, fingen viele Mädchen an, verständnislos dreinzublicken und zu erstarren, sagten nichts mehr, ließen Passivsätze unbeendet in der Luft hängen, als ob ihnen unter Hypnose der Befehl gegeben worden wäre, es zu verdrängen», schreibt Thompson. «Es war etwas, das einfach passierte», sagen sie schließlich. Sie wissen nicht, wie es passierte.

(Ich wäre da vorsichtig. Ob sie wissen, wie es passierte oder nicht, eins wissen sie jedenfalls sicher: Sie dürfen es nicht erzählen.)

«Ich sage Ihnen, ich weiß nicht, warum oder wie ich es tat. Vielleicht habe ich es einfach unbewußt getan ...»

«Ich weiß nicht, was in dieser Nacht über mich gekommen ist. Ich weiß es wirklich nicht. Ich meine damit, daß ich die Frage nicht wirklich beantworten kann. Aber es geschah.»

«Ich hatte keine Ahnung. Ich hatte überhaupt keine Ahnung. Ich wußte, daß ich mich ausziehen würde und daß er sich ausziehen würde. Aber ich wußte nicht, was dann passieren würde ...»

«Ich wußte im Grunde nicht, was ich tat. Ich wußte zwar schon, was ich tat, aber im Grunde *wußte* ich nicht, was ich tat.»

Dieser letzte Satz ist der Code, den Mädchen in einer Welt aussprechen müssen, die von ihnen erwartet, daß sie zwar sexuell verfügbar sind, aber nicht, daß sie die Verantwortung für ihre Sexualität übernehmen. An vielen High-Schools und Colleges, die ich besucht habe, erklären die Mädchen, daß man nicht als promiskuitiv angesehen wird, wenn man Sex hat, während man betrunken ist, wenn man überwältigt wird oder «den Boden unter den Füßen verliert». Man nennt ein Mädchen promiskuitiv, wenn es Sex hat *und weiß, was vor sich geht, und darüber sprechen kann.* Es ist nicht der Sex, der einen zur Schlampe macht, es ist die Tatsache, daß man weiß, was man tut, und es aus freiem Willen tut.

«Sich blind stellen» – Bewußtlosigkeit – spricht einen von der Schuld frei. Es sei noch einmal betont: In unserer Kultur hat die sexuelle Verfügbarkeit von Mädchen für Jungen einen positiven Wert – und die Bewußtlosigkeit der Mädchen im Hinblick auf ihre eigene sexuelle Wahl hat für die Gesellschaft *ebenfalls* einen positiven Wert. Wenn ein Mädchen sexuelle Grenzen setzt, innerhalb deren es sich selbst wohl fühlt, bewerten Jungen das negativ. Wenn ein Mädchen erotisches Bewußtsein, Lebhaftigkeit und ein Annehmen seiner eigenen Sexualität für sich beansprucht, um seine sexuellen Grenzen selbst zu setzen und zu erkunden, wird das ebenfalls negativ bewertet. Dieses perverse Wertsystem ist verhängnisvoll für Mädchen, was vorauszusehen war. Es ist nicht erstaunlich, daß laut *Washington Post* von 1994 Alkohol bei 90 Prozent aller Vergewaltigungen auf dem Campus eine Rolle spielt und 60 Prozent aller Übertragungen von Geschlechtskrankheiten auf Frauen ebenfalls mit Alkohol zusammenhängen.

Neben der rein körperlichen Gefahr, der Frauen über diese erzwungene Bewußtlosigkeit ausgesetzt sind, gibt es ein philosophisches Problem, dem sich Mädchen und junge Frauen stellen müssen. Wenn ein Mädchen sich nicht dazu bekennen muß, sehr wohl zu wissen, daß es die Wahl hat, die Jungfräulichkeit zu verlieren oder nicht, wie soll es dann die Verantwortung für die Konsequenzen übernehmen? Wie soll es überhaupt wissen, daß es «eine Frau geworden» ist?

Die *rites de passage*, die Mädchen unserer westlichen Gesellschaften aus einem frustrierten Bedürfnis heraus, *sich zu kennen* und *sich als Frauen zu beweisen*, erfinden, produzieren viele der Übel, mit denen unsere Gesellschaft zu kämpfen hat. Sex ist einfach. Schwanger zu werden ist einfach, und es ist ein besserer Beweis dafür, daß man eine Frau ist, als einfach Sex zu haben. Aber schwanger zu sein und sich zu entscheiden, was man damit anfängt, ist hart. Auch Mädchen in unserem Alter wurden damals schwanger. Es ist schwierig, an Zahlen heranzukommen, aber laut einigen landesweiten Studien, die das Alan-Guttmacher-Institut unternommen hat, werden 23,9 Prozent aller sexuell aktiven Mädchen in Amerika schwanger, das heißt jede vierte. (Jedes Jahr werden fast eine Million Mädchen schwanger: Unter den Vierzehnjährigen 8 Prozent, unter den Fünfzehn- bis Zwanzigjährigen 18 Prozent und unter den Achtzehn- bis Neunzehnjährigen 22 Prozent; das heißt, daß eines unter fünf sexuell aktiven Mädchen betroffen ist.) Von den mehr als eine Million Teenager-Schwangerschaften wird die Hälfte ausgetragen; 35 Prozent beenden sie mit einem Schwangerschaftsabbruch, was ein Fünftel aller Schwangerschaftsabbrüche ausmacht. 85 Prozent aller Schwangerschaften im Teenageralter sind ungewollt.

Gesellschaftskritische Beobachter schlagen sich mit diesem Problem herum, das hartnäckig und schwer zu ergründen scheint. Aber vielleicht wirft ja Eliades Erklärung des *rite de passage* ein wenig Licht auf die Sache. Wir bräuchten ihn. Für jedes heranwachsende Mädchen war es schon immer wichtig, zu wissen, daß es im Wertsystem seiner Kultur erfolgreich von einem Mädchen zur Frau geworden ist. Daher sollten wir uns eigentlich nicht wundern, daß die Anzahl von Teenager-Müttern und Abtreibungen im Teenageralter bei uns so hoch ist – daß so viele Mädchen im Teenageralter ihre Schwangerschaft nicht als Entgleisung auf ihrer Reise ins Erwachsenwerden sehen, sondern als eine Erfüllung. Wie Camerons Interviewpartnerin über eine Kultur sagte, die sich grundlegend von unserer unterscheidet: «Es ist nicht leicht, eine Frau zu werden, du wirst es nicht, indem du irgendwo über lange Zeit einfach rumstehst oder dein Körper anfängt, gewisse Sachen zu tun.» Aber diese Trägheitsdefinition von dem, was es heißt, «eine Frau zu werden», ist genau das, was unsere Kultur ihre Mädchen lehrt.

Wenn wir unsere Jungfräulichkeit verloren hatten, hieß das, daß wir sexuell reif waren. Aber was wir da taten, war zu einfach, und es war auch nicht so bedeutungsvoll, daß es uns über das Körperliche hinaus befriedigte. Das Ende unserer Jungfräulichkeit wurde nicht wahrgenommen, es wurde weder betrauert noch gefeiert. Die Weltsicht, die wir geerbt hatten, lehrte uns, daß das, was wir gewannen, wenn wir zu voll sexuellen Wesen würden, unendlich wertvoll sei. Hingegen sei das, was wir verloren, wenn wir unsere Jungfräulichkeit hinter uns ließen, mehr als unerheblich. In anderen Kulturen, mit denen ich mich beschäftigt habe, entschieden ältere Frauen, die den Wert von Weiblichkeit hoch einschätzten, wann ein Mädchen soweit war, eine Frau zu werden und zu ihnen zu stoßen. Sie entschieden, ob das Mädchen einen Grad von Weisheit und Selbstdisziplin erreicht hatte, von dem es, seine Familie und die Gesellschaft profitieren konnten. Allein diese älteren Frauen hatten nach reiflicher Überlegung die Macht, ihre Initiandinnen zu Frauen zu machen.

In unserer Kultur entschieden es die Männer für uns, ob wir Frauen waren. Und verdammt: *Jungen im Teenageralter* entschieden darüber, ob wir Frauen waren.

Das ist, wie ich meine, eine ungesunde Sache, die überdies ziemlich untypisch ist für die allgemeine Geschichte des Privatlebens: die Macht, unseren Eintritt ins Frausein zu definieren, wurde Jungen und Männern verliehen, die nicht, wie die älteren Frauen der Stämme, durch eine Tradition oder durch sozialen Druck dazu angehalten waren, unser «Frauwerden» in Beziehung zu unserem Wohl oder dem Wohl der Gesellschaft zu setzen.

Indem wir den Verlust der Jungfräulichkeit aufwerten und

zugleich die Jungfräulichkeit selbst zu einem Stereotyp verkommen lassen, vermitteln wir Mädchen, daß das, was die Jungen mit ihnen machen, für ihr Reifen bedeutsamer ist als das, wofür sie sich selbst entscheiden. Statt dessen sollten die Mädchen sagen, was sie bereits wissen, aber selten bestätigt finden: daß das Leben, das sie in ihren unabhängigen Körpern führen, daß die Fertigkeiten, die sie durch Konzentration und Strenge mit sich selbst erwerben, daß die einzigartige Phase in ihrem Leben, in der sie in ihrem eigenen Tempo Jungen und Erotik erforschen können – daß all dies magisch ist. Und daß sie damit in einen Lebenszyklus eintreten, zu dem eine Sexualität gehört, die heiliggehalten werden sollte.

13 *Hausaufgaben, die wir nicht gemacht hatten: Unsere Körper*

Die Hirnanhangdrüse an deiner Schädelbasis ist vor allem (für die sexuelle Reifung) verantwortlich. Obwohl sie nur so groß wie eine Erbse ist … sendet sie Botschaften an deinen Körper aus, damit er wächst und reift. Diese Botschaften bewirken die Ausschüttung von Hormonen. Hormone helfen Mädchen, strahlend auszusehen.

KIMBERLY-CLARK, *The Miracle of You*, 1968, 1973

Oh she's a brick house
She's mighty mighty just lettin' it all hang out …
How can she lose with the stuff she use?
36-24-36. Oh what a winning hand.

THE COMMODORES, *Brick House*, 1977

Wir waren unwissend oder falsch über unsere Kultur informiert; und wir waren auch unwissend oder falsch über unsere Körperfunktionen informiert. Obwohl der Verlust unserer Jungfräulichkeit nicht das gewesen war, was die meisten sich erhofft hatten, gingen wir direkt zu erwachsenen sexuellen Beziehungen über. Und die erste «weibliche» Phase in unserem Leben wurde noch dadurch kompliziert, daß man uns weder die Zeit ließ noch die Information gab, unsere Physis auch nur andeutungsweise zu verstehen. Jedenfalls finden die heute Fünfzehn- bis Zwanzigjährigen laut der Studie des Guttmacher-Instituts, «daß ein Durchschnittsjugendlicher … nicht genügend über Sex und Fortpflanzung Bescheid weiß».

Die sexuellen Pionierinnen aus der Generation unserer

Mütter legten großen Wert auf das heilsame Wissen über weibliche Anatomie. Selbstverständlich waren wir dankbar für die Information. Aber wir waren auch der Beweis dafür, daß sexuelle Techniken allein ein Problem, das an sich ein soziales Problem ist, nicht lösen können. Dank *Unser Körper – Unser Leben*, der *Sinnlichen Frau* und später dem *Hite-Report* wußten wir über Grundsätzliches ziemlich gut Bescheid. Aber es gab auch noch viel, was wir nicht wußten.

«Wußten wir über die Klitoris Bescheid?» vergewisserte ich mich bei Pattie.

«Wir wußten Bescheid», sagte sie. «Irgendwann fanden wir es selbst oder über Gespräche mit anderen Mädchen heraus, daß es sich gut anfühlte, wenn man sich dort berührte. Steck Stück A in Schlitz B. Nicht mal das erfuhren wir mit vierzehn oder fünfzehn im Sexualkundeunterricht. Da ging's nur um die Dinge, die am wenigsten sexy waren. Eileiter. Gelbkörperhormon. Verhütung – natürlich. Und Dias von weiblichen Organen im Querschnitt. Wochenlang. Alle lachten über die Dias mit dem weiblichen Zeug, aber Querschnittzeichnungen von Jungen, über die wir hätten lachen können, zeigte man nicht so häufig. Und niemand, kein einziger Lehrer sagte: ‹Lacht nicht über die Sexualität von Mädchen.› Über Liebe oder sexuelle Lust wurde nicht gesprochen. Ich wette, daß Eierstöcke nur deshalb soviel Aufmerksamkeit in Sexualkunde bekommen, weil sie so unerotisch aussehen.»

«In Sexualkunde ging es hauptsächlich um das Vergnügen der Jungen», bestätigte Tonya. Obwohl sie eine konservativere Schule besucht hatte, war der Lehrplan dort so ähnlich gewesen wie an meiner Schule. «Man zeigte uns kleine Schaubilder von Gonorrhöe und Syphilis, und wir lernten, daß Syphilis zu einer Erkrankung des Gehirns führt. Man predigte uns Enthaltsamkeit. Die Botschaft war hauptsächlich: Du mußt vorsichtig sein mit Jungen, denn sie werden erregt und wollen dann Sex mit dir haben. Niemals hieß es: *Du möchtest Sex mit ihnen haben.* Was man uns sagte, klang eher so: Sie sind der Feind, dem gegenüber du aufpassen mußt. Weibliche Lust war kein Thema. Man nahm an, daß wir mit Jungen zusammensein wollten, weil das ein Statusgewinn war – nicht, weil wir wissen wollten, was Sex war und ob es uns Befriedigung verschaffte. Es gab keine Fragen nach dem Warum – warum wir uns mit Jungen verabredeten, nach Intimität suchten oder uns nach Zuneigung sehnten. Man setzte voraus, daß Mädchen im Grunde nur deshalb mit Jungen Sex wollten, weil die Jungen sie dazu drängten. Es war fast so, als ob Mädchen Sex ausschließlich als etwas erlebten, wozu sie gezwungen worden waren. Die hormonellen Veränderungen, über die man sprach, wurden ausschließlich anhand der Menstruation abgehandelt, weibliches Begehren kam nicht zur Sprache. Ich hatte nie das Gefühl, daß es etwas Verständliches war oder daß man es uns auch nur zugestand, daß wir unsere Sexualität in gleicher Weise erforschen wollten wie Jungen. Alle Bücher gingen davon aus, daß du Angst vor Jungen haben solltest und möchtest.»

«Ihr seid also in Sexualkunde nicht über den weiblichen Orgasmus oder die Klitoris aufgeklärt worden?» fragte ich weiter. Ich wußte, daß es eine rein akademische Frage war.

«Klitoris?» schrie Tonya auf. «Was ist eine Klitoris? Schamlippen? Was ist denn das? Nur über den männlichen Orgasmus. Mit den Mädchen sprach man über Menstruation. Mit den Jungen über nächtliche Ejakulationen. Dann wurden wir zusammengefaßt, um uns die Horrorgeschichten über Geschlechtskrankheiten anzuhören. Und bei *uns* lag kein Exemplar von *Unser Körper – Unser Leben* herum.»

Meine Erinnerungen an den Unterricht gleichen den ihren in etwa: Im Sexualkundeunterricht lasen wir Lehrbücher und sahen uns das Material an, das Tambrands und die

Kimberly-Clark Corporation in ihrer «Life Cycle Library» für den Unterricht entwickelt hatten. Ich habe im Lauf des Buches schon daraus zitiert. An unseren Schulen wurde anhand dieses unvollständigen Materials unterrichtet, das im Zusammenhang mit sexueller Aufklärung auch die Angst vor menstruellem Geruch wecken sollte, da die Tamponhersteller es unserer armen Schule billig oder umsonst zur Verfügung stellten. Wir wurden über männliches Verlangen aufgeklärt: daß es so intensiv war und die Jungen bis in ihre Träume verfolgte, daß es aber trotzdem in Ordnung sei, nein zu sagen. Männliches Verlangen wurde fast respektvoll behandelt: «Sie werden nicht daran sterben», sagte man uns. Es wurde anerkannt und in aller Öffentlichkeit dort im Klassenzimmer beschrieben. Was aber zum Beispiel *The Miracle of You*, das in den Schulen Mitte der siebziger Jahre benutzt wurde und an das ich mich aus meinem eigenen Sexualkundeunterricht noch gut erinnere, zu weiblichem Verlangen zu sagen hat, ist folgendes:

«Du hast vermutlich entdeckt, daß es interessant ist, deinen Körper im Spiegel zu betrachten, daß er dir aber darüber hinaus auch noch sehr angenehme Gefühle verschaffen kann ... In einer späteren Phase ihres Lebens teilt jede junge Frau ihren Stolz und ihr Vergnügen mit anderen – mit dem Mann, den sie heiratet, und selbst mit den Kindern, die die beiden zeugen. Es liegt Vergnügen und Stolz in den Küssen und Liebkosungen, die eine Mutter ihrem Kind gibt. Es liegt Vergnügen und Stolz in den Küssen, die eine Frau und ihr Mann sich gegenseitig geben. So ist es also völlig natürlich, daß ... du dir deines Körpers bewußt wirst, daß du ihn und die guten körperlichen Gefühle, die er dir verschafft, respektierst.»

Eine mystifizierendere und sentimentalere Beschreibung weiblichen Verlangens kann ich mir nicht vorstellen. Man stellte uns als zivilisierte rationale Wesen hin, im Gegensatz zu den Jungen, die von ihrem Sexualtrieb so durcheinandergebracht waren, daß es an uns lag, sie abzuwehren. Keiner sagte zu uns: «Eure Träume sind sehr intensiv, eure Triebe sind sehr stark, aber ihr werdet nicht daran sterben.» Die Botschaft besagte im Grunde das genaue Gegenteil: «Eure Triebe sind nicht besonders ausgeprägt, und doch könntet ihr daran sterben, wenn ihr ihnen nachgebt.» Jungen waren eben körperlich und wir emotional. Im Zusammenhang mit unserer Sexualität wurde uns zwischen den Zeilen immer wieder eine Geschichte vermittelt: Wir sollten das genaue Gegenteil von dem empfinden, was wir in Wirklichkeit empfanden. So machte uns die Intensität unserer körperlichen Bedürfnisse auf einer unbewußten Ebene angst, Schlampen zu sein. «Es ist wichtig, sich darüber klar zu sein, daß du als junge Frau eine besondere Verantwortung für die jungen Männer in deinem Leben trägst», warnte man uns im Sexualkundeunterricht. «Die sexuellen Gefühle von Männern sind im allgemeinen sehr viel schneller und einfacher zu entfachen als deine eigenen. Ein Pullover, den du einfach nur für modisch hältst, kann auf den Jungen, mit dem du verabredet bist, sexuell provozierend wirken ... Die beste Art und Weise, mit diesem ungewollten Effekt umzugehen, ist es, ihn gar nicht erst eintreten zu lassen und ihn nicht in unverantwortlicher Weise zu provozieren.»

Diese Botschaft, die uns wie eine ewige Wahrheit präsentiert wurde, gehört zu einer noch gar nicht sehr alten Ideologie. Im Grunde tischten sie uns zusammen mit den Informationen über Sex drei waschechte Mythen auf. Der erste Mythos war, daß Jungen es mehr wollen. Der zweite war, daß dank der sexuellen Revolution Frauen zum ersten Mal als sexuelle Wesen wahrgenommen wurden. Der dritte Mythos war die Behauptung, daß wir es der modernen Wissenschaft und der neuen Frauenbewegung verdankten, über die Klitoris Bescheid zu wissen.

Keine von uns wußte, daß die Geschichte der weiblichen Sexualität im Westen nicht nur sehr viel komplizierter ist, sondern daß sie auch zu völlig anderen Schlußfolgerungen führt als denen, die unsere sexuelle Kultur uns glauben machen will. Auch ich machte diese Entdeckung erst als Erwachsene. Wir wußten einfach nicht, daß Frauen in der jüdisch-christlichen Geschichte für sinnlicher gehalten wurden als Männer. Wir wußten nicht, daß die Ansicht, Frauen wollten Sex weniger als Männer, nur wenig älter war als zweihundert Jahre. Und wir wußten auch nicht, daß die Klitoris im Laufe der Jahrhunderte immer mal wieder «entdeckt» worden ist. Wir wußten nicht, wie stark das, was in unseren Körpern vorging, mit der Welt um uns herum zu tun hatte, und wir erkannten auch nicht, wie eng die Zwangsjacke war, in die wir in den nächsten paar Jahren die unmißverständlichen Wünsche unserer Körper einzuzwängen versuchten.

Trotzdem spürten wir, daß wir wild waren. Der *Kinsey Report* behauptete, «beim Einsetzen der Adoleszenz gibt es kein Ansteigen sexueller Empfänglichkeit bei der Frau, das sich mit dem dramatischen Ansteigen ihres Östrogenspiegels vergleichen ließe. Es ist der Mann, der in der Adoleszenz sexuell aktiv wird.» Doch wir hätten diese Schlußfolgerung kaum nachvollziehen können. Wir spürten alle, daß wir außer Rand und Band waren. Die Aktivierung der Hirnanhangdrüse gehörte zu dem Prozeß, der uns, wie durch einen Zauber, zu Wächtern einer Sexualität machte, die von Natur aus mindestens so intensiv war wie die der Jungen. Das Östrogen überschwemmte unsere Körper und bewirkte, daß sich unsere Hüften rundeten und sich eine Taille entwickelte, es brachte uns dazu, zu schmollen, zu kichern und um uns zu schlagen, und bescherte uns Hautprobleme.

Der Geschlechtstrieb der Jungen galt als normal, aber unserer wurde, wenn er dem ihren glich, als abwegig empfunden;

wir wußten nicht, daß diese Behauptung auf einem riesigen kulturellen Schwindel basierte. Wir wußten nicht, daß wir keineswegs drauf und dran waren, Schlampen zu werden, wenn wir uns wild aufführten und mit fliegendem Haar zu Patti Smiths *Horses* tanzten, wenn wir uns keine Minute länger aushielten und die Welt am liebsten auseinandergenommen hätten, sondern daß wir einfach nur normale Mädchen auf ihrem Weg waren, Frauen zu werden. Die wohlwollende Mrs. Chong, die jeden Tag in makellos weißen Turnschuhen aufkreuzte, gab uns Sexualkundeunterricht und fühlte sich dabei ganz und gar nicht wohl. Sie vermittelte uns angespannten Mädchen, die wir auf lebenswichtige Informationen hofften, nicht die objektive, wissenschaftliche Tatsache, daß wir, physiologisch gesehen, von unserem Verlangen verwandelt wurden.

Im Sexualkundeunterricht hörten wir nur die gähnend langweilige Geschichte über die Paarigkeit der Eileiter und mußten listenweise so sinnliche Wörter wie «Follikel» auswendig lernen. In unserem Lehrmaterial war die Klitoris «eine Struktur, die empfindliche Nervenenden enthält», und kam in den anatomischen Zeichnungen nicht vor. Kimberly-Clark erklärte sie als «kleines Organ am oberen Ende der Vulva», das «besonders empfindlich» ist. (Das wesentlich informativere Buch *Unser Körper – Unser Leben* wurde in den USA bereits kurz nach seinem Erscheinen im Jahr 1973 Mittelpunkt wütender Auseinandersetzungen. Man wollte es aus den Schulbibliotheken entfernen, in denen es High-School-Schülerinnen hätten finden können. Eine überarbeitete Version des Textes aus den achtziger Jahren definiert die Klitoris als «das kleine empfindliche Organ über der Harnröhrenöffnung». Nirgends gibt es eine Beschreibung, wie die Anatomie weiblicher sexueller Lust beschaffen ist, wie das alles überhaupt *funktioniert.* Um zu illustrieren, was wir in der Schule über weibliche Sexualität nicht lernten, gibt es keinen besseren Weg, als einen kurzen Überblick über die Geschichte dieses gesellschaftlich irritierenden Organs, der Klitoris, zu geben. Gestützt auf die Forschungsergebnisse des Kulturhistorikers Thomas Laqueur in seinem bahnbrechenden Buch *Auf den Leib geschrieben* und auf andere Quellen, möchte ich den Unterricht nachholen, den wir damals weder in Sexualkunde noch sonstwo erhalten haben. Wir wurden in der «Geschichte der Menstruation» unterrichtet. Hier ist die Lektion, die wir vermißten.

VERLOREN UND WIEDERGEFUNDEN: DIE GESCHICHTE DER KLITORIS

Die Entdeckung der Klitoris, 1559

1559 beschreibt der venezianische Wissenschaftler Renaldus Columbus ein kleines Organ, das «vorrangig der Sitz der weiblichen Lust ist». Wie ein Penis, sagt er, «wird es bei Berührung ein wenig härter und verlängert sich in solchem Ausmaß, daß man es als eine Art männliches Glied sehen könnte ... Da bis jetzt niemand diese Art Ausbuchtung und wie sie funktioniert bemerkt zu haben scheint, möchte ich mir, da ich es entdeckt habe, die Freiheit nehmen, es zu benennen und ihm», wie er liebenswürdig erklärt, «den Namen Liebe oder Süße der Venus geben.» Columbus fuhr mit seiner Beschreibung fort: «Wenn man es kräftig mit einem Penis reibt, aber auch wenn es nur mit einem kleinen Finger berührt wird, ergießt sich als Folge der Lust schneller als ein Windstoß Samen in alle Richtungen ... Ohne diese Protuberanzen könnten Frauen bei der geschlechtlichen Umarmung weder Lust empfinden noch einen Fötus empfangen.»

Noch am Platz, 1671

Jane Sharp, eine Londoner Hebamme des 17. Jahrhunderts, beschrieb die Klitoris als männlichen Penis: «Sie richtet sich auf und fällt zusammen wie ein Penis, macht Frauen lüstern und verschafft ihnen Vergnügen beim Beischlaf», schrieb sie. In einer *Anatomie*, die 1611 erschien, erklärte der dänische Arzt Caspar Bartholin, daß die Klitoris «der weibliche Penis ist ... die dem männlichen Penis ähnelt, was ihre Lage, ihre Beschaffenheit, ihre Zusammensetzung, ihr Anschwellen durch Flüssigkeit und ihre Erektion anbelangt». Der holländische Arzt Regner de Graaf schloß mit erfrischend gesundem Menschenverstand: «Wenn diese Teile der Vulva (die Klitoris und die Schamlippen) nicht so empfänglich wären für angenehme Empfindungen von Lust und großer Liebe, würde wohl keine Frau eine lästige Schwangerschaft von neun Monaten auf sich nehmen.»

Das Anatomiebuch des englischen Chirurgen William Cowper, *The Anatomy of Humane Bodies* (1697), zeigt die Klitoris als ein selbständiges Organ. Sogar ein noch früheres französisches Lehrbuch für Medizin, das Laqueur zitiert, bemerkte schon, daß das Organ sich «durch eine erstaunliche Sensibilität» auszeichne, und verwies auf einen lateinischen Ausdruck für «Klitoris» (oestrus veneris), den man als «Ekstase sexueller Leidenschaft» übersetzen könnte. Ein französischer Arzt aus dem 17. Jahrhundert stellte fest, daß das bewußte kleine Organ sich dort befinde, «wo der Schöpfer der Natur – wie in der Eichel des Penis – die Wollust, wo er die außerordentlichste Empfindlichkeit und die Ursprünge weiblicher Laszivität angesiedelt hat».

Immer noch am selben Platz, 1740

Während des 18. Jahrhunderts herrschte noch der Glaube vor, daß Orgasmen den Frauen halfen, zu empfangen. 1740, als Maria Theresia ihren Arzt fragte, weshalb sie, obwohl sie verheiratet sei, nicht schwanger werde, wurde ihr folgende Weisheit unterbreitet: «Außerdem bin ich der Ansicht, daß die Geschlechtsteile» – gemeint ist selbstverständlich die Klitoris – «Eurer Allerheiligsten Majestät vor dem Beischlaf während längerer Zeit zu kitzeln sind.»

Genau da, wo sie sie zurückgelassen hatten, 1750

Eine weitere «Entdeckung» der Klitoris fand 1750 statt, als der Schweizer Biologe Albrecht von Haller notierte, daß die erotischen Empfindungen der Frauen «am Eingang des Pudendums» und weniger im Uterus lokalisiert seien. «Wenn eine Frau, entweder durch Gefühle moralischer Liebe oder durch ein lustvolles Begehren, zu der Umarmung eines Mannes ihre Zustimmung gibt, führt das zu krampfartigen Kontraktionen und einer Reibung der sehr empfindlichen und zarten Teile, die nahe der Öffnung der äußeren Vagina liegen, und zwar in gleicher Weise, wie wir es zuvor beim Mann beschrieben haben.» Wenn die Klitoris sich aufrichtet und das Blut in die äußeren und inneren Genitalien der Frau fließt, hat das den Effekt, «die Lust bis zum Höchsten zu treiben». Haller informierte seine Leser, daß der Ausstoß des Eis «nicht ohne die Lust der Mutter stattfindet und auch nicht ohne ein dazu in Verbindung stehendes Gefühl im Innern des Körpers ... das einen Schwindel oder einen Ohnmachtsanfall bei der zukünftigen Mutter auslösen kann».

Die Vorstellung, daß weibliche Sexualität weniger stark ausgeprägt sei als männliche, geht auf das Ende des 18. Jahrhunderts zurück. Mit dem Heraufkommen der Industriellen Revolution setzte sich in Europa und Amerika eine neue Sicht durch: Frauen waren nicht länger das animalischere Geschlecht, sondern das engelhaftere; ihr Begehren richtete sich nicht auf die Lust, sondern auf zärtliche Gefühle und Häuslichkeit; zunehmend sah man sie als sexuell so entfremdet von Männern, daß man sie als ihr Gegenteil begriff.

Es gibt viele Theorien darüber, was zu dieser Veränderung führte. Eine konzentriert sich auf das politische Ferment, das dieses Zeitalter einer beginnenden Demokratisierung bestimmte. Da der Säkularismus triumphierte und der aufstrebende Darwinismus im 19. Jahrhundert immer stärker in den Mittelpunkt des Interesses rückte, mußte die Wissenschaft dazu herhalten, eine Hierarchie zu verteidigen, die auf dem Geschlecht basierte. Es war umstritten, sich auf Gott oder die Tradition zu berufen.

Andere Historiker sehen den Grund in der ökonomischen Situation: Linda Gordons schreibt in ihrem Buch *Woman's Body, Woman's Right*, daß die Sexualität für die «kapitalistische Charakterstruktur» bedrohlich wurde, die von den Menschen verlangte, für die Zukunft zu leben und die sofortige Befriedigung von Wünschen hinauszuschieben. Die Industrialisierung lockerte nicht die Fesseln, die «Frauen und dem Ausdruck menschlicher Sexualität» auferlegt waren, vielmehr säkularisierte sie sie und legte sie dann den Frauen sehr viel enger an als den Männern.

Ich neige wie Laqueur dazu, das Bedürfnis nach einer neuen Ideologie als eine Überschneidung von drei Entwicklungen zu begreifen. Die erste war die bereits erwähnte Säkularisierung und Demokratisierung: Die sozialen Revolutionen, die 1789 in Frankreich und 1848 dann in ganz Europa stattfanden, schufen eine Atmosphäre, in der alles, was zuvor unhinterfragt hingenommen worden war, neu überdacht wurde. Wenn Männer Freiheit und Gleichheit verlangten, war es durchaus möglich, daß auch Frauen auf ihrem Recht auf Freiheit und Gleichheit auf allen Gebieten, auch der Sexualität, bestanden, wenn sie nicht durch ein starkes neues Glaubenssystem vom Gegenteil überzeugt wurden. Ich bin mit Gordon der Meinung, daß der Wechsel auch durch die ökonomischen Bedingungen eingeleitet wurde. Darüber hinaus halte ich Einsichten von Historikern für bedeutsam, die die Rolle der viktorianischen Frauen der Mittelschicht in einen Zusammenhang mit dem Vermögen ihrer Ehemänner stellten. Die wirtschaftliche Expansion hatte eine Klasse gebildeter Frauen geschaffen, die den Müßiggang genießen konnten, der es ihnen dann aber erlaubt hätte, die Berechtigung der sexuellen Doppelmoral in Frage zu stellen.

Die neue Ideologie behauptete, daß Frauen, biologisch gesehen, sehr viel besser ausgestattet seien als Männer, die Impulsivität fleischlichen Begehrens unter Kontrolle zu halten. Im Laufe des 19. Jahrhunderts wurde der Sexualtrieb ins Reich der Männer abgedrängt, und Theorien kamen auf, die in Zweifel zogen, ob er überhaupt in der weiblichen Biologie vorhanden sei.

In der Folge übernahmen Frauen der Mittelschicht die sexuelle «Reinheit» als ihre größte Tugend, und zugleich boomte die Prostitution. Als weiteres Resultat ergab sich unser Erbe: Als Sexlosigkeit zum weiblichen Ideal wurde, erklärte der aufstrebende Berufsstand der männlichen Gynäkologen die weibliche Lust zu etwas Krankhaftem: «Im Laufe der sexuellen Entwicklung ... können abwegige Gedanken, außergewöhnliche Gefühle, unpassendes Verlangen und kriminelle Impulse ein Bewußtsein heimsuchen, das ansonsten nicht gewalttätig und rein ist», konstatierte 1866 der Gynäkologe Isaac Ray. «Es war die Sexualität, die die Frauen verrückt werden ließ», lautet das Fazit, das der Historiker G. J. Barker-Benfield aus dieser ideologischen Entwicklung zog. Im Laufe der Zeit wurden die Leitlinien für «Reinheit» so rigide, daß jede Art von sexueller Aktivität, die nicht zur Mutterschaft führte, mit Prostitution assoziiert wurde (und tatsächlich oft so endete). Die Überzeugung entstand, «daß die weibliche Analogie zum männlichen Geschlechtstrieb der mütterliche Instinkt ist».

Wir haben gesehen, wie das Judentum und, in etwas komplexerer Weise, das Christentum Erotik bei verheirateten Paaren billigte. Vor dem 19. Jahrhundert konnten sich Mädchen nach einer langen jungfräulichen Wartezeit auf ein gewisses Ausmaß an ehelichen Vergnügungen freuen. Aber im 19. Jahrhundert wurde ihnen diese tröstliche Aussicht genommen. Die Ehe befreite das weibliche Begehren nicht länger – von Frauen wurde erwartet, daß sie willige, aber leidenschaftslose sexuelle Partner waren (Sozial-Mentalitätsforscher wie Peter Gay und Michel Foucault haben allerdings gezeigt, daß die öffentliche Ideologie nicht immer die private Erfahrung beherrschte). Geistlichkeit, Presse und Schule schlossen sich dem öffentlichen Chor an. Von guten Ehefrauen wurde erwartet, daß sie Sex nur wollten, um Kinder zu haben – und um ihren Ehepartnern Vergnügen zu bereiten.

Viele Ärzte vertraten diese neue Moral – obwohl es unter ihnen auch Abweichler gab. Die Ärzte begannen, den schwächenden Effekt zu betonen, den es hatte, wenn Frauen sich dem sexuellen Genuß hingaben. Sexuelle Lust, so behaupteten einige, konnte die weiblichen Fortpflanzungsorgane schädigen. Für Gebärmutterprobleme wie Verwachsungen und

Hypertrophie wurde sexuelle Erregung verantwortlich gemacht.

Die männlich orientierte Vorstellung vom Geschlechtsverkehr, die noch unsere Mütter erbten, entstand im 19. Jahrhundert, als Ärzte «normalen Geschlechtsverkehr als das definierten, was am direktesten zum männlichen Orgasmus führt». Wie Linda Gordon berichtet, erwartete man zu dieser Zeit von Frauen, daß sie während des Geschlechtsverkehrs ihre Kleider nicht ablegten, und für viele Frauen war «der Geschlechtsverkehr auf einen so schnellen Akt der Penetration reduziert, daß sie gar nicht die Zeit hatten, erregt zu werden».

Ein schlechter Gesundheitszustand trug ebenfalls dazu bei, weibliches Begehren zu unterbinden. Eine robuste Gesundheit bei Frauen galt als vulgär. Das aufgezwungene Fehlen jeder körperlichen Betätigung erschöpfte die sexuellen Energien von Frauen der Mittelschicht. Die Auffassungen von Schwangerschaft, die «respektablen» Frauen vorschrieben, bis zur Niederkunft passiv auf dem Sofa zu liegen, haben vermutlich die Geburt noch schmerzhafter gemacht als in den Zeiten zuvor und das sexuelle Interesse von Frauen weiter abflauen lassen. Für die ärmeren Frauen war eine miserable gesundheitliche Verfassung, bedingt durch schlechte Ernährung und schlechte Wohnverhältnisse in den übervölkerten Städten, etwas Selbstverständliches. Die zeitgenössische Mode trug in gewissem Sinne dazu bei, Begehren bei armen wie bei reichen Frauen zu unterdrücken: Korsetts wurden so eng geschnürt, daß sie manchmal zu inneren Verletzungen führten, und dämpften die Lebensenergie und die Libido.

So war Mitte des 19. Jahrhunderts die leidenschaftliche Natur der Frau, die man tausend Jahre lang als selbstverständlich angesehen hatte, zu einem Geheimnis geworden. Keiner war sich mehr sicher, ob die orgasmusfähige Frau etwas Normales war.

William Acton ist einer der Ärzte, die Historiker immer dann zitieren, wenn sie ein Bild des viktorianischen Ideals sexloser Frauen zeichnen. Er schrieb: «Viele der besten Mütter, Ehefrauen und Hausfrauen wissen wenig von Sexualität und interessieren sich auch nicht dafür. Ihre einzigen Leidenschaften sind ihre Liebe zu ihrem Heim, ihren Kindern und ihren hausfraulichen Pflichten ... Man kann ganz allgemein sagen, daß eine sittsame Frau selten eine sexuelle Befriedigung für sich beansprucht. Sie unterwirft sich den Umarmungen ihres Ehemannes, aber hauptsächlich, um ihn zu befriedigen ... Die verheiratete Frau kennt keine sexuellen Bedürfnisse, die sich mit denen einer Geliebten vergleichen ließen.» 1850 befand die einflußreiche englische Wochenzeitschrift *The Westminster Review* in einer Debatte über die sexuellen Empfindungen der Frau: «Bei Männern ist normalerweise das sexuelle Verlangen angeboren und spontan und gehört zur Pubertät. Beim anderen Geschlecht ist das Verlangen latent, wenn es überhaupt existiert, bis es vom tatsächlichen Geschlechtsverkehr geweckt wird ... Wenn die Leidenschaften der Frauen auch nur entfernt die Form annehmen würden, die sie beim gröberen Geschlecht hat, wenn sie so nahe unter der Oberfläche liegen würden, so stark und spontan wären, würde das Ausmaß sexueller Ausschreitungen zweifellos eine Höhe erreichen, von der wir uns zur Zeit glücklicherweise gar keine Vorstellung machen können.» Aber einmal verführt, sah man den Niedergang der jungen Frau als schnell und unwiderruflich an: «Jede Frau, die ihren Leidenschaften nachgibt und ihre Tugend verliert, ist eine Prostituierte», erklärte Bracebridge Hemynge in Henry Mayhews *London Labour and the London Poor* (1851).

Im Sexualkundeunterricht, in dem wir über *blue balls* diskutierten, im Lehrmaterial, das Frauen dafür zuständig machte, die männliche Lust zu bremsen, präsentierten uns unsere Lehrer ein Glaubenssystem, das in direkter Linie auf Dr. Acton und seine Kollegen zurückging, die ein Jahrhundert zuvor gelebt hatten.

Ein anderes Erbe aus jener Zeit, das im Sexualkundeunterricht bis heute herumgeistert, ist das Szenarium vom männlichen Verführer und der weiblichen Unschuld. Der Historiker Peter Cominos beschreibt in seinem Buch *Suffer and Be Still*, daß jungen viktorianischen Mädchen ein einziges Modell für verbotene sexuelle Beziehungen zur Verfügung stand. Es ist das Modell der weiblichen Unschuld, die der männlichen Aggression nachgab. «Die Verantwortung für die Verführung», charakterisiert Cominos das Szenarium, das sich zwischen 1850 und 1860 etablierte, «lag niemals bei dem unschuldigen, engelhaften, nicht verführerischen, nicht kooperativen, naiven hilflosen Opfer, dessen berühmte letzte Worte waren: ‹Das wollte ich nicht.›»

Immer noch da, aber ohne Bedeutung, Mitte des 19. Jahrhunderts

Als Frauen der Mittelschicht in öffentlichen Debatten über Sexualität immer stärker als sexlose Wesen dargestellt wurden, gab es verkrampfte Bemühungen, die Sensitivität der Klitoris wegzuerklären. So kam es zu der Behauptung, daß Frauen zwar vielleicht Orgasmen *hätten*, sie aber nicht *spüren* könnten. Ein Lehrbuch von 1836 bestätigt, daß «der untere Teil der Vagina und die Klitoris einen hohen Grad an Empfindlichkeit besitzen». Aber dann belehrt es, daß bei «*einigen* Frauen, aber durchaus *nicht bei allen*», diese Körperteile «der Sitz sexueller Gefühle der Erregung» seien, daß aber «bei vielen Frauen diese Gefühle völlig fehlten». Viele Zeitgenossen gaben zu, daß die Klitoris und die inneren Organe der Frau erigierbar und erregbar seien, daß es sogar Ejakulationen gebe wie bei den Männern. Aber sie bestanden trotzdem darauf, daß «viele Frauen all diese physiologischen Unruhen irgendwie überstehen könnten, ohne irgendwelche unschicklichen Gefühle dabei zu haben».

Verdächtigungen, 1886

Das Buch des deutschen Neurologen Richard von Krafft-Ebing, *Psychopathia Sexualis*, erschien 1886. Es basierte auf Fallbeispielen von Menschen, die in ihrem sexuellen Verhalten in alltäglicher oder extremer Weise von der viktorianischen erotischen Norm abwichen. In seiner Folge wurden alle sexuellen Variationen als eine Form von Krankheit definiert. Frauen, die ein «exzessives» sexuelles Verlangen an den Tag legten, wurden von Krafft-Ebing in die Kategorie Nymphomanin eingeordnet. Er enthüllte damit unbeabsichtigterweise die weitverbreitete Angst vor der Intensität des weiblichen Verlangens: «Ist es (das Weib) geistig normal entwickelt und wohlerzogen», schrieb er, «so ist sein sinnliches Verlangen ein geringes. Wäre dem nicht so, so müßte die ganze Welt ein Bordell und Ehe und Familie undenkbar sein.»

Die Feier der Klitoris, 1899

Die sieben Bände umfassenden *Studies in the Psychologies of Sex* des englischen Arztes Henry Havelock Ellis, die zwischen 1899 und 1928 veröffentlicht wurden und in vielen Sprachen erschienen, revolutionierten das Denken über die weibliche

Sexualität. In einer später herausgegebenen Kurzversion heißt es: «Jede Frau hat ihr eigenes System manifester und latenter erogener Zonen, und es ist die Aufgabe des Liebhabers, diese Zonen zu entdecken und sie zu entwickeln, um die Anschwellung hervorzurufen, die natürlicher- und normalerweise das erste Stadium sexueller Vereinigung ist.» Ellis schrieb, daß die Annahme, Frauen seien sexlose Wesen, eine viktorianische Verfälschung der Tatsachen sei. Er war der Überzeugung, daß sich männliche und weibliche Orgasmen auffallend glichen, daß Frauen aber von Natur aus, wenn sie nicht daran gehindert würden, mehrere Orgasmen hätten und daß diese Mehrfachorgasmen bei Frauen durchaus häufig vorkämen.

Noch eine Feier, 1902

Es war eine Pionierleistung der amerikanischen Ärztin Elizabeth Blackwell, daß sie in ihrer 1902 erschienenen Sammlung *Essays in Medical Sociology* behauptete, daß «der ungezügelte Impuls körperlicher Lust bei den Frauen genauso bemerkenswert sei wie bei den Männern». Sie erwähnte weibliche Orgasmen, die sie «sexuelle Spasmen» nannte, und erklärte, daß es nicht eigentlich der Koitus selbst sei, nach dem sich Frauen sehnten, sondern «die tiefe Anziehungskraft, die die Natur des einen auf die des andern ausübt und die ein Anzeichen von Leidenschaft ist und ein Vergnügen an Küssen und Zärtlichkeiten – der Liebesberührung». Diese «Liebesberührung», die sehr gut ein Euphemismus für manuelle und orale sexuelle Befriedigung sein könnte, war, wie sie betonte, die weibliche Version einer «körperlich sexuellen Ausdrucksweise».

Degradiert, 1905

Sigmund Freuds Beitrag zu den Anfängen des modernen Verständnisses von weiblichem Begehren besteht unter anderem aus seiner Behauptung, daß kleine Mädchen zu Beginn ihres Lebens ihre erotischen Gefühle auf die Klitoris zentrieren und nicht zu gesunden, angepaßten Frauen heranwachsen, wenn diese Gefühle sich nicht unterordnen. Das heranwachsende Mädchen muß seine klitorale Sexualität und seinen damit einhergehenden Penisneid in die Sehnsucht nach einem Kind umwandeln. Freud behauptete, daß klitorale und vaginale Sexualität etwas Verschiedenes seien. Eine erfolgreiche weibliche Anpassung mache es erforderlich, daß die von der unreifen Klitoris ausgehenden Gefühle erfolgreich auf die reife Vagina übertragen würden. Die klitorale Sexualität führe im Lauf der Zeit zu Selbsthaß und Frigidität.

In den *Drei Abhandlungen zur Sexualtheorie* (1905) entwickelte Freud seine Theorie: «Will man das Weibwerden des kleinen Mädchens verstehen, so muß man die weiteren Schicksale dieser Klitoriserregung verfolgen. Die Pubertät, welche dem Knaben jenen großen Vorstoß der Libido bringt, kennzeichnet sich für das Mädchen durch eine neuerliche Verdrängungswelle, von der gerade die Klitorissexualität betroffen wird. Es ist ein Stück männlichen Sexuallebens, was dabei der Verdrängung verfällt.» Das männliche Sexualleben der Klitoris wird zugunsten der weiblicheren, rezeptiveren passiveren Vagina aufgegeben.

Gefördert, 1910

1910 wurden die Ärzte in Margaret Singers Klinik für Geburtenregelung mit der sexuellen Unzufriedenheit vieler ihrer Patientinnen konfrontiert. Die beiden Ärzte Lena Levine und Abraham Stone begannen Eheberatungen durchzuführen, bei denen sie ein großes Modell der weiblichen Genitalien und Fortpflanzungsorgane benutzten. «Wenige Klienten», fanden sie, «wußten genau, was die Klitoris war und wo sie sich befand.»

Eine Frau in den Stone-Levine-Gruppen sagte zu einer anderen, die versucht hatte, einen vaginalen Orgasmus zu bekommen, «daß sie sich vielleicht nicht so sehr darum bemühen solle, vielleicht brauche nicht jede Frau einen vaginalen Orgasmus ... Einige der Ideen waren für sie völlig neu, vor allem die sexuelle Bedeutung der Klitoris ... die Entdeckung dieses kleinen Organs, seine Fähigkeit zur Empfindung, die so lange gefürchtet und unterdrückt worden war, war das Hauptthema unserer Sitzungen.»

Noch einmal gefördert, 1918

1918 veröffentlichte die englische Verfechterin der Geburtenregelung, Marie Carmichael Stopes, ihr Buch *Married Love*; es erreichte weltweit viele Auflagen. Stopes schrieb: «Die Mehrheit der ‹anständigen› Leute erwartet von einer Frau, daß sie keine spontanen Seximpulse hat ... In den angelsächsischen Ländern ist die Ansicht, daß nur verdorbene Frauen solche Gefühle hätten, so weit verbreitet, daß die meisten Frauen lieber sterben würden, als zuzugeben, daß *auch sie* von Zeit zu Zeit eine körperliche Sehnsucht spüren, die unbeschreiblich, aber so stark wie das Verlangen nach Nahrung ist.» (Fast siebzig Jahre später konnte die Schriftstellerin Sallie Tisdale noch eine schockierte Reaktion hervorrufen, als sie in ihrem eloquenten, in der Ich-Form geschriebenen Essay *«Talk Dirty to Me»* davon sprach, ein sexuelles Gefühl erlebt zu haben, das so stark wie «Hunger» war.) Stopes bringt in aller Klarheit auf den Punkt, daß das, was später als «patriarchalische wissenschaftliche Erkenntnis» bekannt werden sollte, lächerliche Absurditäten seien, die unter dem Namen der Wissenschaftlichkeit in Umlauf gelangten. Sie meint damit Aussagen wie diese: «Bei einer normalen Frau, besonders bei einer Frau, die zu einer höheren sozialen Schicht gehört, ist der Sexualtrieb erworben, nicht angeboren; wenn er angeboren ist oder von selbst erwacht, liegt eine *Anomalität* vor. Da Frauen diesen Trieb in der Ehe nicht kennenlernen, vermissen sie ihn nicht, wenn es in ihrem Leben keine Gelegenheit gibt, ihn kennenzulernen.» Stopes bestand darauf, daß Männer Frauen gegenüber sexuell aufmerksam sein sollten, und zwar in guter Weise:

«Das oberste Gesetz für Ehemänner lautet: ... keine Vereinigung sollte je stattfinden, wenn die Frau sie nicht ebenfalls wünscht und wenn sie nicht körperlich darauf vorbereitet wurde ... Ein Mann wirbt und gewinnt eine Frau nicht ein für allemal, wenn er sie heiratet: *er muß vor jedem einzelnen Akt des Koitus um sie werben* ... Er muß sie erregen, sie bezaubern und sie stimulieren ... In bedrückend vielen Fällen erfolgt der Höhepunkt des Mannes so schnell, daß die Reaktionen der Frau noch gar nicht einsetzen konnten und sie nicht zum Höhepunkt gelangt ... Die Sexualität der Frau ist so komplex und tief, daß ein Mann, der sie erregt, ihren ganzen Körper und ihre ganze Seele erregt. Und das braucht seine Zeit. Und zwar mehr Zeit, als ein Ehemann darauf verwenden möchte.»

Die vollkommene Ehe (1926) hieß das Buch des holländischen Gynäkologen Theodore Hendrik van de Velde, das weniger als zehn Jahre nach Stopes' äußerst populärem Bestseller veröffentlicht wurde. Auch dieser Text war weit verbreitet und erlebte allein in englischer Sprache dreiundvierzig Auflagen. Es war das erste Handbuch, das mit autoritativer männlicher Stimme Praktiken billigte, die vor allem der Lust der Frauen dienten, wie zum Beispiel Cunnilingus und ausgedehntes Vorspiel. Van de Velde war der Ansicht, daß Frauen wie Männer monogam sein sollten. Der beste Weg zur garantierten Treue war für Ehemänner der, die erotischen Techniken zu lernen, mit denen sie ihren Frauen Vergnügen bereiten konnten. Er empfahl eine Technik, die er «Maraichinage» nannte, «wobei sich die Partner während längerer Zeit (sogar stundenlang) gegenseitig die Zunge so tief wie möglich überall in der Mundhöhle herumführen». Van de Velde betonte, «daß die Gefühle, die eine Reizung der Vagina erwecken, einen anderen Charakter haben als die, welche durch eine Reizung der Klitoris entstehen. Es handelt sich in beiden Kategorien um Wollustgefühle, aber dennoch um solche, die sich ebenso stark voneinander unterscheiden wie etwa die Geschmackseindrücke zweier artverschiedener Weinsorten ... Der ‹*naturgewollte*› Koitus setzt die Frau der kombinierten klitoralen und vaginalen Reizung aus, die wohl die stärkste ist und am raschesten zum Orgasmus führt.»

Van de Velde empfahl den «Reizkuß» – riet aber, daß der Mann ihn häufiger anwende als die Frau, da die Frau mehr Zeit brauche, erregt zu werden. Der Mann müsse «größtes Fein- und Zartgefühl» in diesen Kuß einbringen, und er solle «durch kußartige Berührungen mit Lippen und Zunge bestehen». Er war streng mit Männern: «Die vielen Männer, die das Gefühl ihrer Frauen bei der ‹Begattung› nicht achten, sind nicht nur roh, rücksichtslos und gefühllos, sondern ganz bestimmt auch dumm.»

Und noch einmal, 1930

1930 veröffentlichte die britische Gynäkologin Helena Wright *The Sex Factor in Marriage*, einen Ratgeber für Frauen, der ihnen in ruhiger, sicherer Art und Weise Wege aufzeigte, wie sie ein lebenslanges Gefühl von Schuld und Scham, was ihre eigene Lust anbelangte, abschütteln könnten: «Eine Frau, die ihrem Verstand erlaubt, irgendwelchen unwürdigen Ideen über Sex nachzuhängen, ist selbst ihr größter Feind. Ihr Körper wird ihr nur dann höchstes Vergnügen bereiten, wird ihr nur dann die Erfahrung körperlicher Ekstase erlauben, wenn ihr Geist und ihre Seele wirklich in Einklang mit ihm sind», schrieb sie. «Viele Frauen kommen nicht zum Höhepunkt, weil ihre Ehemänner nicht wissen, daß eine rhythmische Reibung bis ganz zum Schluß nötig ist.»

Auch sie beschrieb die Wichtigkeit der Klitoris. Die Leserin müsse, um Erfüllung zu finden, wissen, wo sie sich befinde. Wright half bei der Lokalisierung: «Das kleine runde Organ, ungefähr so groß wie eine Erbse, bis zu einem gewissen Grad beweglich und von einer zarten Membran verdeckt, die immer mehr oder weniger feucht ist … Dieses kleine Organ ist dazu fähig, einem die stärksten Gefühle zu verschaffen … Die Klitoris ist nur dazu da, Empfindungen entstehen zu lassen. Ein volles Verständnis dessen, wozu sie fähig ist und was ihre Funktion im Sexualakt ist, ist demzufolge von äußerster Wichtigkeit.» 1947 verfocht Wright die Bedeutung der Klitoris noch vehementer, denn sie glaubte inzwischen, daß ihre Instruktionen für Frauen, deren Sozialisation es ihnen verbot, sich überhaupt zu berühren, nicht ermutigend genug gewesen waren. «Sorgen Sie für gute Beleuchtung und nehmen Sie einen Spiegel zur Hand», wies sie ihre Leserinnen an. «Die Haut darüber kann sanft mit der Fingerspitze zurückgeschoben werden. Darunter sehen Sie ein kleines, glattes rundes Organ ... das bei ausreichender Beleuchtung glänzt.» Sie wies nun an, die Klitoris zu berühren. Sie versprach, daß «im selben Augenblick, in dem die Klitoris berührt wird, eine eigenartige und charakteristische Empfindung entsteht, die sich grundlegend von den Empfindungen unterscheidet, die entstehen, wenn man die Schamlippen oder irgendeinen anderen Teil des Körpers anfaßt». Wright verglich die Reaktion des Auges auf bestimmte Muster von Lichtwellen und die Reaktion des Ohrs auf bestimmte Muster von Klangwellen mit dem Bedürfnis der Klitoris nach einem Muster «rhythmischer Reibung», das bei jeder Frau verschieden sei. Wenn die Leserin ihren eigenen Rhythmus gefunden habe, schloß die gute Ärztin etwas abrupt, könnten die Gefühle, die das auslöste, «mit Worten nicht beschrieben werden».

Warum wäre es für uns als Mädchen wichtig gewesen, uns mit den wichtigsten Stationen einer Kulturgeschichte weiblicher Sexualität statt mit den Details der Fortpflanzung und der Entdeckungsgeschichte des Menstruationszyklus vertraut zu machen? Weil uns die vorherrschende Kultur zu der Ansicht verleitete, die Entdeckung und Verherrlichung weiblicher Sexualität sei etwas revolutionär Neues – so revolutionär, daß man darüber nichts in den Regalen unserer Schulbüchereien fand. Was wurde uns damit unterschwellig vermittelt? Daß wir kein Recht auf Wissen dieser Art hatten. «Revolutionäre» Botschaften stehen im Widerspruch zur herrschenden Kultur und sind deshalb ein prekäres Vermächtnis.

Kommen wir noch einmal auf Dr. Stopes zurück. Mit Hilfe

einer radikalen Idee entwickelte sie 1918 die Theorie, daß die Aufmerksamkeit der Männer für die besonderen erotischen Bedürfnisse von Frauen die Basis von gutem Sex sei. Sie stellte Frauen Fragen zu ihrer Sexualität und hörte ihnen zu: «Viele, viele Frauen haben mir ihre wahre Natur gezeigt, wenn ich einfach und selbstverständlich aussprach, daß sie natürlich Verlangen empfänden, da sie normale Frauen seien, und sie dann nur fragte: Wann? Aus ihren Antworten habe ich Fakten gesammelt, die genügen, viele vorfabrizierte Theorien zu Frauen über den Haufen zu werfen.» Sehen wir uns nun den allerersten Satz in Shere Hites Vorwort zum *Hite-Report «Über weibliche Sexualität»* (1976) an, dem Buch, das wir suchten, während wir als Babysitter jobbten. Dieses Buch sollte für uns die Leerstellen der Sexualerziehung auffüllen und wurde uns als wagemutiger Höhepunkt weiblicher Selbstbehauptung präsentiert, der keine Vorläufer hatte (und somit auf kulturell gesehen schwachen Füßen stand). «Die Frauen selbst», schrieb Shere Hite mit dem Paukenschlag, der das absolut Neue einleitet, «sind nie gefragt worden, wie sie über Sexualität denken, was sie dabei empfinden. Wissenschaftler haben immer die falschen Fragen gestellt, weil schon ihre Gründe dafür, nämlich statistische Normen zu finden, falsch waren. Zu oft gipfelte das darin, den Frauen *zu sagen*, wie sie fühlen sollten ... In erster Linie wurde weibliche Sexualität als eine Reaktion auf männliche Sexualität und den Geschlechtsverkehr betrachtet ... das Buch (gibt) eine neue Theorie über weibliche Sexualität ... was diese Frauen uns (anonym) mit soviel Liebe und Ehrlichkeit mitgeteilt haben, kommt aus dem reichen Schatz weiblicher Erfahrung – ein Schatz, der gewöhnlich verborgen ist, der aber schon jetzt ahnen läßt, wie groß der Mut und die Potenz der Frau in der Zukunft sein werden.»

Wow, dachten wir. Das geht so weit oder weiter, als wir gehen dürfen. Aber war es «eine neue Theorie über weibliche

Sexualität»? Kaum. Es war im Grunde die gleiche (wenn nicht sogar weniger explizite) Theorie, die schon Levine und Stone, Stopes, van de Velde und Wright vertreten hatten. Kurz gesagt, dieses Buch war weniger eine Theorie als eine weitere «Entdeckung» der Dinge, die Frauen im Bett gerne tun. Diese Dinge, die so einfach und doch so brandstifterisch sind, daß sie anscheinend Jahrzehnt für Jahrzehnt erneut ausgerottet werden müssen. Die Verführung und Befriedigung von Frauen über die liebevolle männliche Hand oder den männlichen Mund? Die Idee, daß Männer sich Zeit nehmen sollten, da weibliche Reaktionen langsamer sein können? Die Aufwertung der Vorstellung, daß man mit Frauen ein nicht phalluszentriertes Sexspiel teilen könne? 1967 wurden diese Ideen als eine kopernikanische Wende der männerzentrierten Sex-Ideologie begrüßt. Wir hatten keine Ahnung, daß wir diese Ideen schon lange vor der Erfindung des Handys in den Schreibtischen von Frauen hätten finden können.

Werfen wir noch einmal einen Blick auf *Unser Körper – Unser Leben*. Unter der Überschrift «Die Rolle der Klitoris» steht da: «Bis zur Mitte der sechziger Jahre wußten Frauen nicht, wie ausschlaggebend die Klitoris war ... Selbst wenn wir es privat wußten, wurde doch nicht darüber gesprochen ... Über die Klitoris Bescheid zu wissen erhöhte die sexuelle Lust für zahllose Frauen und befreite viele von uns von der jahrelangen Vorstellung, ‹frigide› zu sein. Unsere Fähigkeit, uns selbst Orgasmen zu verschaffen und unseren Liebhabern zu zeigen, was uns gefällt, war einer der Eckpfeiler eines neuen Selbstbewußtseins und einer neuen Art von Autonomie und war deshalb politisch und privat wichtig für Frauen.» Wir schnappten auf, daß unsere Kultur das Thema als kontroverse hochpolitische Neuigkeit behandelte, und dankten Gott dafür, daß wir das Glück hatten, nach der Enthüllung dieses großen Geheimnisses – so wie nach der Entdeckung von Penicillin, Raumfahrt und achtspurigen Tapes – geboren worden zu sein.

Das Ritual der Klitoris-Suche, das man zu Hause durchführte, wurde in meiner Teenagerzeit bei den Feministinnen der zweiten Generation zu einer Form echten politischen Protests. Das Spekulum, zu dessen Benutzung aufgerufen wurde, war die effizientere Version von Wrights Spiegel und wurde praktisch zum Totem der Revolution. Die Rhetorik der Entdeckung in Büchern wie *Unser Körper – Unser Leben* war eindeutig ehrlich, und wir sind dem Boston Women's Health Book Collective zu Dank verpflichtet. Aber der Akt, die eigene Klitoris zu entdecken, wurde als Herausforderung präsentiert, die im Gegensatz zum Schweigen der Vergangenheit stand, wurde zum dramatischen Zerreißen alter, schwerer Schleier von Geheimhaltung und Scham. Als wir aufwuchsen, entdeckten wir nirgendwo auch nur einen Hinweis auf die historisch gesehen richtigere Betrachtung: und hier sind wir, verdammt noch mal, *erneut* auf dem Boden, mit unserer guten Beleuchtung und unserem Spiegel.

Für ihre Zeit stellte Shere Hite in der Tat eine mutige, grenzüberschreitende Behauptung auf. Aber das galt auch für all die Männer und Frauen, die im Laufe des 19. Jahrhunderts im Grunde das gleiche Buch geschrieben und die gleiche Rhetorik angewandt hatten, in der sich die Wolken teilten, um dankbaren Frauen einen neuen Tag zu verkünden.

Wir wußten nicht, daß bereits Generationen von Männern die «bahnbrechenden» Anweisungen erhalten hatten, was zu tun war, um Frauen Lust zu verschaffen. Die Kultur hatte irgendwie diese Aufzeichnungen verloren, als es an der Zeit war, das kollektive Wissen als Erbe an ihre Söhne und Töchter weiterzugeben. Wir hatten keine Ahnung, daß man so vieles über uns bereits sehr wohl gewußt und dann in unserem Namen wieder vollkommen vergessen hatte.

14 *Noch mehr Hausaufgaben, die wir nicht gemacht hatten: Unsere Lust*

Alle Tiere und alle Menschen haben den Trieb, sich zu paaren. Dieses gesunde, normale Verlangen ist in jedem Lebewesen von Anbeginn an vorhanden … Ein Hund wird sich nicht mit einer Katze paaren, ein Bär nicht mit einem Löwen und ein Pferd nicht mit einer Kuh.

KIMBERLY-CLARK, *The Miracle of You*, 1968, 1973

Die Schulbehörde versorgte uns im Sexualkundeunterricht mit ein paar speziell weiblichen Informationen. Außerdem bekam jede von uns einen kleinen Kulturbeutel, der von den Tamponherstellern zur Verfügung gestellt worden war. Darin waren, wenn ich mich recht erinnere, Nähzeug, eine kleine Tube Waschmittel und einige Binden. Der Zusammenhang war nicht zu übersehen: die erste Botschaft, die uns Mädchen im Zusammenhang mit unserer sexuellen Reife erreichte, war, daß wir neue Fertigkeiten und Materialien brauchten, um uns sauberzuhalten. Wir wurden offiziell darüber in Kenntnis gesetzt, was Sex für uns hieß, wir brauchten Information darüber, wie man Schmutz beseitigt («Plötzlich riechst du nicht mehr wie ein kleines Mädchen …») und sich gegen Krankheit schützt. Und aus unserer kulturellen Umgebung wurde uns vermittelt, daß es bei Sex nur um Empfindungen ging. Wir wurden in verhängnisvoller Weise allein gelassen und versuchten, uns stückweise zusammenzusetzen, wie Sex mit Bedürfnissen, Liebe, Verletzlichkeit und Leidenschaft zusammenzubringen war.

Wir haben gesehen, daß junge amerikanische Mädchen viel zuwenig über das «Wo» weiblichen Begehrens erfahren. Wir erfuhren aber auch viel zuwenig über die Frage «*Was* das weibliche Begehren ist». Und natürlich wußten wir nicht, daß Sexualforscher inzwischen als erwiesen betrachteten, was frühere Kulturen nie bezweifelt hatten – daß weibliche Sexualität das Potential hat, grenzenlos zu sein.

ÜBERWÄLTIGENDE LEIDENSCHAFT

In der griechischen Mythologie gibt es die Geschichte von Teiresias, der sowohl als Mann als auch als Frau gelebt hatte und deshalb gefragt wurde, wer mehr Spaß im Bett habe, Frauen oder Männer. Frauen, antwortete er. Die Physiologie könnte ihm recht geben.

1973 zitierte Mary Jane Sherfey, eine Anatomin, die Ergebnisse von Masters und Johnson, daß die «normale Frau» bei «optimaler Erregung» mit drei bis fünf Höhepunkten, die durch manuelle Reizung hervorgerufen werden, im allgemeinen befriedigt sei. Kinsey glaubte, daß die Reaktionen von Männern und Frauen sich ähnelten, vermerkte aber: «Die Labia minora und der Vorhof der Vagina bilden bei der Frau ausgedehntere sensitive Zonen als die entsprechenden Organe beim Mann.» Der wissenschaftliche Bericht von Sherfey, *The Nature and Evolution of Female Sexuality*, auf dem die folgenden anatomischen Überlegungen basieren, stellt ebenfalls fest, es sei aufgrund der weiblichen Anatomie falsch, zu erwarten, daß Frauen mit einem starken Orgasmus befriedigt wären: «Je mehr Orgasmen eine Frau hat, um so stärker werden sie; je mehr Orgasmen sie hat, um so mehr *kann* sie haben.»

In der ersten Phase der Erregung, wenn sogar eine leichte Ablenkung wie z. B. ein Geräusch genügt, die Erektion eines

Mannes zum Verschwinden zu bringen, zeigt die weibliche Reaktion keine solche Ablenkbarkeit, und die Kontraktionen des weiblichen Orgasmus sind länger. Was die Intensität des Orgasmus anbelangt, so liegt sie bei Männern vor allem in den ersten paar Kontraktionen, aber der weibliche Orgasmus kann sich ausdehnen.

Diese Fähigkeit zur Lust hängt mit dem Bau des weiblichen Beckens zusammen. Sherfey sieht das gesamte untere Becken einer Frau als ein «erotisches Netzwerk», in dem nicht nur die Klitoris, sondern die Schamlippen, der Damm, der hintere Teil der Vagina und die Analregion – die gesamte «sexuelle Haut», innen und außen – empfindlich ist für Berührungen. Wenn man es so sieht, sind die Vagina, die Klitoris, der «G»-Punkt keine voneinander geschiedenen Organe. (Sie betont darüber hinaus, daß das Netz von Blutgefäßen, das für die außerordentliche weibliche Empfänglichkeit verantwortlich ist, nach jeder Geburt komplexer wird, was nahelegt – und zwar im Gegensatz zu der heute geltenden Auffassung, daß Frauen ihre Sexualität mit der Mutterschaft und mit dem Alter verlieren –, daß Mütter und gerade ältere Mütter die wahren Sex-Göttinnen sind.)

In unserer «liberalisierten» Kultur wird das Vorspiel oft von beiden Partnern als ein besonderes Zugeständnis an die Frau gesehen und nicht als etwas, was ihr von Natur aus zusteht. Nun bestätigte der *Hite-Report* (erneut), daß die meisten Frauen ein ausgedehntes Vorspiel lieben. Und wohlmeinende Sexologen und Feministinnen haben erklärt, daß es das Recht der Frauen sei, dieses «Zugeständnis» einzufordern. Trotzdem kursiert noch immer so etwas wie ein herrschendes Vorurteil, daß Frauen irgendwie nicht richtig gebaut seien und deshalb eine «zusätzliche» Aufwärmphase bräuchten. So als funktionierten sie eher wie ein Oldtimer, den man von Hand anwerfen muß, und nicht wie ein neuer Porsche.

Aber manche Anatomen sind der Ansicht, daß Frauen *evolutionsbedingt* ein langes, hingezogenes Vorspiel brauchen, das zu vielen Orgasmen führt. Sherfey behauptet, daß das Bedürfnis von Frauen nach einem ausgedehnten Vorspiel *biologisch festgelegt* sei. Da Frauen nicht läufig werden, brauchen sie Zärtlichkeit, um den Blutandrang im Becken zu stimulieren und in Gang zu setzen. Vielleicht hat die Natur es so eingerichtet, daß Frauen verehrt werden müssen, daß man sich mit ihnen beschäftigen muß, daß sie, um das Überleben der Spezies zu garantieren, mit sinnlicher Aufmerksamkeit überschüttet werden müssen. Einige Theoretikerinnen wie z. B. Elaine Morgan in ihrem Buch *The Descent of Woman* sind überzeugt, daß die Fähigkeit von Frauen, Orgasmen zu haben, und ihr Bedürfnis nach Berührung den evolutionären Prozeß fördern. (Das legt den Gedanken nahe, daß der freundlichen Nachbarschaft zwischen klitoralem System und Reproduktionssystem nichts «Rudimentäres» anhaftet.) Mit anderen Worten: Es könnte sehr gut sein, daß die weibliche Sehnsucht nach Lust ein Gebot der Natur ist. Helen E. Fisher bestätigt diese Sicht weiblicher Sexualität in ihrem Buch *The Sex Contract:* «Die Frau ist zu andauernder sexueller Erregung fähig ... Sie kann Liebe machen, wann es ihr gefällt. Das ist außerordentlich. Kein Weibchen irgendeiner anderen sich sexuell fortpflanzenden Art tut es so häufig ...

Da eine Frau ihre fruchtbaren Tage nicht spürt, kann ein Paar, das sich ein Kind wünscht, nicht vorhersagen, wann die Frau empfängnisfähig ist. Also müssen sie regelmäßig miteinander schlafen ... Das menschliche Weibchen ist besonders dazu ausgerüstet.

Erst in den fünfziger Jahren dokumentierte die Forschung, daß die Frau mit einer zweiten außergewöhnlichen Begabung ausgestattet ist. Sie kann nicht nur mit einer eindrucksvollen Häufigkeit Sex haben ... Ihre Sex-Organe verschaffen ihr auch eine intensive sexuelle Lust – mehr Lust, als der Mann aus einem Beischlaf zieht. Denn die Natur hat die Frau mit einer Klitoris und einer Reihe von Nerven ausgestattet, die einzig und allein der Lust dienen. Darüber hinaus durchziehen vier oder fünf dichte Ansammlungen von Adern und Nerven das Muskelgewebe ihrer Genitalien – und während des Beischlafs unterscheiden diese sensitiven Anhäufungen ihr sexuelles Verhalten eindeutig von dem ihres männlichen Partners.»

Beim Mann, schreibt Fisher, kommt es zu drei oder vier starken und ein paar schwächeren Kontraktionen, die sich auf den genitalen Bereich konzentrieren, und damit hat sich's. Aber «das weibliche Muster ist anders, denn Frauen spüren fünf bis acht starke Kontraktionen und danach neun bis fünfzehn schwächere. Sie strahlen auf den gesamten Bekkenbereich aus. Und für Frauen ist das erst der Anfang. Im Gegensatz zu ihrem Partner fließt das Blut aus ihren Genitalien nicht zurück, und wenn sie weiß wie, kann sie, wenn sie will, einen Orgasmus nach dem anderen bekommen.» Ein anderer Theoretiker, David Buss, argumentiert, daß die einzigartige weibliche sexuelle Bereitschaft für den evolutionären Erfolg ausschlaggebend sei, da sie die im Vergleich zu anderen Primaten lange Entwicklungszeit des menschlichen Kindes ausgleiche. Da sich das menschliche Gehirn bis hinein in die Adoleszenzzeit entwickelt, sind die Überlebenschancen eines männlichen oder weiblichen Kindes am besten gesichert, wenn es in einer großen sozialen Gruppe aufwächst, die es unterstützt. Die Fähigkeit der Frau zu sexueller Lust, spekuliert Buss, stärkt die Verbindung zu ihrem Partner, und das garantiert wiederum den Erfolg ihrer Kinder.

Es hat etwas Unwiderstehliches, über die Idee zu spekulieren, daß die sexuelle Lust der Frau etwas evolutionär inhärent Gutes an sich hat. Vielleicht hat sie die Funktion, daß sich

Frauen aus körperlichen Gründen einen Partner suchen, der aufmerksam ist, und aus denselben Gründen einen Partner ablehnen, der egoistisch ist. Ein Mann, der seiner Partnerin Lust verschafft, wird nicht nur mit größerer Wahrscheinlichkeit einen Part in der Aufzucht der Kinder übernehmen, er profitiert auch selbst von der genetischen Lotterie. Ihr Beitrag dazu, daß Frauen sich wohl fühlen, hilft den Männern im darwinschen Kampf ums Überleben. Könnte es sein, daß die «wahren» Männer in der Natur die sind, die die besten Liebhaber sind?

Sexualität findet genauso im Kopf wie im Körper statt. Sogar psychologisch gesehen beschäftigen sich Frauen genauso stark mit Erotik wie Männer. Forschungen über erotische Phantasien zeigen bei Frauen, daß weibliches Begehren eine unverwüstliche Kraft ist. Harold Leitenberg und Kris Henning haben in ihrem Bericht *Sexual Fantasy* ein Vierteljahrhundert Forschung über das weibliche Begehren zusammengefaßt. Sie stellten fest, daß Frauen, die sich mit ihrem eigenen Verlangen beschäftigten, kulturelle Tabus, Lebensumstände, sogar den eigenen inneren Zensor überwinden.

Es ist schwer, festzustellen, wie viele Frauen erotische Phantasien haben: die Studien darüber, die im Forschungsbericht von Leitenberg und Henning aufgeführt sind, zeigen, daß die Zahl der Frauen, die angeben, solche Phantasien zu haben, von einem niedrigen Prozentsatz von 26 Prozent bis hin zu einem hohen Prozentsatz von 100 Prozent schwankt – wozu die Autoren, wie andere Autoren vor ihnen, feststellen, daß Selbstaussagen dieser Art unzuverlässig sind.

Wollen die Männer von heute Sex mehr als Frauen? Oberflächlich gesehen ist es einfach, das anzunehmen. Praktisch alle Studien zeigen, daß Männer mehr an Sex denken als Frauen – oder dies zumindest angeben. Aber Ellis und Symons fanden 1990 kaum geschlechtsspezifische Unterschiede bei den Antworten, in denen Befragte aussagten, daß sie Phantasien dieser Art angenehm fänden. Knoth et al. fanden bei der Beurteilung von Erfahrungen wie «erregend» und «berührend» keine Unterschiede, und die Wissenschaftler Sue (1979) und Cado und Leitenberg (1990) entdeckten, daß beide Geschlechter ungefähr die gleichen positiven Gefühle bei ihren Phantasien während des Beischlafs hatten. Carlson und Coleman (1977) fanden heraus, daß die Frauen einen höheren Grad sexueller Erregung beschrieben, wenn sie ihre Phantasien zu Papier brachten. Natürlich ist nicht sicher, wieviel Licht das, worüber eine Frau phantasiert, auf das wirft, was sie im wirklichen Leben will.

Insgesamt weisen die Belege auf die erstaunliche Vitalität der weiblichen erotischen Vorstellungskraft hin. Eine Studie aus dem Jahr 1990 bat weibliche und männliche College-Studenten, Phantasien aufzuschreiben, zu denen sie von außen her angeregt worden waren, im Gegensatz zu denen, die aus ihrem Inneren kamen. Weniger als die Hälfte der Phantasien, über die Frauen berichteten, waren von außen angeregt worden – das Verhältnis war 2 zu 4.5. Aber die Häufigkeit der von innen kommenden Phantasien war nahezu gleich – 2.5 bei den Frauen, 2.7 bei den Männern. Da es über die Medien sehr viel mehr äußere erotische Anreize für Männer als für Frauen gibt, könnte dieses Ergebnis ein sehr kreatives Umgehen der Frauen mit ihrer Phantasie nahelegen.

Man muß sich nur einmal vorstellen, was ein gewisses Maß an Anerkennung für uns bedeutet hätte, als wir uns als Vierzehn-, Fünfzehnjährige so ausschließlich an den Phantasien der Jungen ausrichteten und über diese dröhnenden statischen Störungen hinweg versuchten, etwas über uns zu erfahren.

15 *Babys*

> I was sixteen, he was twenty-one …
> Pa woulda shot him if he knew what he'd done …
> I never had schoolin' but he taught me well with his smooth, southern style
> But three months later I'm a gal in trouble, and I haven't seen him for a while …
> Gypsys, tramps and thieves,
> We'd hear it from the people of the town. They called us
> Gypsys, tramps and thieves …
> and ev'ry night all the men would come around
> and lay their money down.
>
> CHER, *Gypsies, Tramps and Thieves*, 1971

Was Jungen wollten, wußten wir, weniger sicher waren wir darin, was wir wollten. Im Grunde waren wir Kinder mit reifen Fortpflanzungsorganen, und so gingen wir in die Welt hinaus. Wir wurden noch verletzbarer, als sich Sex in den siebziger Jahren verselbständigte. Mehr und mehr lebten wir in einem moralischen Vakuum, in dem die Sexualität und ihre Freuden derart von unserem Bewußtsein und unserer Fortpflanzungsfähigkeit abgespalten waren, daß wir uns leicht vorstellen konnten, daß sexuelle Lust nicht nur technisch, sondern auch moralisch und philosophisch gesehen überhaupt keine Konsequenzen hatte. Es war eine Weltsicht, die vermutlich zu mehr ungewollten Schwangerschaften geführt hat als zu weniger.

Die Geburtenrate bei amerikanischen Teenagern ist die

höchste aller industrialisierten Länder, fast doppelt so hoch wie die in Großbritannien, die an zweiter Stelle liegt. Von den Mädchen, die gebären, enden mehr als 80 Prozent in Armut. Von Müttern im Teenageralter hat, verglichen mit Altersgenossinnen, die kein Kind haben, nur die Hälfte einen High-School-Abschluß. Die Kinder dieser jungen Mütter haben zu 50 Prozent häufiger ein niedriges Geburtsgewicht, mit all den Gesundheitsproblemen, die das mit sich bringt. Und sie sind zwei- bis dreimal so gefährdet, von zu Hause auszureißen, und doppelt so häufig Opfer von Mißbrauch und Verwahrlosung. Es kommt hinzu, daß sie schlechter lernen. Die Kosten dieser Verwüstung belaufen sich für die Gesellschaft auf 29 Milliarden im Jahr. Die Art und Weise, wie wir versagen und Mädchen weder über die Art noch über die Heiligkeit ihrer Sexualität, die mit ihrer potentiellen Fruchtbarkeit zu tun hat, aufklären, muß etwas mit diesen grotesken Zahlen zu tun haben.

Die «feminine Sexualität», die wir am Anfang kennenlernten, war, wie ich bereits erwähnte, die Sexualität von Barbie. Egal, wie sie sich im Lauf der Zeit verwandelte – von Barbie zum James-Bond-Mädchen, vom Playmate des Monats zur Disco-Queen –, sie war *nicht einmal ansatzweise mütterlich*. Mütterlichkeit signalisierte in unserer Welt das Ende dessen, was wir «sexy» nannten. Wenn wir gelegentlich mit jemandem schliefen, erwartete man, daß wir für die Verhütung sorgten. Unsere Initiationstests unterlagen einer Geschlechterteilung, das war wie bei jedem Stamm, der funktionierende Initiationsriten aufstellt. Die Aufgabe, Drogen zu beschaffen und zu verteilen, «oblag» den Jungen. Jungen hatten dann noch den Sport und, weit in der Zukunft, die Möglichkeit, ins Militär einzutreten, aber für diese Jungen der Mittelschicht war es das Risiko, das Ritual und die Heimlichkeit der Drogenbeschaffung und des Drogenmißbrauchs, die die Aufgabe der Männlichkeitsriten zum größten Teil erfüllten. Für die ärmeren Jungen der Arbeiterklasse jenseits der Bay in Oakland waren es die Initiationsriten der Gangs.

Martin war da eine Ausnahme. Die meisten Jungen mochten es nicht, wenn man sie zwang, ihren Teil an der Verhütung zu übernehmen. Es war nicht nur der Schlamassel, der Aufschub oder das Gefühl von Gummi. Es war allein schon der Gedanke, daß wir schwanger werden könnten, der die Jungen abstieß.

Wir begriffen also, daß wir uns unsere potentielle Mütterlichkeit abschminken mußten, in ähnlicher Weise, wie wir uns auch die Pille «reinziehen» sollten: wirkungsvoll und ohne daß die Jungen irgendwie damit belastet würden. Die einfache biologische Tatsache, daß man schwanger werden konnte, hatte für Frauen unseres Alters den gleichen Hautgout, wie es die Menstruation für die Generation unserer Mütter hatte. Obwohl eine Schwangerschaft von einigen Mädchen als *rite de passage* begriffen wurde, wurde sie von Jungen als etwas gesehen, was einem Fleck auf einem Kleid gleichkam, sie war ein asozialer Fauxpas, für den man selber verantwortlich war.

Die Mädchen beschäftigten sich ausführlich mit dem Drama ungewollter Schwangerschaften und mit Abtreibungen; aber in den Augen der Jungen war man ein noch größerer Außenseiter, wenn man eindeutig darauf bestand, «es zu vermeiden».

Unsere Schwierigkeiten, «zur Frau zu werden», wurden durch die unnatürliche Art und Weise intensiviert, in der Babys und sexuelle Lust als die entgegengesetzten Enden eines Spektrums auseinanderdividiert wurden, das «Sex» hieß. Die Vorteile, die es für uns hatte, wenn wir die Kontrolle übernahmen, lagen auf der Hand, aber die Aufteilung, die man von uns verlangte, war destruktiv. Es bedeutete, daß wir nicht einmal ansatzweise ganzheitlich über die beiden Aspekte unserer Persönlichkeit nachdenken konnten.

Die Frauen, die ich interviewte, wollten die Abtreibungen während ihrer Teenagerzeit anonym und abgetrennt vom Rest ihrer Geschichte erzählen. Von all den schwierigen sexuellen Erlebnissen, über die die Frauen sprachen, waren es allein die Abtreibungen, die selbst zwanzig Jahre danach noch zu schmerzlich waren, um sie zu integrieren. Im großen und ganzen bereuten sie die Entscheidung abzutreiben nicht, aber sie bereuten bitterlich die Umstände, die sie zu dieser Entscheidung gezwungen hatten.

Die Aufspaltung hing ihnen nach, zerfraß sie. Eine Frau, mit der ich im Zusammenhang mit diesem Buch sprach, erzählte mir, wie sie mit siebzehn abgetrieben hatte, bat mich aber, diese Geschichte selbst von der unter Pseudonym erzählten Geschichte ihres Lebens abzutrennen – eine zweifache Distanzierung: «Ich wurde schwanger. Ich wollte das Kind wirklich haben, aber ich war so in meinen Freund verliebt, daß ich abtrieb, um ihn zu schützen. Es hat mich fertiggemacht. Wir waren so jung.

Die Abtreibung verlief gut. Es war nur alles so gespenstisch, weil wir so völlig am Arsch waren. Man soll danach zwei Wochen lang keinen Sex haben – aber wir mußten einfach sofort miteinander schlafen, es war, als wollten wir es wieder an seinen Platz bringen. Es ist das, was mir den größten Schmerz bereitet. Ich wünschte, ich hätte dieses Kind ausgetragen. Ich tat es für ihn, obwohl er sagte: ‹Das ist deine Entscheidung.› Logisch, dachte ich, okay, das ist es, was man in einer solchen Situation tut. Von den psychologischen Komplikationen hatte ich keine Ahnung. Es kam mir wie eine starke, kluge, emanzipierte Entscheidung vor. Wir hatten keine Vorstellung davon, wie schwerwiegend die Sache war. Wir waren noch Kinder.»

«Mit neunzehn hatte ich meine erste Abtreibung», erinnerte sich eine andere Frau. «Die feministische Einstellung war damals, daß es nur ein medizinischer Eingriff sei. Ich hatte sehr gemischte Gefühle. Aber ich muß auch sagen, daß ich absolut und hundertprozentig dankbar dafür war, daß Abtreibungen überhaupt möglich waren. Eine Gesellschaft, die von jungen Frauen praktisch *verlangt*, sexuelle Wesen zu sein, ist verdammt noch mal verpflichtet, so etwas zu ermöglichen. Mein Freund und ich unterhielten uns darüber, und er sagte: ‹Ich kann nicht mit dir in die Klinik kommen, es wäre so, als ob ich dem Tod ins Gesicht sähe.›

So mit zwanzig hatten fast alle meine Freundinnen eine Abtreibung hinter sich», sagte sie. «Eine meiner Freundinnen wurde schwanger, weil sie nach strikten religiösen Wertvorstellungen lebte, die verlangten, daß sie keinen Sex hatte. Also konnte sie keine Verhütungsmittel benutzen, denn das hätte ja bedeutet zuzugeben, daß sie Sex hatte. Bei anderen Freundinnen waren es unzuverlässige Verhütungsmethoden – die Muttermundkappe, die herunterrutschte, Scheidenschwämmchen, die nicht funktionierten –, Dinge, die inzwischen wieder vom Markt genommen wurden.

Als ich Mitte Zwanzig war», fuhr diese Frau fort, «begriff ich, daß mein Körper Kinder wollte, daß ich sie mir aber nicht leisten konnte. Emotional, finanziell, beziehungsmäßig bekam ich nichts von dem, was ich gebraucht hätte. Und ich dachte, diese Gesellschaft unterstützt die Mutterschaft nicht.»

Niemand sagte uns, daß Sex und die Fähigkeit zur Mutterschaft historisch die längste Zeit *zusammengesehen* wurden. Denn die Ansicht, daß Frauen sexuelle Lust empfinden mußten, wenn sie empfangen wollten, galt, wie Thomas Laqueur dokumentiert, uneingeschränkt in Europa bis zum Ende des 18. Jahrhunderts.

Heutzutage wird der Wunsch, Frauen sexuell zu befriedigen, kulturell erneut aufgewertet. Ärzte und Männermagazine versprechen den Männern bessere Beziehungen, ein erfüllteres Sexleben und das Bewußtsein, ein netter Typ zu sein, wenn sie Frauen sexuell befriedigen. Und es ist noch gar nicht so lange her, daß europäische Männer instruiert wurden, daß alles, was im Leben wichtig war – Kinder und Nachkommenschaft –, davon abhing, ob Männer ihre Frauen auf erotischem Gebiet befriedigten.

Der richtige Partner und die richtige Technik waren ausschlaggebend, wenn es um Unfruchtbarkeit oder Fruchtbarkeit ging. (Aristoteles wußte, daß Frauen ohne Lust empfangen konnten, aber er hielt das für eine Abweichung von der Regel.) Die Alten widmeten dem weiblichen Begehren eine solche Aufmerksamkeit, daß sie aufschrieben, was ihrer Ansicht nach der beste Zeitpunkt für den weiblichen Orgasmus sei. Der Verfasser des *Corpus Hippocraticum* glaubte, daß eine Frau, die vor dem Beischlaf zu erregt sei, «frühzeitig ejakulierte», daß sich dann ihr Schoß verschließe und sie nicht empfangen könne. «Wie eine Flamme aufschießt, wenn Wein darübergesprüht wird, so brennt auch die Hitze der Frau dann am hellsten, wenn der männliche Samen daraufgespritzt wird ... Sie erzittert. Der Schoß verschließt sich. Und all die Elemente für ein neues Leben, die sich zusammengefügt darin befinden, bleiben darin verschlossen.»

Plinius' Verhütungsmaßnahmen zielten darauf, die Lust der Frauen nach Geschlechtsverkehr zu dämpfen. Da er erregten Frauen unter anderem empfahl, sich mit Mäusedreck einzureiben, die Exkremente von Schnecken zu schlucken und sich mit «dem Blut von Zecken einzureiben, die von einem wilden schwarzen Stier stammen», schafften es seine Rezepte vermutlich, daß sowohl Frauen wie Männern die Lust verging und es somit auch nicht zu einer Empfängnis kam.

Der einflußreiche arabische Philosoph und Arzt Avicenna, der seine Werke im 11. Jahrhundert verfaßte, dachte ebenfalls, daß Frauen über Sperma verfügten, das «ein spezifisches Jukken in den Spermienbehältern des Mannes und am Eingang der Vulva verursache, das nur über die Reibung des Geschlechtsverkehrs oder ähnliches gestillt werden könne». Avicenna warnte, daß die sexuelle Frustration bei Frauen nicht unterdrückt werden könne und daß es schlimme Folgen habe, wenn Frauen unbefriedigt blieben. Sie seien nicht nur unfruchtbar, sie «nehmen ihre Zuflucht auch zu anderen Frauen, mit denen sie sich reiben, um einander so die Erfüllung ihrer Lust zu verschaffen». Der römische Dichter und Philosoph Lukrez, der im 1. Jahrhundert nach Christus lebte, glaubte, daß Kinder deshalb ihren Eltern glichen, «weil bei ihrer Zeugung die Samen ... durch die gegenseitige Leidenschaft, in der keiner von beiden Herr war oder beherrscht wurde, aufeinanderprallten». Im christlichen Byzanz war man der Meinung, daß die Qualität der Lust, die eine Frau empfand, das Geschlecht, die Gesundheit und sogar das Temperament ihres Kindes bestimme. Nach Laqueur hielt sich das Paradigma «Babys-durch-weibliche-Lust» im Westen bis ins 19. Jahrhundert hinein, in dem dann das große Vergessen einsetzte.

Es ist unmöglich, aus den fragmentarischen Berichten der historischen Quellen zu erschließen, ob dieser Glaube verbreitet war. Was eindeutig dagegen spricht, ist die Tatsache, daß Hornochsen ohne Sinn und Verstand auch weiterhin in ganz Europa ihre Frauen schwängerten. Aber es ist verführerisch, über diesen Schimmer einer Möglichkeit nachzudenken, der in unserer Geschichte für Augenblicke aufzublitzen schien: daß in einigen Gesellschaften die weibliche Lust sowohl bei Frauen als auch bei Männern einen hohen Stellenwert hatte und Kinder in diesem Zusammenhang willkommen waren. Ein junger verheirateter Mann, der ein eheliches Kind wollte, hätte sich damit beschäftigen müssen, die Techniken zu beherrschen, die seiner Frau Lust verschafften, es wäre eine der fundamentalen männlichen Aufgaben gewesen. Eine verheiratete Frau hätte vielleicht das Gefühl gehabt, daß ihre sexuelle Selbstentdeckung eine rechtmäßige Entwicklung und etwas Heiliges sei, Teil der Mitgift, die sie ihrem Mann in die Ehe brachte, und eine Vorbereitung auf die spätere gemeinsame Familie. Wenn sie kein sexuelles Interesse an ihrem Mann gehabt hätte, wäre es nicht das einsame Unglück und kein persönliches Versagen gewesen, als das es heutzutage so häufig angesehen wird, sondern eine gemeinsame Herausforderung. Die sexuelle Befriedigung der Frau innerhalb der Ehe zu gewährleisten wäre, wie es das bis heute bei gläubigen jüdischen Gemeinden ist, von der ganzen Gemeinde als etwas angesehen worden, was für den Erhalt der Familie wichtig ist.

Als der Freund der Frau, die mir von ihrer Abtreibung mit neunzehn erzählte, zu ihr sagte, daß sie alleine in die Klinik gehen müsse, da er «dem Tod nicht ins Gesicht» sehen könne, ließ er sie emotional allein. Sie ging durch dieses Trauma und die bittere Desillusionierung auch deshalb, weil die Kultur, die ihren Freund prägte, nicht dazu imstande war, die Fähigkeit von Mädchen und Frauen, Leben zu geben, als etwas Erotisches zu sehen und Verantwortung zu übernehmen.

Um diese Wunde heilen zu lassen, können wir uns das Wissen der Vergangenheit zurückholen. Von der heutigen Situation aus gesehen waren sogar die Handbücher der zwanziger, dreißiger, vierziger, fünfziger und sechziger Jahre erfolgreicher darin, die Zusammenhänge zwischen Teenagersex, Verantwortung und Lust aufzuzeigen, als unsere gängigen Lehrbücher. In diesen früheren Handbüchern für Jugendliche findet man Begriffe wie «Liebe» und «Lust» überall. Eine stufenweise Sexualität oder «Petting» wurde als selbstverständlich vorausgesetzt.

Obwohl vor Petting gewarnt wurde, da es schwer zu kontrollieren sei – «Petting ist Dynamit» –, liegt nicht sehr weit unter der routinemäßigen Verurteilung eine faszinierende Botschaft. Da wird genau erklärt, wie man petted, ohne einen sicheren und angenehmen Bereich zu verlassen. In einem Handbuch aus dem Jahr 1946 steht zum Beispiel: «Schmusen und Petting beinhalten eine große Spannbreite von Aktivitäten ... Einerseits kann Petting bedeuten, daß man sich nur küßt und sich in halb platonischer Weise liebkost; andererseits kann es heißen, daß man sich an den intimsten Stellen berührt und erst kurz vor dem wirklichen Geschlechtsverkehr innehält.»

Zwanzig Jahre später wird Petting in einer Anleitung für Teenager, die von einem konservativen jüdischen Pädagogen unter dem Titel *Consecrated Unto Me* herausgegeben wurde, trotz der Warnung, wozu es führen kann, positiv beschrieben. «Petting hat eine wichtige Funktion in der natürlichen Ordnung der Dinge. Es soll ein Vorspiel und eine Vorbereitung auf den Geschlechtsverkehr sein. Eins der tragischen Dinge innerhalb unserer Kultur ist, daß vor der Eheschließung so viel gepettet wird und so wenig danach. Denn Petting ist das Vorwort der Natur zu vollen sexuellen Beziehungen.» Meist war man der Meinung, daß Paare im Teenageralter zwar vorsichtig sein sollten und das Mädchen Grenzen setzen müsse, daß es aber das beste sei, wenn die beiden zu einer gut überdachten, gemeinsam ausgehandelten Entscheidung kommen würden, «wie weit sie gehen wollen», und daß, wenn das nicht klappe, «schlußendlich der einzelne entscheiden müsse, wie weit er gehen wolle». *Consecrated Unto Me* ist der gleichen Meinung.

«Es gibt eine ganze Reihe von Definitionen, was Petting

ist. Eine der ältesten sagt, daß sich Schmusen auf alles bezieht, was sich oberhalb des Halses befindet, und Petting auf alles, was darunter liegt. Die meisten von uns, die den Begriff Petting benutzen, meinen damit, daß Jungen und Mädchen die Teile ihrer jeweiligen Körper berühren, die sexuell erregbar sind … Es gibt unverheiratete Paare, die beim Petting so weit gehen, daß jeder der beiden einen Orgasmus hat, ohne daß ein Geschlechtsverkehr stattgefunden hat.»

Eine andere Anleitung, die die Praxis des Pettings zwar verdammt, beschreibt sie dennoch leichtverständlich und detailliert: «Es kommt hinzu, daß der Höhepunkt, zu dem die gegenseitige Masturbation führt (denn auf das läuft Schmusen und Petting oft hinaus), unbefriedigend ist» (und als Grund wird angeführt, daß Petting die Frau in ihrem späteren Leben «zu einer zu starken Konzentriertheit auf die Klitoris verführt»).

In ihrem Buch *Hands and Hearts: A History of Courtship in America* schreibt Ellen K. Rothman, daß eng umschlungenes Tanzen, Kinos und Autos die Kultur des Pettings in den Kleinstädten seit Beginn der zwanziger Jahre prägte. Sie weist nach, wie allgemein verbreitet Petting war, und merkt an, daß es durch die Eltern und die Schule gefördert wurde. Kommentatoren der Jahre 1928 und 1930 räumten ein, daß das, «was die Leute unter Petting verstehen, in allen Gesellschaftsschichten eher die Regel als die Ausnahme ist» und, «ohne zu übertreiben, als eine ‹universale Gepflogenheit› bezeichnet werden könnte». «Petting umfaßte alle Formen erotischer Betätigung mit einer Ausnahme – dem tatsächlichen Geschlechtsverkehr.» Petting-Partys gehörten zum Leben eines High-School-Schülers: eine Studie aus dem Jahre 1936, durchgeführt von Phyllis Blanchard und Carlyn Manasses, bestätigt diese Unterscheidung, die schweres Petting erlaubte, aber Geschlechtsverkehr untersagte. «Viele

Mädchen», so das Ergebnis, «ziehen eine genaue Grenze zwischen den explorativen Aktivitäten auf einer Petting-Party und der völligen Hingabe an einen Mann.» Die Petting-Party war eine «Form des Experimentierens mit Selbstbeschränkung ... Die sexuellen Aktivitäten wurden stark von der Gruppe reguliert ... Um seine Stellung innerhalb der Altersgruppe zu behalten ... war Petting erlaubt, aber Geschlechtsverkehr nicht.»

Wenn man die Aufregung und die Wut bedenkt, die heutzutage Jocelyn Elders' vorsichtige Bemerkung, «man sollte Masturbation vielleicht an den Schulen lehren», und die «Antioch Rules», die klare Absprachen über Sexualität zwischen jungen Leuten empfehlen, hervorrufen, kann man sich nur darüber wundern, wie wenig Geschichtsbewußtsein wir haben – was uns übrigens nur Nachteile bringt. Denn diese populären, konservativen Handbücher der amerikanischen Mittelschicht aus der Mitte des Jahrhunderts lehrten mit großer Zustimmung der Eltern die Jugendlichen an den Schulen, was es mit Leidenschaft, Masturbation, gegenseitiger Masturbation und klaren sexuellen Absprachen auf sich hat. Von den Zwanzigern bis weit in die Fünfziger hatten «anständige» Kids Sex. Sex wurde toleriert und sogar unter der Hand gefördert. Sie hatten keinen *Geschlechtsverkehr*, denn darin lag, wie ihre Eltern und Lehrer wußten, die größte Gefahr.

Mit der sexuellen Revolution der späten sechziger Jahre brach dieses System zusammen. Wie kamen frühere Sexualerzieher zu einer Offenheit, die heutzutage so umstritten ist? Der Grund liegt darin, daß der Geschlechtsverkehr damals noch nicht als Definition jugendlicher Sexualität herhalten mußte, wie das für die Kids seit der sexuellen Revolution der Fall ist. Wenn Petting und nicht Geschlechtsverkehr der Code für das Verhalten von Teenagern war, das von der Altersgruppe für angemessen gehalten und als angemessen durchgesetzt wurde (durchgesetzt natürlich eher auf Kosten der Mädchen als auf Kosten der Jungen), konnten Sexualerzieher zwischen 1920 und dem Ende der sechziger Jahre offener über weibliche und männliche Lust sprechen. («Jeder Mensch auf der Welt hat ohne Ausnahme seinen Point of no return.») Und sie konnten auch offener darüber sprechen, wie man realistisch damit umging, denn solche Gespräche brachten sie nicht in Verdacht, Schwangerschaften, Vergewaltigungen und Geschlechtskrankheiten Tür und Tor zu öffnen.

Der Grund für die stillschweigende Duldung und sogar eine gewisse unausgesprochene Ermutigung adoleszenter Sexspiele, die nicht zum Geschlechtsverkehr führten, sollte uns im nachhinein klar sein: dieser Zugang lehrte Teenager vor allem, wie sie sicher im Bereich der «Stufen» bleiben konnten. Man versorgte sie mit Informationen, die ihnen größere Katastrophen in ihrem Leben ersparen würden.

Heute ist das System der «Stufen» für Teenager zusammengebrochen. «Mädchen», sagte mir ein Sexualerzieher von Washington, D. C. Planned Parenthood, «werden geschwängert, bevor sie sich auch nur ausgezogen haben.» Und ironischerweise ist auch die Billigung des Stufensystems durch die Erwachsenen zusammengebrochen. Das ist die schlimmste Situation, die man sich vorstellen kann, denn sie verhindert, daß die Jugendlichen von ihren Lehrern lernen, was sie früher sowohl von ihren Altersgenossen als auch von ihren Lehrern lernten – inzwischen gehört das der Vergangenheit an. Besonders Mädchen stehen damit vor einem großen Risiko: In einer Welt ohne Stufensystem riskieren sie schon alles, was ein Geschlechtsverkehr mit sich bringen kann, wenn sie im Grunde nur versuchen, sich auf einen natürlichen Prozeß einzulassen, indem sie ihre eigenen Körper erkunden und etwas über ihr Begehren herauszufinden suchen. Was die Aufklärung von heute anbelangt: Natürlich ist es wichtig, Mädchen über die Konsequenzen und die Gefahren des Geschlechtsverkehrs aufzuklären. Aber die positive Information darüber, was sie statt dessen ausprobieren können, darf nicht fehlen. Diese Mädchen, denen man ihr Besitzrecht auf ihre körperlichen Gefühle abgesprochen hat, werden von der Kultur dazu angehalten, genau in dem Moment passiv zu sein oder zu schweigen, in dem sie und auch ihre Partner sexuell am ansprechbarsten und am ausdrucksfähigsten sein sollten.

Das Phänomen der Vergewaltigungen in Beziehungen und die Tragödien, die aus sexuellem Nichtverstehen erwachsen, sind ausführlich dokumentiert worden. Die Mehrheit weiblicher Teenager benutzt keine verläßlichen Verhütungsmittel, wenn sie zum ersten Mal mit einem Mann schlafen. Nur eins von drei Mädchen verhütet später regelmäßig. Ihr Leben wird unter einem Schweigen begraben, einem Schweigen über das weibliche Begehren, das schließlich auch dieses Begehren zum Schweigen bringt.

Die Linke begegnet dem Problem mit Aufklärungsfilmen über menstruelle Zyklen und Rezepten für Kondome. Die Rechte definiert «Abstinenz» in einer Art und Weise, die selbst die Art sexueller Berührungen verteufelt, die in den fünfziger Jahren noch als selbstverständlich galten. So zum Beispiel in einer Broschüre mit dem Titel «Die Familie als Mittelpunkt», die Abstinenz anpreist: «Einige Sexualerzieher haben Abstinenz dahingehend definiert, daß keine Penetration stattfindet und daß deshalb Oralsex, gegenseitige Masturbation etc. erlaubt seien. Aber das geht an dem vorbei, was der Zweck einer Erziehung hin zur Abstinenz ist, die man am besten daduch definiert, daß sie die sexuelle Intimität ... für die Ehe aufbewahrt.» Keiner der beiden Weltanschauungen ist es gelungen, das menschliche Verlangen der Mädchen nach Wissen zu befriedigen, ihr Bedürfnis, neugierig zu sein, Risiken einzugehen, Nähe zu spüren und sich dabei wohl und sicher zu fühlen.

Wir sollten auf die Rate der Abtreibungen bei jugendlichen Müttern und auf die Rate ungewollter Schwangerschaften in diesem Alter reagieren, indem wir das tun, wofür Dr. Elders ihre Stelle als Allgemeinärztin verloren hat, als sie es nur erwähnte: Wir sollten unsere Kinder lehren, was Petting ist – was ein sexuelles Stufensystem ist –, wir sollten ihnen beibringen, daß es viele Arten und Weisen gibt, Lust und Nähe zu erleben, nicht nur den Geschlechtsverkehr. Darauf könnten sich die Linke und die Mitte einigen, denn es ist kaum eine radikale Einsicht. Gegenseitige Masturbation: die Geschichte zeigt, daß es der altmodische Weg der amerikanischen Mehrheit ist.

Wenn wir den Jugendlichen beibringen, daß es andere Arten sexueller Erfahrungen gibt, die es ihnen erleichtern, mit dem Geschlechtsverkehr zu warten, bis sie wirklich soweit sind, verschaffen wir Mädchen die Möglichkeit, ihr Verlangen kennenzulernen, geben ihnen die Stärke zurück, erotische Dinge zu verhandeln, und verhelfen ihnen zu einem Standpunkt, von dem aus sie nicht «sofort von null auf hundert beschleunigen» müssen. Ein sexuelles Stufensystem zu lehren ist so vernünftig, wie Kids Auto fahren lernen zu lassen. Unsere Gesellschaft würde moralischer handeln, wenn sie ihren fünfzehnjährigen Mädchen ein Exemplar von *Unser Körper – Unser Leben* in die Hand drücken und ausführlich mit ihnen darüber sprechen würde, wie sie ihre Sexualität auf sichere Weise kennenlernen können, statt in scheinheiliges Schweigen zu verfallen, wenn es sich um ein natürliches Verlangen handelt. Und gleichzeitig die höchste Rate von Teenager-Schwangerschaften und Abtreibungen unter den Industrienationen überhaupt zu tolerieren. So viele junge Mädchen erleiden dieses Trauma, und das müßte nicht so sein. Sie sollten ihre jungen Hoffnungen nicht verlieren, sie sollten ihr Leben nicht aufs Spiel setzen, wenn sie einfach nur herausfinden wollen, wer sie sind und wie sie die weise Natur ausgestattet hat.

16 *Billig oder kostbar?*

> Das ist das Geheimnis der wahrhaft ordinären Menschen, die sich für Pornographie begeistern: ihnen sind Geschlecht und Ausscheidung ein und dasselbe ... Dann ist Geschlecht gleich Schmutz und Schmutz gleich Geschlecht; die sexuelle Erregung wird für sie ein Suhlen im Schmutz, und jedes Anzeichen von Geschlechtlichkeit bei einer Frau empfinden sie als Zurschaustellung ihres Schmutzes.
>
> D. H. Lawrence, *Pornographie und Obszönität*, 1929

Als das Jahrzehnt fortschritt und wir persönlich reifer für Sex wurden, schien er immer schmutziger zu werden. Tag für Tag saß uns die Pornoindustrie schlimmer im Nacken. Wieder und wieder wurden Mädchen aus unserer High-School von älteren Männern angesprochen, die auf den Straßenmärkten und in den Cafés herumlungerten und ihnen versprachen, «sie zu Models zu machen». Und die Mädchen willigten häufiger ein, als daß sie ablehnten. Diese Männer waren manchmal «echte» Fotografen, aber meist waren es altmodische Perverse, denen die Kultur plötzlich die sagenhafte Möglichkeit verschaffte, Sexbilder von uns zu machen. Ich erinnere mich an ein Genre romantischer erotischer Fotografien ganz junger Mädchen, die in Sommerhüten und durchsichtigen Musselinkleidern posierten, deren Schenkel gerade so unter den Unterkleidern hervorschauten und deren Brustwarzen man unter den Hemden gerade noch sah. Der Fotograf war

David Hamilton. Seine Bilder hatten ein solches Flair von Kultiviertheit, daß er zu einer Art Berühmtheit wurde. Die Fotos lagen überall aus – in den Geschenkläden, sogar im Woolworth der Gegend. Sie zeigten uns – Kinder – als Objekte der Begierde. Diese Bilder erschreckten und verängstigten uns und beschäftigten zugleich unsere Phantasie.

Ein Mädchen in unserer Nachbarschaft, das wiederholt die asiatischen Schönheitswettbewerbe in unserer Gegend gewann, hatte sich bereits eine Mappe mit Aufnahmen von ihr als Model angelegt. Ein Foto zeigte sie mit schwerem Make-up, die dünnen Arme an den Körper gepreßt, ihre Brust war unter dem modischen Musselin zu sehen. Sie verkörperte eine Sexualität, die sie überhaupt noch nicht erlebt hatte. Sie stand einem Fotografen an einem Bergabhang im Castro District Modell. Der Wind drückte ihr das dünne Hemd an die Brust, und einmal blies er es nach oben. «Das muß dir nichts ausmachen», sagte der Fotograf. «Es ist großartig. Es ist schön.» Auf den Bildern – die ihr Jobs verschafften und unser aller Neid erregten – schaut sie mit einem defensiven Gesichtsausdruck in die Kamera.

«Ich erinnere mich an folgende Begebenheit aus der Zeit, als wir sechzehn waren», sagte Sandy und begann von Lederbustiers und Netzstrümpfen zu erzählen. Vor ein paar Tagen hatten Trina, Patty, Sandy und ich bis spät in die Nacht zusammengehockt, jetzt aber waren Sandy und ich in ihrer ordentlichen Wohnung mitten am Tag allein. In wortlosem Einverständnis verließen wir ihre Wohnung. Irgendwann nisteten wir uns in einem anonymen Hotelzimmer in der City ein. Es war einfach nicht so leicht, über unsere Erfahrungen zu sprechen, wenn wir den Blick auf einen Hof hatten, auf dem Kinderspielzeug herumlag. Also redeten wir auf dem Hotelbalkon bei Bier und Crackern, die uns der Zimmerservice brachte. Es war leichter so, denn Junk-Food, Drinks und ein

Raum, in dem wir uns nur vorübergehend aufhielten, war bekanntes Terrain für die Mädchen gewesen, die wir uns in Erinnerung zurückrufen wollten. Party-Terrain. Diese Mädchen wären in ihrem häuslichen Garten nicht wiederaufgetaucht (in meinem übrigens auch nicht), wir hätten härter darum kämpfen müssen.

Wir schauten uns Plattencover an, denn die Musikindustrie war ein Spiegel dafür, wie Sex in unseren Teenagerjahren an Wert verloren hatte. 1977: The Tubes. Das Cover des Albums zeigte eine Frau, die in Latex gestopft und deren Gesicht an den Augen abgeschnitten war. Sie sah aus wie amputiert. «Mondo Bondage» hieß einer der Songs. Wir erinnerten uns an die Szene im Video der Band, in der der Lead-Sänger einen Schüler spielt, der die Lehrerin, eine Frau in kurzem engem Rock und mit einer Hornbrille, an die Tafel fesselt.

Das Album *Honey* von den Ohio Players fiel uns wieder ein. Es war unter Teenagern damals berühmt gewesen. Das Model war im Profil aufgenommen, es war nackt und mit etwas beschmiert, was wie richtiger Honig aussah. Sie hatte den Mund geöffnet und leckte einen Stock ab, von dem der Honig heruntertropfte. Es wurde erzählt, daß das Model von dem Honig eine Hautkrankheit bekommen habe. Man munkelte, sie habe die Produzenten der Plattenfirma gestellt, als die gerade «Love Roller Coaster» aufnahmen. Da sie Angst vor einem Prozeß hatten, brachten sie sie um, und die Schreie in dem Song sollten ihre Todesschreie sein.

Wir spielten das Album, schauten uns an und sagten: «Hört euch die Schreie an!»

«Beim Rock 'n' Roll der Jungen drehte sich alles um Sex», sagte Sandy. «Sie pflegten das ‹Cock Rock› zu nennen.» Foreigner, Dick Derringer, AC/DC, Van Halen, Aerosmith und Songs wie «Christine Sixteen» oder «Walk This Way», in denen es um Sex mit heißen High-School-Mädchen ging, war, was die Jungen hörten.

Die Mädchen mochten eher Punk Rock, Disco, Blondie. Aber das war ebenfalls hochsexualisierte Musik. Die Botschaft lautete: Je sexier du bist, desto mehr Macht hast du. Es war nicht romantisch. Man erwartete von einem, daß man ein Lurex-Top anhatte und Männer anmachte, die Gucci trugen. «Was zählte, war nur, wieviel Männer es waren», bemerkte Sandy. «Was zählte, war die Variationsbreite der sexuellen Akte und des sexuellen Verhaltens und welche Drogen man nahm.»

Es existierte noch ein anderes Image für Mädchen, das allerdings etwas veraltet war: das Grateful Dead «Sugar-Magnolia»-Ideal, das von einem verlangte, die gute Hippie-Frau zu sein. «Es brachte mich fast immer zum Kotzen: ‹She takes the wheel when I'm seeing double and pays my tickets when I speed›», sagte Sandy.

Als Disco-Babe hatte man allerdings keine Verantwortung für die Person oder die Gefühle eines anderen, und die kümmerten sich auch nicht um dich und deine Gefühle. Man mußte nur eine schicke Fassade aufrechterhalten. Wir waren uns einig, daß dieses Bild weiblicher Sexualität bis zu einem gewissen Grad mit Macht ausgestattet, letztlich aber schrecklich verzerrt war, lieblos, seelenlos. «Die Männer waren im Grunde loyal – wenn sie verschwanden oder umkippten, weil sie zuviel Drogen genommen hatten, suchte man sich einen anderen», sagte Sandy.

«Ich erinnere mich an ein Bild in *Time*, das Uncle Sam in Netzstrümpfen und einem Korsett zeigte. Die Überschrift war DIE FASZINATION DURCH DIE DEKADENZ. Mir als Sechzehnjähriger sagte das, daß es für Erwachsene normal war, sadomasochistisch zu sein, daß es Spaß machte und aufregend war. Vermutlich hatten sie die Woche davor Präsident Carter gezeigt, und jetzt zeigten sie eben Uncle Sam in Netzstrümpfen. Es gab mir das Gefühl, daß ich Teil von etwas Wichtigem war, wenn ich abartigen Sex hatte. Etwas, das wichtig genug war, daß es auf dem Titelblatt eines nationalen Wochenblatts abgebildet wurde», sagte Sandy. Dann kamen die Erinnerungen an die *Rocky Horror Picture Show* hoch, ein Kultfilm, den wir zu unserer High-School-Zeit in Mitternachtsvorstellungen ansahen. «Da kamen alle Freaks aus ihren Schlupflöchern, und wir waren Freaks», sagte sie. Die Kids, die sich das anschauten, waren Kids, die ihre Sexualität in Frage stellten. Es war ein sicherer Ort, man traf dort mit Leuten zusammen, die das gleiche taten.

«Ich habe den Film neulich mal wieder gesehen», sagte Sandy, «und seine Botschaft hat mich entsetzt. Er handelt von einem netten Paar, das sich entschlossen hat zu heiraten, und als sie anderen die gute Nachricht mitteilen wollen, verfahren sie sich und landen in einem Schloß voller Freaks. Davor gibt es einen Song, in dem sie einander versichern, wie sehr sie sich darüber freuen, daß sie sich verlobt haben. Der Song ist eine reine Satire. Er macht sich über die Idee der heterosexuellen Ehe lustig. Darüber, was für ein abartiges Fünfziger-Jahre-Ding es ist, sich mit einem Brillantring zu verloben und sich darüber zu freuen. Der Film sagt: Das ist völlig überholt und wird *nie mehr* ein Teil unseres Lebens sein. Wir sind darüber hinaus. Ich schämte mich damals für die Seite in mir, die erwachsen werden und heiraten wollte.»

Ganz allgemein erreichte uns die Botschaft, daß es schlimmer sei, ein monogamer Heterosexueller zu sein als langweilig und dumm. Wenn man hetero war, war man ein größerer Freak, als wenn man als fünfzehnjähriges Mädchen aus der Mittelschicht um Mitternacht in Strapsen auf der Market Street vor dem Kino wartete, um sich die *Rocky Horror Picture Show* anzuschauen.

In der letzten Szene des Films schwimmen alle in Korsetts und Netzstrümpfen in einem Swimmingpool herum. Alle küssen sich, berühren sich und singen «Don't dream it, be it». Die Botschaft ist die, daß man sexuell gesehen alles tun soll, was einem nur einfällt. Es war unsere Hymne. «Für mich», sagte Sandy, «war es ein Marschbefehl.»

«Bei der hundertsten Mitternachtsvorstellung gab es in Berkeley im U. C. Theatre eine Feier. Ich erinnere mich, wie ich in der University Avenue mitten in der Stadt wie die Königin einer Parade auf dem Wagen meines Freundes saß. Ich war sechzehn. Ich hatte schwarze Strapse an, ich glaube, mit roten Bändern, einen schwarzen Slip, ein schwarzes Korsett, schwarze Netzstrümpfe und eine rote Federboa und hatte viel Make-up aufgelegt. Ich hatte mir das Gesicht weiß geschminkt, mit roten Lippen und viel Rouge, da sie im Film so aussahen. Ich fuhr durch die Menge hindurch, spuckte auf sie und winkte. Die Leute liebten es. Sie fragten mich: ‹Junge oder Mädchen? Bist du ein Junge oder ein Mädchen?› Aber das war egal, denn ‹Was auch immer, ich möchte was Ausgeflipptes mit dir anstellen›.

Einmal lief ich in schwarzer Bikini-Unterwäsche an einem Wagen vorbei, als mich jemand in den Po kniff. Ich schlug die Hand gegen das Wagenfenster, und ich hörte dieses unterdrückte Stöhnen. Verlieh mir das Macht? Ich ging deswegen ganz offensichtlich ein Risiko ein; ich fühlte mich im Recht, daß ich mich verteidigte. Es war alles eine Mutprobe. Ähnlich wie die meiner Eltern in den Fünfzigern, wenn sie einen Goldfisch schluckten. Es war mein Initiationsritual. Man zieht das an, was die Erwachsenen tragen, man tut etwas Gefährliches, und damit gehört man zum Stamm.

Was sagte mir das Bild weiblicher Sexualität, das in dem Film gezeigt wurde? Ich hatte das Gefühl, daß Susan Saradon uns eine weibliche Möglichkeit aufzeigte. Sie spielte die weibliche Hauptrolle im Film, schläft mit dem Helden, dem Transvestiten Graf Frank N. Furter und wird dadurch verwandelt – denn danach erscheint sie im Korsett und nicht mehr in ihrer jungfräulichen Fünfziger-Jahre-Unterwäsche. Ich mußte nur den richtigen Sexpartner finden, und pervers mußte er sein – und schwuppdiwupp wäre das so wie ein Gewinn in der Lotterie. Ich würde zur coolsten Person auf Erden werden. All die adoleszenten Unsicherheiten könnte man überspringen, man müßte nicht all die Zweifel und Ängste aushalten, die das Erwachsenwerden und unsere Sexualität begleiteten. Perverser Sex war sicher – sicher, weil man nichts dabei empfand. Er war nur auf eines gerichtet. Vergiß die Probleme mit deiner Familie, deine Karrierevorstellungen, deine Erziehung – wir haben nur *Sex*. Es sah so aus, als ob man dabei in keiner Weise die Kontrolle verlor, ganz im Gegensatz zu dem, was ich in meinem Leben sonst so erlebte. Das Drehbuch war da, die Kostüme waren vorgeschrieben, die Rollen auch – man konnte einfach eintreten und wußte, was einen erwartete. Während alles andere um einen herum zusammenbrach. Es gab eine Richtung. Ich erlebte das nirgends sonst – dieses Gefühl, sich auf irgend etwas hinzubewegen. Meine Eltern sagten mir nicht, daß ich heiraten, mich mit netten Jungen verabreden oder zum Collegeball gehen sollte. Die Kultur des Mainstreams schien im Gegensatz dazu zu stagnieren – schien nirgendwo hinzuführen, schien sich nur aufzulösen.»

In meinem vorletzten Studienjahr ging auch das letzte Jahr meiner kurzen Hippie-Idylle zu Ende, in der ich Sex mit der «Reinheit» der natürlichen Welt gleichsetzen konnte. Als die gemeineren siebziger Jahre die Überreste der Sechziger ausradierten, verfestigte sich das bereits vorher vorhandene Wissen, was erwachsene weibliche Sexualität bedeutete: es bedeutete, «schmutzig» zu werden und die Lust zu entdecken. Martin ging auf ein College, das jenseits der Bay lag. Aus

Gründen, die nur ein zartbesaiteter und ein wenig schüchterner Junge nachvollziehen kann, trat er in eine Verbindung ein, wo ich ihn besuchte. Während ich die schluchtartigen Straßen zu dem alten hölzernen Verbindungshaus entlangging, erlebte ich vielleicht klarer und stärker als je zuvor, was die Welt von Sex und von Frauen hielt. Als ich die Fraternity Row hinaufging, hingen junge Männer gruppenweise auf den Balkonen herum und hielten Plakate in der Hand, auf denen die Nummern «1» bis «10» standen. Damit beurteilten sie jede Frau, die vorbeikam. Ich haßte es, daß sie das taten, ich haßte mich selbst, daß ich hinaufsah, um zu erkennen, wie sie mich einstuften, und ich haßte die Tatsache, daß es mir etwas ausmachte.

Die Welt und wie sie Frauen und ihr Begehren sah, war so viel schmutziger als der sichere Ort, den Martin und ich uns geschaffen hatten. Die Entdeckung war ein Schock für mich. Einige Verbindungen hatten eine ganz bestimmte Toilette, über der die Jungen die Schamhaare der Mädchen aufhängen mußten, die sie verführt hatten. Es gab keine Toiletten für Frauen. Also hing dort eine eigenartige kleine Reihe nicht zu identifizierender, sorgfältig angeordneter Haare, und zwar in voller Sichtweite der Frauen aus den weiblichen Verbindungen, die während Partys die Toiletten benutzten, um sich zurechtzumachen. «Was war denn das?» fragte die eine oder andere und zog eine Grimasse, und die Jungen der Verbindung antworteten ausweichend und grinsten. Ein Teil des Spaßes bestand darin, sich über die verwirrten Frauen lustig zu machen. Auch in Martins Verbindungshaus, das keinen besonders schlimmen Ruf hatte, gab es eine solche Sammlung. Von den Jungen in Martins Verbindung hieß es, sie schauten heimlich ins Zimmer eines «Bruders», wenn der gerade eine Frau verführte.

Martin fügte sich, was das anbelangte, nicht der Norm. Er

blieb mir gegenüber loyal. Aber mit der Zeit wurde er immer trauriger, da er inmitten männlicher Jovialität lebte und doch nicht voll dazugehörte. Wir spürten beide, daß einige der Jungen ihn am liebsten für seine Skrupel aus der Verbindung geworfen hätten. Seine Freundschaft mit mir, die frei und unkompliziert gewesen war, hatte jetzt, da wir zu Männern und Frauen wurden, ihren Preis. Obwohl er nie etwas dergleichen gesagt hat, muß er es mir übelgenommen haben. Und obwohl ich wußte, daß es irrational war, fühlte ich mich manchmal schuldig.

Eines Abends kam eine junge Frau zu einer Party, die als Einweihungsparty für neue Verbindungsmitglieder gegeben wurde, und betrank sich. Sie wurde auf der Couch im Gemeinschaftsraum des schönen alten Arts-and-Crafts-Gebäudes ohnmächtig. Wie ich hörte, soll sie jemand an den Beinen und ein anderer an den Armen hochgehoben und dann auf ein Zimmer im oberen Stock gebracht haben. Am Morgen wußten alle im Haus, daß einige Jungen sie «gefickt» hatten. Die Details waren ungenau. Martin erinnert sich, daß «die Leute betrunken und rowdyhaft waren und eine Frau überfielen. Es war keine Date-Vergewaltigung, sie war mit niemandem verabredet. Sie sprangen auf sie drauf, grapschten an ihr rum, bumsten sie. Etwa zwischen sechs und zwölf Typen standen dabei – zwei waren direkt beteiligt.»

Als die Frau wieder zu Bewußtsein kam, floh sie. Der Witz dabei war (und meine Erinnerung an dieses Detail ist nicht sehr genau), daß sie so schnell wegrannte, daß ihre Schuhe zurückblieben. Jemand hatte ihre roten hochhackigen Schuhe wie eine Trophäe neben die Sammlung von Bierdosen aus aller Welt auf den Kamin gestellt. Die Jungen waren Freunde von mir. Beim Frühstück verschwiegen sie die Geschichte nicht vor mir oder den anderen jeweiligen Freundinnen, die im Haus übernachtet hatten. Ich erinnere mich, daß all die Jungen, die ihren Kaffee dort tranken, über das, was geschehen war, lachten, Andeutungen machten, aber nicht wirklich genau erzählten, was sich zugetragen hatte, und ab und zu zu ihren Freundinnen hinüberschauten, um deren Reaktion zu testen. Wir waren selbstverständlich nette Mädchen, da wir eine feste Beziehung hatten. Es war uns doch sicher klar, daß das, was ihr passiert war, nichts mit uns zu tun hatte.

Ich saß beim Frühstück nur da und sagte kein Wort. Später hörte ich, daß eine der anderen Freundinnen ihren Unwillen artikuliert hatte. Ich erinnere mich an sie als ein ruhiges, kleines Mädchen, von dem niemand gedacht hätte, daß es soviel Persönlichkeit besaß. Aber sie ging schließlich zum Kamin hinüber und nahm, ohne ein Wort zu sagen, die Schuhe herunter, lief über die Straße zum gegenüber gelegenen Verbindungshaus der Studentinnen, stellte die Schuhe für alle «Brüder» sichtbar auf und setzte sich daneben.

Ich wünschte, ich könnte schreiben, daß ich etwas auch nur entfernt Vergleichbares getan hätte. Ich würde mir gerne vorstellen, daß Martin und ich gemeinsam hinübergegangen wären. Aber meine Augen wurden immer größer und ich sagte nichts. Innerlich bedachte ich die Taten dieser lachenden, selbstbewußten jungen Männer, die Freunde von mir waren, mit Worten wie «Vergewaltigung» – ich wußte genau, daß diese Bezeichnung auf sie keinen Eindruck gemacht hätte. 1979 hätte nur die wildeste «Lesbe» das als Vergewaltigung bezeichnet. Ich blieb also im Haus, Martin auch, und wir beendeten unser vorzügliches Frühstück. Später sagte mir Martin, wie sehr ihn das Verhalten seiner «Brüder» abgestoßen habe. Unsere Überlegungen drehten sich immer wieder darum, was wir anders hätten machen können. Ich sagte – und rationalisierte damit vermutlich meine eigene Feigheit –, daß ich keine Szene gemacht hätte, weil ich Martin dieser Situation nicht aussetzen wollte. Er stellte den Vorgang nun so dar – und rationalisierte vermutlich auch –, daß es besser gewesen sei, das ruhige Beispiel einer anderen inneren Überzeugung abzugeben. Sein freundliches Gesicht verzerrte sich im Bemühen, mir etwas zu erklären, was gegen sein eigenes Gefühl von Anstand verstieß, und wegen meiner eigenen Feigheit schämte ich mich vor mir selbst. Ich erinnere mich ganz genau an die Atmosphäre dieses Gesprächs: Wir saßen in seinem Zimmer bei heruntergelassenen Rollos. Wir hatten das Gefühl, uns auf feindlichem Terrain zu befinden, und hielten uns aneinander fest. Unsere beidseitigen Wortverdrehungen und unsere gemeinsame Kapitulation vor einem geschlechtsspezifischen Drehbuch, das wir beide haßten, zog uns im Moment zueinander hin. Aber ich spürte, daß uns das auf lange Zeit gesehen auch voneinander trennen konnte.

Ich begriff, daß man von ihm erwartete, sich zu entscheiden, genau so, wie man es von mir erwartet hatte. Er ging ein großes Risiko ein, wenn er seinem eigenen guten Herzen und seinem Verstand folgte – ein Risiko, das zu oft heruntergespielt wird. Er war sich nicht sicher, ob man ihn als Mann sehen würde, wenn er sich nicht für die anderen Männer entschied, und diese Angst war realistisch. Es stand soviel auf dem Spiel – im Grunde sein ganzes damaliges Leben. Diese Jungen bestraften Abtrünnige – ich hatte das erlebt – mit krassem sozialem Rückzug, der paranoide Gefühle auslösen konnte. Das Ganze steigerte sich im subtilen, unablässigen Spott von dreißig Männern und ihrer kollektiven Homophobie.

Auch ich hatte Angst gehabt, daß man mich nicht länger als eine wirkliche Frau sehen würde, wenn ich den Mund aufgemacht hätte. Ich wäre gewiß nicht mehr zu den Partys eingeladen worden, aber meine Welt hatte sich inzwischen so verändert, daß es auch andere Orte für mich gegeben hätte, wenn die Jungen der Verbindung mich abgelehnt hätten. Aber für Martin war die Situation ernst. In der High-School-Zeit hatte sich Martin, der genaue Beobachter von wirbellosen Tieren, der sich für Dungeons and Dragons-Spiele begeisterte, als «Trottel» stilisiert. Diese Selbststilisierung hatte ihm in gewissem Sinn Freiheit verschafft. Denn in den Teenagerkreisen um Martin paßten trottelige Typen durchaus in Wertsysteme, aber die unterschieden sich um Lichtjahre von denen, die die Jungen der Verbindung zu «Männern» machte. Jetzt aber, da Martin von «wirklichen Männern aufgenommen» worden war, war seine exzentrische, liebenswürdige und wahrhaft egalitäre Persönlichkeit gefährdet. Martin wurde stillschweigend unter starken Druck gesetzt, seinen Außenseiterstatus aufzugeben und damit auch seine Freiheit und Integrität.

Das Mädchen mit den Stöckelschuhen durchlebte, wie wir mitbekamen, eine seelische Krise und ging vom College ab. Martin und ich blieben zusammen, bis ich ein Jahr später aufs College ging. Aber mit ihm verlor ich etwas. Mein Englischbuch aus diesem Jahr erklärte in einer Abhandlung über zeitgenössische Lyrik, daß sich das Wort «Ekstase» vom griechischen Wort *ekstasis* ableite: «Aussichherausgetretensein», Verzückung oder Trance. Nicht sehr lange nachdem unsere Beziehung begonnen hatte, hatte ich Martin gegenüber solche Gefühle entwickelt. Aber in diesem Verbindungshaus konnte ich mich nie wieder auf diese Art «verlieren». Wir konnten uns noch so nahe sein, ich hatte nicht mehr das Gefühl, daß wir wirklich allein waren. Wir hatten den fremden Raum der «realen» Welt betreten, in dem sich Männer und Frauen mit Vorsicht begegneten.

In Martins Verbindungshaus hatte ich gelernt, daß die Sicht der Studenten auf Frauen und ihre Sexualität die «reale Welt» – die erwachsene Welt – genauer widerspiegelte als die

Erfahrung, die Martin und ich zusammen gemacht hatten. Man gab uns beiden zu verstehen, daß wir uns getäuscht hatten, daß wir kindlich waren und daß «sie» – mit ihren *Penthouse*-Magazinen, ihren Girlie-Postern von Budweiser und ihrer feindseligen Einstellung Frauen gegenüber, die sie am Abend umwarben und am Morgen darauf verspotteten – Bescheid wußten und im Einklang mit der Welt seien. Ihre Gewißheit ließ mich an mir zweifeln. Wenn «Sex» *Penthouse* ist, dachte ich, dann muß *Penthouse* der Maßstab für mein Leben sein. Wenn ich Liebe und Bewunderung haben will, muß ich diese Regeln beachten.

Die Mädchenzeitschrift *Seventeen* war die Ouvertüre zum eigentlichen Drama, das sich in *Penthouse* abspielte. Wir sahen, wie die Jungen in unserem Beisein in *Penthouse* blätterten, und wir fühlten Trauer, Eifersucht, Faszination und Herausforderung. Diese Magazine waren unsere Anleitung, über das zu verhandeln, was wir als die einzige Art von Sex in der einzig uns offenstehenden Welt sahen.

Hätten wir gewußt, daß es andere historische Sichtweisen gab, hätten wir über unsere eigenen Erfahrungen hinausdenken können. Hätten wir mit sechzehn und siebzehn gewußt, daß es einmal, irgendwo auf dieser Erde, eine andere Art gegeben hatte, weibliche Sexualität und weibliches Begehren zu sehen, wäre uns die Kultur dieser Verbindungsstudenten nicht so übermächtig erschienen. Aber nun schloß sie sich um uns und bestimmte, was Sex für uns Mädchen zu sein hatte. Diese Kultur bestimmte, was Mädchen geschehen konnte, die sexuelle Gefühle hatten.

Erotische Darstellungen müssen nicht beleidigend sein für Frauen und sie nicht zwingend zu Sexobjekten machen. Werfen wir zum Beispiel einen Blick auf die alte chinesische Kultur. In einem Gedicht, das Chang Hen ungefähr im Jahre 100 nach Christus geschrieben hat, beschreibt eine junge Frau das

Erwachen ihres Begehrens in ihrer Hochzeitsnacht, während sie ein erotisches Handbuch liest.

Laß uns nun die Doppeltür mit ihrem goldenen Schloß verschließen
Und die Lampe entzünden, um den Raum mit ihrem Glanz zu erleuchten,
Ich werfe meine Kleider ab und entferne Farbe und Puder
Und rolle das Bild neben meinem Kissen auseinander,
Das Einfache Mädchen (ein Handbuch) *wird meine Lehrerin sein,*
Auf daß wir all die verschiedenen Stellungen erproben können,
Stellungen, die ein gewöhnlicher Ehemann nur selten erlebt,
Die Freude und das Entzücken dieser ersten Nacht werden unvergleichlich sein,
Wir werden sie nie vergessen, so alt wir auch sein mögen.

Chang schrieb auch einen Roman, *Jou P'u T'uan*, der von der Eheschließung eines Gelehrten mit einem prüden, schönen adligen Mädchen handelt. Sie verweigert sich sexuellen Experimenten und will mit ihrem Mann nur schlafen, wenn die Lichter gelöscht sind. Der junge Ehemann zeigt ihr einen kostbaren erotischen Bildband. Anfangs lehnt sie es ab, aber dann erwacht ihre Sexualität.

Die alten Chinesen vermittelten gut fundierte sexuelle Techniken über erotische Schriftrollen, Romane und Bilder. Sie wurden von jungen Frauen studiert, um die erotische Atmosphäre herauszufinden, die ihnen am besten half, ihr eigenes gutes Yin freizusetzen. Die Benutzung von Büchern und Bildern, die wir im heutigen Westen Pornographie nennen würden – Darstellungen, die in unserer Welt zu einem minderwertigen und erniedrigenden Genre verkommen sind –, gilt in den alten chinesischen Texten als etwas, was jungen

Frauen hilft, ihre eigenen Bedürfnisse zu erkennen. Anhand dieses Materials konnte sich die junge unerfahrene Braut mit den verschiedenen erotischen Stellungen und Szenarien vertraut machen, ohne die gesellschaftlichen und körperlichen Risiken einzugehen, die Promiskuität mit sich bringt. Das Erwachen von Mädchen zu erotischer Erfüllung wird nicht als billiges Klischee oder als trivialer Kitzel dargestellt, der Frauen zu Objekten macht, die dem Genuß gedankenloser Männer zu dienen haben. Vielmehr wird in dieser Literatur zutreffend und genau erzählt, daß weibliches Mündigwerden, wenn die Anleitung gut ist, zum Wohlbefinden aller beiträgt.

In der Han-Dynastie, die vom Jahre 206 vor bis ins Jahr 221 nach Christus dauerte, wurde weiblichem Begehren weder mit Angst noch mit Verachtung und Spott begegnet. Es wurde als eine mächtige elementare Kraft gesehen, eine Kraft, die Männern und Frauen Gesundheit und Wohlbefinden bescherte, wenn man sie in die richtigen Bahnen wies. Weibliches Begehren wurde ungefähr mit der Sorgfalt studiert, die wir heute auf unsere Ökosysteme anwenden, die unser Leben und unser Wohlergehen garantieren.

Vor mehr als zweitausend Jahren beschäftigten sich in China Philosophen, die gleichzeitig Sexualwissenschaftler waren, mit der philosophischen Vision des Taos oder des Wegs, und in diesem Rahmen auch mit der menschlichen Sexualität. Sie sahen die geschlechtliche Vereinigung von Männern und Frauen als eins der beiden Fundamente für die Gesundheit beider Geschlechter. Hier entstanden die frühesten Sexanleitungen, die wir kennen. Sie instruierten die Praktikanten in einer Liebeskunst, die auf das Harmonieideal dessen zielte, was die Tao-Meister «die Beziehung zwischen Yin und Yang» nannten. Ihnen zufolge war die passive Kraft im Leben – das Weibliche – Yin, und die aktive oder männliche Kraft war Yang. «Sex war in China nie mit einem Gefühl von

Sünde oder moralischer Schuld verbunden», schreibt R. H. van Gulik, der Autor des Buches *Sexual Life in Ancient China.* Von den drei Lehrsätzen des Taos der Liebe handelt der letzte von der «Wichtigkeit weiblicher Befriedigung». Die alten Chinesen gingen von der erotischen Verschiedenheit der Geschlechter aus. In ihrer Sicht mochte der Mann, der dem Feuer glich, «lebhafter, aktiver und schneller» sein – aber die oberflächlich ruhiger wirkende Macht des Begehrens bei Frauen war tiefer und stärker und glich dem Wasser. Diese alte Weisheit ist nur eine von vielen in der Geschichte, in denen angenommen wurde, daß Frauen sehr viel sinnlicher sind als Männer. Die Yin-Essenz der Frauen galt als unerschöpflich, während das Yang der Männer – das sich in ihrem Samen verkörperte – selten und kostbar war. Die Männer im alten China, die dem Tao folgten, bemühten sich, ihrer Geliebten so viele Orgasmen wie möglich zu verschaffen. Man glaubte, daß die kostbare Yin-Essenz, die Frauen an Männer zu deren Wohl weitergaben, am intensivsten, konzentriertesten und mächtigsten wirkte, wenn die Frau auf dem Höhepunkt ihres Orgasmus war. Alte chinesische Handbücher widmeten dem Vorspiel große Aufmerksamkeit, da man glaubte, daß das Vorspiel die Yin-Essenz anregte.

In der taoistischen Sicht ist das weibliche Begehren und alles, was es hervorruft und befriedigt, etwas Kostbares. Das zeigt sich deutlich in der Sprache, in der die Taoisten die weibliche Anatomie beschreiben. Bei uns hören weibliche Heranwachsende auf dem Schulhof oder auf der Straße täglich Worte wie «Fotze», «Fickfutter», «Möse», «Hure», «Miststück» und «Schlampe». Wir schüttelten sie wieder und wieder ab, hatten aber das Gefühl, es bleibe etwas wie ein kleiner Fleck an uns hängen, ein wenig Schmutz, wie Lawrence sagte. Natürlich wußten wir, daß die Worte uns bezeichneten, unsere Körper, unsere Wünsche. Diese *Slang*-Wörter, die die sexuelle Anatomie von Frauen beschreiben, machen den Schleier von Häßlichkeit, durch den unsere Kultur die Sexualität von Frauen sieht, nur allzu deutlich. Es ist schon des öfteren darauf hingewiesen worden, daß solche *Slang*-Begriffe im besten Fall mit «Gefäßen», in den härteren Varianten mit «Wunden» konnotiert sind. Kein einziges sexuelles *Slang*-Wort für Frauen – übrigens auch kein wissenschaftlicher Begriff –, das uns Mädchen zu Ohren kam, vermittelt so etwas wie Wertschätzung oder Kostbarkeit.

Deshalb war ich, als ich als Erwachsene die alten chinesischen Texte in Übersetzungen las, auf eigenartige Weise verlegen. Die Begriffe, mit denen die Taoisten weibliche Genitalien zu beschreiben pflegten, waren Metaphern für Schönheit, Süße, Vollendung, Seltenheit und Duft. Im alten China gab es poetische Synonyme für die Genitalien der Frau wie «Geöffnete Blüte der Pfingstrose», «Goldener Lotus», «die Empfangende Vase», «das Zinnoberrote (oder Mennigrote) Tor» und «die Goldene Spalte». Es war eine solche Umkehrung, daß die Unvereinbarkeit überhaupt nicht größer hätte sein können. War es möglich, Frauen so sehr zu schätzen! In meinen Ohren, die so an die Beschmutzung weiblicher Sexualität gewohnt waren, klang die liebende Einstellung zu weiblichen Genitalien beim ersten Lesen so, daß ich darüber lachen mußte. Aber sie bezauberte mich auch – wie eine Komödie, die die Freude am Leben steigert. Andere westliche Frauen, denen ich die Übersetzungen aus dem Chinesischen zeigte, reagierten ähnlich.

Wir sollten uns mit dieser Reaktion genauer beschäftigen. Stellen wir uns einfach mal vor, wie anders die Gefühle eines jungen Mädchens von heute ihrer beginnenden Weiblichkeit gegenüber wären, wenn die routinemäßigen *Slang*-Wörter, mit denen ihre Genitalien beschrieben werden, nur Metaphern von Kostbarkeit und Schönheit wären und jede Beschreibung von Sex sich auf *ihre* Lust bezöge – eine Lust, von der die allgemeine Harmonie abhinge.

Zur Sexerziehung der Verbindungstypen gehörten damals Filme wie *Deep Throat*, die Frauen als Sexobjekte behandeln, deren hauptsächliche Befriedigung darin liegt, das männliche Begehren geschickt zu bedienen. Im Gegensatz dazu lehrte das Tao der Liebe die Männer, daß Frauen sexuelle Subjekte sind, und leitete sie umsichtig an, dem Begehren der Frauen zu dienen. (Die alten Chinesen glaubten auch, daß, unabhängig vom Alter der Frau, Sex, der zum Orgasmus führte, immer gesund sei. Ihrer Ansicht nach war sexuelle Frustration ein Gesundheitsrisiko für die Frau.) Konfuzius legte in seinen Aufzeichnungen dar, daß Ehefrauen und Konkubinen sexuelle Rechte hätten und daß es die Pflicht des Ehemanns sei, sich um seine Ehefrau oder seine Konkubine sexuell, finanziell und emotional zu kümmern. Eine Frau unter fünfzig sollte von ihrem Mann seiner Ansicht nach zumindest «einmal in fünf Tagen» befriedigt werden.

Unter sieben taoistischen Anweisungen für Männer, die guten Sex lernen wollen, lehren vier den männlichen Schüler, wie er seine Partnerin küssen, würdigen und erregen soll.

«Er muß wissen, wie er die neun erotischen Zonen seiner Frau erfühlen kann.

Er muß wissen, wie er die fünf schönen Qualitäten seiner Frau zu würdigen hat.

Er muß wissen, wie er sie erregen kann, um von ihren strömenden Sekreten zu profitieren.

Er sollte ihren Speichel und dann sein Ching (Samen) trinken, dann ist ihr Chi (Atem) in voller Harmonie.»

Eine weitere Anregung ist, daß der Penis oder der Jade-Stab vor dem Zinnoberroten Tor verweilen solle, während der männliche Partner seine Geliebte betrachtet, sie streichelt und küßt. Erst wenn «die Goldene Spalte überflutet» ist, soll «das kraftvolle Horn» eindringen. Wenn er all das und noch mehr berücksichtigt, verkündet das Tao, daß «seine fünf Organe geordnet seien, seine Gesundheit geschützt sei und keine Krankheit bei ihm bleiben werde». Das Gegenteil ist damit ebenfalls gesagt: Wenn er diese Dinge *nicht berücksichtigt*, riskiert er, die Energien seines Körpers aus dem Gleichgewicht und aus ihrer Harmonie zu bringen, was im chinesischen Wissenschaftsschema bedeutet, daß Müdigkeit und Krankheit ihn befallen können.

Der Film *Deep Throat* ist ein krasses Gegenbeispiel – dort steht eine geschickte (und anatomisch gesehen fast unmögliche) Fellatio im Zentrum des sexuellen Universums, das wir geerbt haben. Im Gegensatz dazu war ein gekonnter Cunnilingus für die Männer, die das Tao der Liebe praktizierten, eine hochgeschätzte Kunst, da er die Frauen vorbereitete und die Yin-Essenz zum Wohle ihres Partners hervorbrachte.

In den Begriffen des Taos zu denken heißt, sich eine Welt vorzustellen, in der auch hartgesottene Feministinnen Heterosexualität kaum als Degradierung der Frau beschreiben könnten. Die Einstellung zu unserer eigenen Sexualität und die Bedeutung, die Sex mit Männern hat, würde sich vollständig ändern, wenn wir das Erbe der Vergangenheit wirklich nutzen würden, um über unsere eigenen Paradigmen «hinauszudenken».

Im China der Han-Dynastie glaubte man, daß eine Vergewaltigung dem Vergewaltiger schade. Die Verbindungsstudenten, die die junge Frau vergewaltigten, hätten aus einer solchen Sicht der Dinge Unglück über sich selbst gebracht. Die Handbücher der Han-Dynastie informierten Männer, daß es ein schwerer Fehler sei, eine Frau gegen ihren Willen zum Sex zu drängen, und warnten sogar davor, Sex mit ihr zu haben, wenn sie nur ihrem Partner zuliebe zustimme und nicht wirklich Lust dazu habe. Für Männer, die nach dem Tao der Liebe lebten, klängen unsere heutigen Diskussionen über Vergewaltigung vermutlich bizarr: Für einen Mann, der nichts von ihrer überaus wichtigen Yin-Essenz bekommen würde, wäre es eine ambivalente Sache, eine Frau zum Sex zu zwingen. Denn Sex dieser Art sei, wie das Tao annahm, *auch für den Mann destruktiv*: «Wenn sich der Mann bewegt und die Frau nicht auf ihn reagiert ... wird der Sexualakt nicht nur dem Mann schaden, sondern auch der Frau.»

Lassen Sie uns die Frage erneut stellen, und richten wir sie diesmal nicht an westliche Anatomen oder Psychologen, sondern an chinesische Philosophen: Was ist weibliches Begehren? Heutige Sexualwissenschaftler gehen von einem Vier-Phasen-Modell weiblichen Begehrens und weiblicher Befriedigung aus: Erregungs-, Plateau-, Orgasmus- und Rückbildungsphase. Das Tao enthält im Vergleich dazu Beschreibungen weiblichen Begehrens mit so nuancierten Beobachtungen, daß die Erkenntnisse der Sexualwissenschaftler des 20. Jahrhunderts wie reine Vermutungen wirken. Die Unterschiede in der Subtilität, die zwischen der Sicht der alten Chinesen und der unserer heutigen westlichen Welt aufleuchten, ruft den Aphorismus über die vielen Inuit-Worte für «Schnee» ins Gedächtnis: «Es gibt zehn Anzeichen (für das Begehren einer Frau). Ein Mann muß sie erkennen, und er muß wissen, was er zu tun hat.» Das ist natürlich ein Rat, über den viele Frauen in unserer Kultur und in unserer Zeit begeistert wären. Für den Fall, daß der männliche Leser es noch nicht begriffen hat, werden dann die Marksteine weiblichen Begehrens in einer Sprache beschrieben, die an Deutlichkeit nichts zu wünschen übrig läßt:

«Sie hält den Mann mit beiden Händen fest. Das bedeutet, daß sie engeren Körperkontakt wünscht.

Sie hebt ihre Beine hoch. Das bedeutet, daß sie sich eine direktere Reibung ihrer Klitoris wünscht.

Sie streckt ihren Unterkörper. Das bedeutet, daß sie wünscht, daß er mit flacheren Stößen in sie eindringt.

Ihre Oberschenkel bewegen sich. Das heißt, daß sie große Lust empfindet.

Sie benutzt ihre Füße, um den Mann an sich heranzuziehen. Das heißt, daß sie wünscht, daß er mit tiefen Stößen in sie eindringt.

Sie kreuzt die Beine über seinem Rücken. Das heißt, daß sie möchte, daß er weitermacht.

Sie wirft sich von einer Seite auf die andere. Das heißt, daß sie tiefe Stöße von links wie von rechts wünscht.

Sie bäumt sich auf und preßt sich an ihn. Das heißt, daß sie es außerordentlich genießt.

Sie entspannt sich. Das heißt, daß ihr Körper und ihre Gliedmaßen miteinander ausgesöhnt sind.

Ihre Vulva strömt über. Ihre Yin-Flut ist eingetreten. Der Mann sieht von selbst, daß seine Frau glücklich ist.»

In dieser Literaturgattung gibt es noch weitere detaillierte Aufzeichnungen, so daß es gar nicht zu übersehen ist, welche Aufmerksamkeit die alten Chinesen dem weiblichen Begehren schenkten. In einer solchen Atmosphäre hatte eine Frau keinen Grund, einen Orgasmus vorzutäuschen, und ein junger Mann konnte schwerlich denken, daß «ein Ja nein bedeute».

Die positive Sicht weiblichen Begehrens war nicht auf das alte China beschränkt. Bei den Zuni-Indianern in New Mexico begann das Leben für kleine Mädchen vor dem 19. Jahrhundert mit einer formellen Zeremonie, in der sie gesegnet wurden und in der die glückliche Tatsache gefeiert wurde, daß sie als Frauen geboren wurden. Die weiblichen Mitglieder des Stammes legten einen mit Samen gefüllten Kürbis auf ihre Vulva. Dann beteten sie, daß, wenn die Zeit kommt und das Mädchen zur Frau wird, dieser Teil ihres Körpers wachsen und reiche Frucht tragen möge. Durch diese Riten erinnerten die Frauen die Gemeinde daran, «daß ihre lebensspendenden Fähigkeiten, im Vergleich zu denen der Männer, sehr groß waren». Die Männer der Zuni argumentierten dann, daß sie genauso wichtig seien wie die Frauen, daß auch ihre Sexualität wertvoll sei und daß auch sie über ihren Samen die Erde fruchtbar machen könnten. Die Männer brachten übergroße falsche Penisse dar und erhärteten ihren Anspruch auf Gleichheit mit prahlerischen Liedern, die davon handelten, wie glücklich sie mit ihren Penissen die Frau machen könnten.

In ihrer Welt war es für Zuni-Männer selbstverständlich, Gleichheit mit Frauen aus dem Grund heraus zu beanspruchen, daß sie weiblichem Begehren in effektiver Weise dienten. Ramon Gutierrez schreibt in einer Studie über die Veränderung sexueller Sitten und die Verschiebung sexueller Macht in New Mexico zwischen 1500 und 1846, daß «die kulturell wichtigste Tätigkeit für Pueblo-Frauen nach dem Stillen der Geschlechtsverkehr war». Über Sex, erklärt er, banden Frauen ihre Männer in die Familien ein, profitierten von der Arbeitskraft und dem Respekt ihrer Kinder und zähmten wilde Geister zu häuslichen Göttern. Für diese Gesellschaft basierte nichts weniger als «die friedliche Kontinuität des Lebens» auf der Sexualität der Frauen. Über «libidinöses» weibliches Begehren gelang die Integration der Pueblo-Gesellschaft, und der Zusammenhalt der Gemeinde wurde gefestigt.

Es galt auch als ausgemacht, daß es einem Mann kein Glück brachte, Frauen sexuell zu mißbrauchen. Ein Zuni-Mann, der das tat, war der Überzeugung, daß es ihm wirtschaftlich schade: «Ein Mann, der den Körper einer Frau genießt, ohne ihr ein Geschenk dafür zu geben, stand in ihrer Schuld, er war eine Verpflichtung ihr gegenüber eingegangen.» Das bedeutete, daß er sie bestohlen hatte und daß er für das bezahlen mußte, was er ihr schuldete.

Die Frauen der Zunis kannten Heterosexualität wie Homosexualität, und das Alter war kein Hinderungsgrund für Erotik. Vor der Ankunft der Europäer war bei den Hopi-Indianern im Norden Arizonas weibliches Begehren der Antrieb, der den jährlichen von Frauen geleiteten Ritus, «weibliche Fruchtbarkeit, Sexualität und Fortpflanzung», feierte und damit die symbolische Wiedererschaffung der kosmischen Harmonie zustande brachte: Nach vier Tagen, die angefüllt waren mit Gesängen und Gebet, wurde jungen Hopi-Mädchen, die gerade ihre erste Periode gehabt hatten, als eine Art Initiation in die rein weibliche heilige Gemeinschaft die Haare gewaschen. Danach tanzten alle Frauen zwei Tage lang nackt zusammen, liebkosten Phallen aus Lehm und sangen erotische Lieder. Sie verführten die Männer zur Leidenschaft und danach zum Beischlaf, um so den mit dem Regen und dem Blitz gleichgesetzten Samen zu sichern, der auch die Felder befruchten sollte. «Wenn die Indianer von Sex sangen, offen miteinander schliefen, orgiastische Rituale durchführten und ihren Landmarken Namen wie ‹Klitorisquelle›, ‹Brustspitze eines Mädchens›, ‹Gesäß-Vagina› und ‹Schiebe-Penis› gaben, taten sie das, weil die natürliche Welt, die sie umgab, für sie voll Sexualität war», schreibt Gutierrez. Peruanische Trinkgefäße, die von Töpferinnen hergestellt wurden, waren wie Vulven geformt und erlaubten es so dem Trinkenden, einen Cunnilingus nachzuahmen (eins der Gefäße zeigt die höchst realistische Darstellung einer Frau, deren Genitalien von einem Liebhaber oder einer Liebhaberin geküßt wurden).

Europäer, die Zeugen waren, wie eingeborene Frauen auf ihrer Sexualität bestanden, sahen darin keine Heiligkeit, sondern Verderbtheit. Die Kolonialisten berichten, daß sich die

Frauen der Pueblos Zurückhaltung oder Scham im Zusammenhang mit ihren Körpern überhaupt nicht vorstellen konnten. Da in der westlichen Tradition die Menschen im Garten Eden mit Scham bestraft wurden und, christlicher Theologie zufolge, besonders mit weiblicher Scham, sahen die Europäer im Grunde dort die Hölle, wo die Pueblos nur eine alltägliche Lust fanden. Die spanischen Ordensbrüder sprachen von «nackten», «promiskuitiven» und «lasziven» Pueblo-Frauen, «von diesen gräßlichen Frauen, diesen Brunnen des Teufels, die der Fleischeslust frönten», wo die Pueblos selbst die menschliche Verkörperung heiliger Naturzyklen sahen.

Anfang des 18. Jahrhunderts war der Name, der im gleichen Gebiet, aber unter einer kolonialistischen Gesellschaftsordnung, für die weiblichen Genitalien benutzt wurde, *partes vergonzozas* oder «anstößige Teile». Scham war zum Synonym für weibliche Sexualität geworden. Die Eroberung ist nicht nur die Geschichte der Unterdrückung indianischer Kultur, sondern auch die der Ersetzung matrilinearer Werte durch patriarchalische Werte: Die Pueblo-Frauen verloren ihre alte Herrschaft über das Land, das Getreide und ihre Söhne und Töchter. Die orgiastischen Fruchtbarkeitsriten wurden ausgelöscht, und die erotischen Symbole, um die herum sie nackt und singend getanzt hatten, wurden für immer verbannt.

Aber die alten Sitten wurden nicht leicht aufgegeben. Gutierrez beschreibt einen europäischen Priester, Fray Tomás Carrasco, der bei den Indianern predigte. Er wetterte gegen ihre angeborene «Promiskuität» und ermahnte sie, sich zur Monogamie zu bekehren. Eine Indianerin in der Menge stand auf und erhob ebenfalls ihre Stimme. Sie sprach sich gegen die Sitten der Europäer aus, die männlich dominierte Ehen und weibliche Schamhaftigkeit vorschrieben. Als sie für die alten Sitten und Gebräuche eintrat, schlug ein Blitz aus blauem Himmel ein und tötete die Frau.

Der Mönch deutete dieses Geschehen als einen Blitz Gottes, der eine Hexe niedergestreckt habe. Aber die Indianer, die sich unter den Zuhörern befanden, glaubten, daß die, die durch die heilige Kraft des Blitzes getötet wurden, in «Wolkengeister» verwandelt würden. Für sie bewies der Blitzschlag, daß es dem Göttlichen Geist gefallen habe, wie die Frau die alten Sitten verteidigt hatte.

Sogar in der jüdisch-christlichen Tradition gibt es Glaubenssysteme, in denen das weibliche Begehren höher geschätzt wird, als wir uns vorstellen können. Im Buch Sohar, dem Hauptwerk der jüdischen Mystik, wird gefordert: «Wenn die Frau gereinigt ist (d.h. nach dem rituellen Bad am Ende ihrer Periode), hat der Mann die Pflicht, ihr Lust zu verschaffen, in der freudigen Erfüllung einer religiösen Pflicht ... Es ist eine Pflicht, wenn er (von einer Reise) nach Hause kommt, seiner Frau Lust zu verschaffen, denn sie hat für ihn die himmlische Einheit (der männlichen und weiblichen Aspekte der Göttlichen Gegenwart) aufrechterhalten.» Ein Mann sollte seiner Frau auch deshalb Lust bereiten, weil «diese Lust eine religiöse Lust ist, die auch die göttliche Gegenwart erfreut und ein Instrument des Friedens auf dieser Welt ist». Wie die Taoisten glaubten auch die jüdischen Mystiker, daß die sexuelle Befriedigung den Schöpfer erfreue und auf einer kosmischen Ebene für Gleichgewicht, Ordnung und Harmonie sorge.

Auch der Islam besitzt eine Tradition, die weibliches Begehren schätzt. Heute werden allerdings der Koran und seine Kommentare dazu benutzt, die ungeheuerlichsten Vergehen an Frauen zu rechtfertigen. Das reicht von der Ermordung junger Mädchen, die ihre Jungfräulichkeit vor der Ehe verloren haben, über die Ermordung von Frauen, die des Ehebruchs angeklagt sind, bis hin zur Klitorisbeschneidung und Infibulation. Die in einigen muslimischen Ländern weitverbreitete Praxis der Klitorektomie basiert auf dem Glauben, daß «ohne sie eine Frau nicht in der Lage wäre, sich zu beherrschen, sie würde zur Prostituierten». Die Journalistin Geraldine Brooks weist in *Nine Parts of Desire*, einer Studie über islamische Frauen, darauf hin, daß «die Verminderung der weiblichen Lust in direktem Gegensatz zu den Lehren Mohammeds steht». Der Islam glaubte, und glaubt noch heute, daß «der allmächtige Gott sexuelles Begehren in zehn Bereichen schuf; davon gab er neun Bereiche der Frau und einen dem Mann». Es gibt eine ganze Menge von Kommentaren zum Koran, die belegen, daß Mohammed und seine Schüler weibliche Sexualität priesen und den berechtigten Anspruch auf Lust innerhalb der Ehe verteidigten. In einer Geschichte tadelt Mohammed einen Anhänger, weil dieser zu eifrig betete, um noch mit seiner Frau zu schlafen. Mohammed ermutigte Männer zur sexuellen Aufmerksamkeit: «Wenn jemand unter euch mit seiner Frau schläft, soll er nicht wie die Vögel zu ihr gehen (schnell); ihr sollt langsam sein und es soll sich hinziehen.» In einer anderen Passage bezeichnet Mohammed einen Beischlaf ohne Vorspiel als einen Akt der Grausamkeit.

Die heiligen Bücher des Hinduismus, das Kamasutra und die tantrische Literatur, sehen die weibliche Sexualität ebenfalls als etwas Heiliges und das weibliche Begehren als etwas, das lange braucht, um entfacht zu werden, aber länger anhält. Auch sie interpretieren die erotische «Essenz» der Frau als wohltätig für den Mann und verurteilen es als zerstörerische Tat, wenn man Frauen gegen ihren Willen zum Sex zwingt. In diesen Lehrsystemen ist das Bedürfnis der Frau, sich sicher und zuversichtlich zu fühlen und ein Gefühl lang hingezogener Erfüllung zu haben, für den Sexualakt von zentraler Bedeutung: «Im Tantra ist jede Frau eine Inkarnation der Göttin, sie *ist* die Göttin, die Absolute Frau, die Kosmische Mutter … Das konkrete Erkennen des göttlichen Aspekts jeder Frau ist eine Voraussetzung für *maithuna* (sich lieben), und das tantrische Ritual, das der heiligen Vereinigung vorausgeht, zielt darauf, daß man diese Wirklichkeit erkennt.» Und zwar in allen Frauen, ob sie nun dick oder dünn sind, jung oder alt, einen gesunden Körper haben oder behindert sind.

«Der Tantra-Praktiker ist dazu fähig, seine sexuelle Erfahrung zu ‹feminisieren›. Für den normalen Mann ist Sex eine konvergente Erfahrung, sowohl was die Zeit als auch was den Raum anbelangt. Sie dreht sich um seine Geschlechtsorgane und wird immer enger in Raum und Zeit. Wenn der Spasmus vorbei ist, sagt man, daß das Verlangen der Männer vergehe und sie sich von den Frauen abwenden und damit deren Selbstbewußtsein verletzen.

Im Gegensatz dazu macht der Tantrist … nicht mit einer Vagina Liebe, sondern mit einem menschlichen Wesen als Ganzem, das heißt mit der körperlichen, psychischen und kosmischen Frau, der Inkarnation der kosmischen Shakti … Er teilt das ultimative sexuelle Gefühl der Shakti, wenn sie einen tiefen Orgasmus erlebt. Das läßt ihn den heiligen Aspekt der Frau erkennen, ohne daß er versucht, ihren Körper oder ihr sexuelles Leben zu besitzen. Er sagt weder ‹Das ist meine Frau, ihre Vagina gehört mir. Ihre Sinnlichkeit gehört mir›, noch denkt er es. Er empfindet Sex als die Manifestation der kosmischen schöpferischen Kraft, die das Persönliche übersteigt.»

Auch das Kamasutra, der alte Sanskrit-Text über erotische Lust, erweist der weiblichen Sexualität eine Achtung, die der Kultur der Verbindungsstudenten fremd gewesen wäre. «Im Hinduismus ist Sex fast so etwas wie ein Sakrament – er ist essentiell für das Leben, und deshalb ist es wichtig, sich mit ihm zu beschäftigen. (Seine) Vergnügungen sind für das körperliche Wohlbefinden genauso wichtig wie die Nahrung ... Wie verschieden ist diese Einstellung von der Assoziation von Sexualität mit Sünde und Schuld, wie sie in der jüdisch-christlichen Tradition allzu häufig zu finden ist.» Die Anweisungen, die das Kamasutra dem Mann gibt, konzentrieren sich auf die Lust der Frau. «Will ein Mann bei Frauen Erfolg haben, muß er ihnen besondere Aufmerksamkeit schenken ... Vereinige dich nicht mit einer Frau, bevor du sie nicht mit spielerischen Zärtlichkeiten erregt hast, denn nur so wird die Lust eine gegenseitige sein.» Eine Jungfrau in der Hochzeitsnacht zu verführen beinhaltet für den Mann unter anderem, die Gliedmaßen der Frau sanft zu waschen, und zwar eins nach dem anderen, sobald sie ihm ihre Einwilligung dazu gegeben hat. Und er sollte nicht nur mit ihr sprechen, sondern *ihr Fragen stellen und ihr zuhören.* Das Kamasutra warnt vor Vergewaltigung: «Ein Mädchen, das mit Gewalt von einem Mann genommen wird, der die Herzen der Mädchen nicht versteht, wird nervös, fühlt sich unwohl und mutlos und fängt plötzlich an, den Mann zu hassen, der sie ausgenutzt hat.» Ausdrücklich wird davor gewarnt, einer Frau Sex aufzuzwingen, da eine solche Aggression das Entstehen von Verlangen in der Zukunft stören könnte.

Pornographie in unserem Sinn hätte in der Welt des Kamasutra kein Verständnis gefunden. «Sogar junge Mädchen sollten das Kamasutra vor ihrer Eheschließung studieren», glaubten die Alten. Phantasievolle Liebesspiele sind wichtig, da sie «Liebe, Freundschaft und Respekt in den Herzen der Frauen» wachsen lassen.

Diese so verschiedenartigen kulturellen Deutungen entlarven die Botschaft von *Penthouse*, das hauptsächliche Anschauungsmaterial der Jungen, die wir kannten, als Lüge. Weibliche Nacktheit und weibliche Sexualität sind nicht billig. Auch eine Auffassung, die heute manche Feministinnen vertreten, wird hierdurch demaskiert – der Wunsch, Bilder weiblicher Nacktheit zu verbieten, der mit dem Argument verteidigt wird, daß diese Bilder Frauen zu «Objekten» degradiert, erscheint lächerlich. Historisch gesehen sind beide Positionen kurzsichtig, und beide stammen aus dem vergifteten Brunnen einer Sensibilität, die den nackten weiblichen Körper für profaner hält als den männlichen Körper und ihn nicht wegen seiner erotischen und schöpferischen Fähigkeiten als heiligeren begreift.

Doch als Mädchen sagte man uns nicht, daß es historische Alternativen zu dem sexuellen Doppelbild gegeben hatte, das man uns als einziges darstellte. Ein Bild, das einerseits ein *Penthouse*-Playgirl zeigte («degradiert» in den Augen der Feministinnen, «unser Ideal» in den Augen der Verbindungsjungen) und andererseits das Chaos, in dem das Mädchen in jenem Verbindungshaus gelandet war. Sex wurde in Kalifornien im Jahr 1979 nicht von der wilden, mächtigen, magnetischen Göttin Shakti verkörpert, die sich willig einer sorgfältig ausgedachten Verführung überließ. Sex hatte das Gesicht einer Disco-Nudel in einem rückenfreien Top, die noch immer dafür verantwortlich gemacht wurde, daß die Jungen ihretwegen feuchte Träume hatten.

17 *Erwachsene*

Hot child in the city
Runnin' wild and looking pretty …
So young to be loose and on her own.
Young boys they all want to take her home …
Hot child in the city.

NICK GILDER, *Hot Child in the City*, 1978

Erwachsene versorgten uns mit Drogen und gaben sich als Kumpel, sie waren unzuverlässig und vor allem egozentrisch – und davon gab es nur wenige Ausnahmen.

Mit siebzehn lasen wir alle *Lolita*. Wir konnten es kaum fassen, wie verzerrt der Erzähler Lolita und das Leben eines Mädchens sah. Die Vorstellung, daß in einem großen Kunstwerk das, was Lolita geschehen war, zwar nicht als gut, aber doch als völlig verständlich beschrieben wurde, jagte uns Angst ein. Es war unglaublich, für wen die Geschichte Partei nahm. Wieder einmal hatte uns das Lesen betrogen. Aber Humberts Beredsamkeit und Lolitas Schweigen zwangen uns, unsere Sympathien für sie fahrenzulassen, und damit auch unsere Sympathien für uns selbst.

Das Buch erschreckte uns auf verschiedenen Ebenen. Humberts körperlicher Widerwille gegen die erwachsene Frau, Lolitas Mutter, und seine Faszination durch den Körper des Kindes erweckten eine böse Vorahnung. War es das, was erwachsene Männer wirklich fühlten? War dieses Buch pervers oder einfach nur ehrlich? «Ihre Schönheit war dahin», und das mit sechzehn. Ende der Geschichte, *weil* sie verheiratet und schwanger ist. Waren wir mit sechzehn bereits auf dem absteigenden Ast?

Unser literarischer Salon tagte normalerweise in Sandys Badezimmer. Wenn das heiße Wasser in die Wanne strömte und sich gemütlicher Dampf im Raum verteilte, unterhielten wir uns über die Bücher, die wir gerade gelesen hatten. Aus *Lolita* lasen wir uns sogar Stellen laut vor, die wir unheimlich fanden:

«Es hätte einen Sultan gegeben, im Gesicht den Ausdruck großen Leids (Lügen gestraft freilich von seiner nachformenden Liebkosung), der einem kallipygen Sklavenkind hilft, eine Onyxsäule zu erklimmen … Es hätte einen feurigen Opal gegeben, der sich in den ringförmigen Wellchen einer Teichoberfläche auflöst, ein letztes Erbeben, einen letzten Schuß Farbe, stechend rot, schmerzend rosa, ein Seufzen, ein zusammenzuckendes Kind», intonierte ich. Sandy schrie vor Lachen. Die Widerlichkeit des Bildes wurde für uns noch durch das Foto Nabokovs auf dem Cover unterstrichen, dieses kahlköpfigen und, in unseren Augen, uralten Mannes. In dem Ekel, den wir vor dem Erzähler empfanden, lag auch ein Moment von Rache.

Für uns waren diese älteren Männer, die uns dauernd nachstellten, nicht die traumhaften Filmstars, wie Humbert sich sah. Sie waren bärtig, haarig, mürrisch, hatten Mundgeruch und trugen schwarze Socken. Wir stellten uns die Szene vor und dachten: Das arme Mädchen! Da ist sie, verwaist, und diesem Typ auf Gedeih und Verderb ausgeliefert. Er ist … ihre Vaterfigur. Und sie steckt mit ihm irgendwo in irgendeinem schrecklichen Motel in Wisconsin fest – und er hat alle Reiseschecks. Wir schwankten zwischen Lachen und Entsetzen.

«Die minderjährige Lo war hingerissen von Humberts Charme, wie sie von rülpsiger Musik hingerissen war.» Wir wären am liebsten in die Geschichte hineingeschlüpft, um an die Tür zu hämmern, als Humbert weg war, und Lolita ein Busticket zuzustecken, damit sie verschwinden konnte.

Erst Jahre später fiel mir ein Satz auf, den Lolita ganz am Ende des Buchs sagt. Dieses eine Mal sind die Worte nicht von Humberts Verlangen verstellt: «Ja, sagte sie, das Leben sei eine Serie von Gags, wenn jemand ihr Leben beschriebe, kein Mensch würde es glauben.»

Ich glaubte es. Erwachsene Männer leisteten sich dauernd Übergriffe auf uns. Es gab immer so einen Typ um die vierzig an der Bar, der versuchte, männlich in unsere Richtung zu schauen, oder einen arbeitslosen Durchhänger in den Dreißigern, der uns einreden wollte, er sei David Bowies Manager. Es gibt so etwas wie eine unsichtbare Subkultur von Männern, die eine Art konzertierter Anstrengung unternehmen, Mädchen in unserem Alter anzulügen und ins Bett zu bekommen. Wenn das Unternehmen gelingt, beeindruckt ein Mann, der sich zwar bei einer erwachsenen Frau keinen Respekt verschaffen kann, ein junges Mädchen leicht genug mit seinen Schecks, seinem Auto und seinem Status. Durch die Aufmerksamkeit dieser Männer, die sich immer in unserer Sichtweite aufhielten, wurden wir von kleinen Mädchen – der Kategorie Mensch, die am wenigsten Macht besitzt – zu Wesen, die Macht über erwachsene weiße Männer der Mittel- und Oberschicht hatten – der einflußreichsten Schicht überhaupt. Solange es Spaß machte, machte es großen Spaß; aber es war auch widerlich und beängstigend. «Zwei Sechzehnjährige ... Zwillinge», witzelte Tony Roberts in dem Woody-Allen-Film *Annie Hall* obszön – ein Film, der in die Kinos kam, als auch wir sechzehn waren. Das Publikum lachte. Die erwachsene Welt war darauf aus, Jagd auf uns zu machen, und nicht, uns zu beschützen, und sie drängte uns eine Macht auf, der wir in unserem Alter noch nicht gewachsen waren.

In *Mann und Weib* weist die Anthropologin Margaret Mead

darauf hin, daß viele vorindustrielle Kulturen Mädchen und Männer, die nicht ihre Väter sind, getrennt halten. Diese Kulturen nehmen ganz selbstverständlich an, daß erwachsene Männer ein sexuelles Interesse an minderjährigen Mädchen haben, und genauso glauben sie, daß dieses Interesse bei Mädchen, die noch zu jung dafür sind, Schaden anrichten kann. 1996 haben soziologische Studien bewiesen, daß zwei von drei Teenagerschwangerschaften von erwachsenen Männern zu verantworten sind – «oft sehr viel älteren Männern», die die Mädchen geschwängert hatten. Als wir in der High-School waren, gab es Gerüchte über einen Lehrer. Auf einer Klassenfahrt befummelte ein Begleiter eine Schülerin. «Vor was hast du denn Angst?» fragte mich ein Geschäftsmann höhnisch lächelnd, als ich es ablehnte, zu ihm ins Auto zu steigen. «Hat deine Mutter was dagegen?» Andere Mädchen aus meinem Freundeskreis hörten von erwachsenen Männern: «Ist doch nur gut, wenn du was lernst.» Wieder andere sagten simpel, aber effektiv: «Ich liebe dich.»

Sandy bemerkte, als wir später darüber sprachen: «Männer haben ihre Töchter oder Stieftöchter schon immer sexualisiert, aber früher waren sie gezwungen, sich zurückzuhalten. In der Zeit, in der wir aufwuchsen, konnten sie es dann rauslassen. Viele Frauen in meiner Bekanntschaft hatten Väter, die sie überhaupt nicht beachteten, bis sie Brüste bekamen. Danach kam es dann zwar nicht zu körperlichen Berührungen, aber sie machten unangemessene Bemerkungen. Diese Väter oder Stiefväter sagten am laufenden Band Dinge wie: ‹Ich kann mir vorstellen, daß die Männer dir gern auf die Brüste starren.› Oder: ‹Wow, deine Freundin ist ja eine Wucht, ich wette, daß sie sich vor Jungen kaum retten kann.› Und man fragt sich, was sie eigentlich über *einen selbst* denken, wenn sie schon so über deine Freundin reden.» Als sie das erzählte, fiel mir wieder ein, wie sporadisch die Väter in so vielen Familien anwesend waren. Und ich dachte an die Anfälligkeit der Töchter dafür, sexualisierter Liebe von Vaterfiguren zu erlauben, echte väterliche Liebe zu ersetzen.

«Sie sagten dann immer: ‹Ist es nicht schön, daß ich das mit dir teilen kann?› Als ob es etwas Schlechtes gewesen sei, daß man früher Gefühle dieser Art unterdrücken mußte. Ein übers andere Mal hörte ich: ‹Ist das nicht schön?›, wenn ein Erwachsener einen unangemessen berührte. Besonders das Massieren war eine weitverbreitete Methode. Als wir vierzehn waren, massierten uns die Betreuer im Camp oder die erwachsenen Freunde der älteren Schwestern unserer Freundinnen. Es gab da einen Betreuer, der uns allen mit einem Zungenkuß gute Nacht sagte. Er war zwanzig und wir waren zehn. Ich dachte, es sei cool, wenn ich mitmachte. Es war eine Schikane.»

«Warum hast du es nicht den Erwachsenen erzählt?» fragte ich.

«Sie wußten es. Unsere Betreuerin wußte es. Sie war mit ihm befreundet. Sie teilte ihn mit uns. Sie sagte: ‹Es ist gut für sein Ego.› Und außerdem war es schwierig, den Erwachsenen davon zu erzählen, denn es war in Äußerungen eingepackt wie ‹das ist schön›. Worüber sollte man sich also beklagen?

Die Übergriffe durch erwachsene Männer wurden schlimmer, als wir uns entwickelten. Ich erinnere mich, daß ich mit sechzehn nicht die Straße runtergehen konnte, ohne von einem erwachsenen Mann angemacht zu werden.

In unserer Nachbarschaft gab es einen alten Kerl, der Frauen und Paare dafür bezahlte, wenn sie nackt in seinem Haus herumliefen, während er sie zeichnete. Wenn man nicht wollte, sagte er so was wie ‹Was ist los mit dir? Es ist schön, es ist Kunst.› Ein Mädchen, das ich kannte, machte es. Sie war fünfzehn. Ich hielt sie deswegen für eine Schlampe.

So was zu machen war, wie wenn man eine Grenze überschritt. Es war billig, minderwertig. Aber als Dreizehnjährige einem Zwanzigjährigen einen zu blasen war was anderes.»

Die Welt, die die Erwachsenen für sich schufen, war für ihre Kinder manchmal zerstörerisch. Denn sie versäumten es, Grenzen zu setzen, die es verhindert hätten, daß diese Welt zu früh denen übergestülpt wurde, die noch zu schwach waren, Freiheiten dieser Art zu verkraften. Eines der direktesten Beispiele dafür war es, daß Kinder an Straßenecken zu haben waren. «Ich habe kein einziges Kind gekannt», fuhr Sandy fort, «das je gesagt hätte: ‹Ich kann in einer gemischten Gruppe nicht über Nacht bleiben, meine Eltern erlauben es nicht.› Ich erinnere mich, wie erstaunt ich war, als die Mutter einer Freundin mich nach Hause schickte, weil ihr Bruder von der Navy heimkam. ‹Zeit für die Familie?› Es machte keinen Sinn. Ich starrte sie mit offenem Mund an. Was hieß das, ‹Zeit für die Familie?› Ich war ein wenig sauer, aber ich hatte auch ein wenig Respekt vor ihr, was ich damals selten vor Erwachsenen hatte.»

Ich wußte, welche Art von Desillusionierung Sandy meinte, obwohl mir ein solches Erlebnis erst widerfuhr, als ich etwas älter war. Als ich von San Francisco wegging, um meine Ausbildung fortzusetzen, empfand ich noch immer großen Respekt vor Erwachsenen, die phantasievolle Leser waren und gut schreiben konnten. Als einer von ihnen sich mir gegenüber einige Jahre später «Übergriffe leistete», war die Quelle meines Respekts vergiftet.

Ich hatte einmal einen Professor, den ich, da ich ihn immer noch fürchte, Dr. Johnson nennen will. Sagen wir also, er war Philologe, ein neuseeländischer Gastprofessor, der über die Literatur der Kolonial- und Nachkolonialzeit dozierte. Nehmen wir an, er hatte rote Haare, Sommersprossen und trug eine Bifokalbrille – nehmen wir an, daß er hager war und wildes Haar hatte, ein grobknochiger und gelenkiger Mann mit einer Adlernase, den hellen, entzündeten Augen und der schuppigen Haut eines starken Rauchers. Dieser Mann war wegen seines theatralischen Auftretens der bewunderte Mittelpunkt des Campus.

Er pflegte sich auf das Pult zu lehnen, strich sich durchs Haar und warf eine seiner rötlichen Haarsträhnen theatralisch nach hinten. «Die freie Wildnis», sagte er dann. «Stellen Sie sich vor, Sie sind ein viktorianischer Schriftsteller, durchdrungen von Phantasien über das Empire. Exotische Romane sind Ihr täglich Brot. Sie wachsen im regnerischen Stoke Newington auf, starren Ihren Toast an und ziehen sich in Ihre Bibliothek zurück, um die Umrisse des paradiesischen Orients zu schildern. Was Sie sich vorstellen, ist der Edle Wilde, der unverdorbene Primitive. Der Garten Eden liegt für Sie am Ursprung des Blauen Nils. Aber der unverdorbene Primitive, von dem Sie träumen, ist kein *natürlicher* Mensch, er ist nicht der Kontrast zu Ihrer Phantasie vom kraftlosen elitären Britannien. O nein! Das alles ist eher ein Weg für Sie – den *städtischen*, *bürgerlichen*, *urbanen* Menschen in der Mitte des 19. Jahrhunderts –, sich mit der enthusiastischen Freude des Amateurs eine eigene Vorstellung von der Natur als Organisationsprinzip des Geistes zu schaffen. Indem sie die Natur erfanden, schufen Kipling, W. E. Henley und der Botaniker Joseph Banks, der Tahitianer als antike Griechen darstellte, künstlich das, was die industrielle Idealvorstellung von ‹Natur› wurde.»

Mit seinen Fingern malte Dr. Johnson die Anführungszeichen in die Luft, was damals groß in Mode kam. «Es war ihre eigene *Kunstfertigkeit*, die diese imperialen loyalistischen Literaten eine Natur erfinden ließ, die uns heute als Natur so ‹natürlich› zu sein scheint. Und wir sind, wie wir noch sehen werden, die Erben dieser Idee. Gott starb. Die Natur wurde produziert. Heute ist unsere Welt nur noch Intellekt, überlagert von Reiseplakaten. Das alles begann mit einer Claque schwindsüchtiger Londoner, die vor ihren Gasöfen saßen und die Berichte von Forschungsreisenden lasen.»

Dr. Johnson zog unvermutet den Kopf ein und zerzauste seine Stirnlocke. Er kaute auf einem Nagel herum. «Die riesigen Landschaften», stieß er plötzlich aus und schlug rhythmisch auf das Pult ein, «Patagonien mit seiner titanischen Größe – der große Viktoriasee, die Quelle des heiligen Flusses – Schiffsbrüche, Schätze, Reiserouten – selbst der Traum von der Prärie, die sich ins Unendliche hinaus erstreckt – Plackerei, geschäftiges Treiben, die Romantik der Kartographie – all das, selbst die Idee des Empire, erhielt seine symbolische Kraft schlußendlich durch nichts anderes als durch die Selbsttäuschung dieser Phantasten. Es war nicht die Natur, es war nie die Natur, an die sie sich wandten; sondern die ‹Natur› – er machte wieder die gleichen Handbewegungen in die Luft –, die nichts weiter war als die Leinwand, auf die sie ihre viktorianischen Eroberungsphantasien projizierten.»

Er war ein Genie. Er hielt inne, zog ein zerknülltes Taschentuch aus seiner Tasche und fuhr sich über die blasse Stirn, auf der ein paar Schweißperlen standen. Er zupfte die Stirnlocke wieder zurecht. Dann stand er auf, ging zum Fenster und wandte der hypnotisierten Klasse den Rücken zu. Er stützte sich aufs Fensterbrett. Wir warteten eine Minute, zwei Minuten. Er schien uns völlig vergessen zu haben. Ein Erschauern ging durch die Klasse.

Ich schaute mich um. Den Gesichtern der anderen Studenten nach zu schließen war ich nicht allein mit meiner Bewunderung: die Hälfte der jungen Männer sah aus, als ob sie ihm Trost spenden wollten, indem sie brillante junge Protegés würden, und die Hälfte der jungen Frauen machte ein Gesicht, als ob sie darauf warteten, als Jüngerinnen auserwählt zu werden.

Ich hatte Gerüchte gehört über Beziehungen, die er zu einigen Studentinnen hatte, aber solche Gerüchte kursierten über ein halbes Dutzend Dozenten auf dem Campus. Manchmal, wenn eine junge Frau, die den Kurs des Professors belegt hatte, einer anderen vorgestellt wurde, sagte eine mit tiefer, langsamer, ironischer Stimme: «Du hast die Aura der Auserwählten.» Es war der Code.

Nach einigen Wochen gab mir Dr. Johnson meinen ersten Essay zurück. Die Seiten waren mit Kommentaren in seiner neurasthenischen Handschrift bedeckt. Als ich nach meiner Arbeit griff, berührte er mein Handgelenk. «Kommen Sie in meine Sprechstunde», sagte er. Ich war krank vor Aufregung.

An der Uni lernten meine Freundinnen und ich, daß man noch auf andere Art zur Schlampe werden konnte als auf der High-School. Ich erinnere mich an Unterhaltungen mit anderen ehrgeizigen jungen Frauen: daß dieser oder jener Shakespearespezialist zwar flirten wolle, einen aber nicht wirklich anfasse, daß ein bestimmter Mediävist ehrfürchtiges Schweigen schätzte und ein anderer Dozent, der sich auf das 18. Jahrhundert spezialisiert hatte, Streit liebte, bei dem die Fetzen flogen. Wir wußten, daß die klugen Männer in unserem Alter protegiert wurden, um die Nachfolge der Älteren anzutreten, die klugen Frauen hingegen dazu auserwählt wurden, Handlangerinnen zu sein, oder völlig übersehen wurden. Die Rolle der intellektuellen Handlangerin war stark erotisiert – obwohl die Erotik, die man von uns erwartete, normalerweise sublimiert und sehr selten explizit war.

Meistens wollten unsere Professoren nur unsere *emotionale* Unterordnung – und das frisch und sexy. Einige Frauen spielten dieses Spiel sehr gekonnt. Eine schrieb all ihre Arbeiten auf farbigem parfümiertem Papier, eine andere hatte ein Talent für mittelalterliche Obszönitäten, die sich immer gerade noch an der Grenze des Erlaubten bewegten, ohne sie jemals zu überschreiten. Wir gestanden einander zu, daß es zu den Dingen gehörte, die wir lernen mußten, mit feuchten Augen zu dem Mann aufzuschauen, der für uns Empfehlungen schrieb.

Obwohl über ihn geredet wurde, gab ich Dr. Johnson ein Manuskript, das vierundfünfzig Gedichte enthielt. Für mich war das zu dieser Zeit das bedeutendste Geschenk, das ich je einem Mann gemacht hatte.

Nicht lange danach rief er mich an und lud sich auf ein Glas Sherry bei mir ein. Der Professor trank manchmal etwas mit seinen Studenten. Natürlich nur mit den männlichen Studenten, aber ich ignorierte den Unterschied. Er stand also an einem Samstagabend um sieben Uhr vor der Tür des heruntergekommenen Studentenapartments, das ich mit zwei anderen Mädchen teilte. Da er sich vorher angekündigt hatte, waren die beiden nicht da. Das Manuskript hielt er unter dem einen, eine Flasche unter dem andern Arm.

Es war mir sehr ernst gewesen, und ich hatte mich sehr privilegiert gefühlt, als ich mich auf seinen Besuch vorbereitete. («Du hast ihm erlaubt, in dein Apartment zu kommen?» – «Ja.» – «Am Abend?» – «Ja.») Ich putzte die schäbige Wohnung und stellte eine Vase mit Chrysanthemen auf. Ich verbrachte eine lange Zeit damit, mich zu entscheiden, was ich anziehen würde: einen kastanienbraunen Body, Jeans und die kleinen Opalohrringe, die mir meine Mutter zu meinem dreizehnten Geburtstag geschenkt hatte.

Diese Einzelheiten brachten mich später dazu, mich teilweise für das verantwortlich zu fühlen, was danach geschah. Ich wollte, daß er mich für eine Person hielt, deren Arbeit seine Protektion verdiene. Aber ich war auch ein Teenager aus einer Mittelschichtsfamilie, der einem brillanten Mann gegenüberstand, der von weit her kam. Ich wollte auch, daß er mich attraktiv fand. Und deshalb fühlte ich mich danach wie eine Schlampe und habe ihn nie über das zur Rede gestellt, was er dann tat.

Ich saß auf der lädierten Couch. Es gab einen weniger lädierten Stuhl gegenüber, aber er setzte sich neben mich. Wir trieben mühsam Konversation über die Landschaft der Gegend und darüber, wie schwer es war, eine anständige Tasse Kaffee zu bekommen. Dann veränderte sich sein Ton. «Sie wirken so fröhlich … nach außen hin», murmelte er und rutschte näher, «aber – vielleicht projiziere ich ja nur, genau wie die Europäer es taten – ich sehe Traurigkeit in Ihren Augen.»

Ich richtete mich auf. War das wahr? Das hatte noch nie jemand gesagt. Vielleicht hatte mich noch nie jemand so genau angeschaut. Ich wollte nicht daran denken, daß eine meiner Freundinnen von einem ähnlichen Gespräch im letzten Semester berichtet hatte. Ihr hatte es auch gefallen. Er schenkte uns beiden ein Glas von dem rötlichen Amontillado ein und stieß mit mir an. «Trinken Sie aus», sagte er und füllte mein Glas nach. «Das brachte schon manchen georgianischen Dichter an den Rand des Abgrunds. Schwer zu bekommen. Gar nicht so übel.» Ich tat, was er sagte. («Hast du getrunken, was er dir eingeschenkt hat?» – «Ja.») Er war mein Professor. Die jungen Männer, die ich kannte, fühlten sich geehrt, wenn er sie bat, mit ihm einen Drink zu nehmen. Ich spürte, wie ich mich entspannte, und dachte wohlig über meine interessante Tätigkeit nach.

Dann wandte ich mich dem Manuskript zu. Wenn ich ihn richtig verstanden hatte, hatte er mich gelobt. Davon wollte ich mehr. («Du bist also auf seine Schmeicheleien eingegangen?» – «Ja.») Das Manuskript lag neben der geöffneten Flasche. Eigenartig: Die Seiten schienen so jungfräulich zu sein, wie sie aus dem Kopierer gekommen waren. Ich blätterte es durch. Keine Anmerkungen. Kein einziges Eselsohr.

«Ach ja, Ihre Gedichte –», sagte er. «Ich komme schon noch dazu. Bald.» Er rutschte näher. Heiser sagte er: «Sie haben die Aura der Auserwählten.»

Etwas Warmes breitete sich auf meinem Schenkel aus. Ich hatte das Gefühl, bis auf die Knochen zu erröten. Es war die trockene Hitze seiner Hand, die sich zwischen meine Knie zwängte.

«O nein», sagte ich. Ich streckte meine Hände nach vorn und wich in die Küche zurück. Dr. Johnson kam näher. Schließlich stand ich mit dem Rücken zum Spülstein und wußte nicht mehr, wo ich hinsollte. «Das wollte ich nicht», sagte ich.

Mein Professor versuchte, mein Haar zu streicheln. Seine Nase rückte bedrohlich näher. Plötzlich schien mein so sorgfältig ausgewählter Body – ausgewählt, verdammt, weil ich ihn hübsch fand – zu eng anzuliegen. Mein Bewußtsein verengte sich auf die gerade noch sichtbare Vertiefung zwischen meinen Brüsten. Was an diesem Nachmittag nur eine schwache Ahnung gewesen war, vertiefte sich zu einem bösen Schatten. Meine Haut «erinnerte» sich, daß Ben mich das erste Mal geschlagen hatte, als ich einen Body trug. Es war kein Zufall – es war meine Schuld, daß ich nichts aus dem ersten Mal gelernt hatte. Mein ganzer Körper, mein ganzes Selbstbild brannte wieder einmal, *wieder*, von einem Gefühl der Schuld. Es kam mir so bekannt vor: dieses Gefühl, wie in einem zeitlupenhaften Traum der Scham ausgesetzt zu sein. Ich konnte meinen Puls hören: Was hatte ich getan, getan, getan?

Ekel und Betrunkenheit vermischten sich. Ich klappte über der Spüle zusammen und kotzte die rote Flüssigkeit tief aus meinem Magen heraus. Dr. Johnson ließ mich grob fahren. Er blickte auf seine Hände, die beinahe vom Erbrochenen benetzt worden wären, und wandte sich ab, ohne ein Wort zu sagen. Ich wusch mir das Gesicht und spülte mir den Mund aus. Er ging aus der Küche zur Toilette, und ich hörte, wie er die Klospülung betätigte.

Er kam zurück, warf sich seinen Mantel über den Arm, und genau in dem Ton, den ich aus der Vorlesung kannte («Lesen Sie bis Montag *The Settlers in Canada*»), sagte er jetzt: «Sie haben große Probleme.» Mein Professor öffnete die Haustür und trat hinaus. Dann wandte er sich um und kam noch einmal herein. Er griff sich die Flasche, die noch halb voll war, suchte nach dem Korken, fand ihn unter dem Tisch und ging.

Mein Manuskript lag gestorben auf dem Tisch. Ich fühlte mich leerer als je zuvor und verletzt – verletzter sogar, als ich es war, als ich am Ende des Semesters entdeckte, daß er mir eine schlechtere Note gegeben hatte. Ich war an genau der Stelle verletzt, an der meine kreative Selbstachtung, die noch so neu war, zu keimen begonnen hatte.

Sobald wir von älteren Männern sexualisiert werden konnten, schien es, als ob diese Tatsache ihnen die Freiheit gäbe, jegliche Verantwortung abzulegen, die sie für unsere Entwicklung trugen. Jeden Augenblick konnte eine Hand durch die Fenster des Gewächshauses nach uns greifen. Wir Mädchen und Frauen schienen für diese Erwachsenen nicht als die wachsenden Wesen, die wir waren, wichtig zu sein, sondern als etwas, das sie dazu benutzen konnten, ihren eigenen Midlife-Schwierigkeiten zu entgehen. Indem sie unsere Jugend wie einen Fetisch berührten, konnten sie so tun, als ob es ganz in Ordnung sei, was sie an Ungeheuerlichem von uns verlangten.

18 *Ein Virus*

Ich erinnere mich noch genau, wo ich war, als sich die Tür hinter der ungewöhnlichen Ära zwischen der Pille und der Plage schloß. Ich lebte, nach dem Ende meines Studiums, in New York und hatte meinen ersten Job. Es war mitten im Sommer. Ich hatte einen neuen Freund, Paul, ein Molekularbiologe. Wir saßen auf dem Boden des Wohnzimmers eines Apartments, das ich mit jemandem teilte, und ich hörte ihm zu, wie er voller Erregung über die Forschungen sprach, die er ein Jahr zuvor in einem Labor in Paris durchgeführt hatte. «Wir versuchen ein Virus zu isolieren, der eine neue Krankheit verursacht, hauptsächlich bei Schwulen – sie wird der ‹Schwulen-Krebs› genannt. Die Sache macht dem Forscher-Team richtig angst. Es gibt die Vermutung, daß es mit sexuell übertragbaren Krankheiten zusammenhängt – besonders mit Hepatitis; Hepatitis B. Eine furchtbare Krankheit.

Aber es wird auch schwer sein, außerhalb des Labors damit umzugehen. In San Francisco, wo wir einen Teil unserer Daten erheben, herrscht das Gefühl, daß Hepatitis eben der Preis ist, den man für sexuelle Aktivitäten zahlen muß. Die meisten, die sich über Geschlechtsverkehr irgendwas zugezogen haben, nehmen eine Zeitlang Antibiotika und kurieren es aus. Viele Leute machen sich nicht viel aus einer Infektion, gehen damit in eine Klinik, und wenn sie die wieder verlassen, auf direktem Wege in die nächste Sauna oder die nächste Bar. Man munkelt schon, daß die Saunen geschlossen werden.»

Diese Neuigkeiten beunruhigten mich, denn ich wußte,

daß diese Saunen als Vorposten persönlicher Freiheit angesehen wurden. Meine Heimatstadt war schon immer stolz darauf gewesen, daß sie jedwede Intervention bei privaten Vergnügungen ablehnte – besonders solchen, die das übrige Amerika als abartig ansah. Für die Einwohner San Franciscos war die Toleranz, die in der Stadt herrschte, eine Art Reklame. Diese Welt, die sich manchmal darstellte, als sei sie aus reinem Fleisch und purer Phantasie, ließ die städtische Mainstream-Kultur als etwas Repressives und Altmodisches erscheinen. Daß auch nur in Erwägung gezogen wurde, die Saunen zu schließen, signalisierte einen extremen Wetterwechsel.

«Ich wußte nicht, daß man Krebs über ein Virus bekommt.»

«Bei dieser Krankheit gibt es viel, was die meisten Leute überraschen würde», sagte Paul. «Sie ist eindeutig sonderbar. Einige Ärzte nehmen an, daß sie über verschiedene Arten von Intimkontakt übertragen wird.»

«Intimkontakt.» Das Wort erinnerte ans Mittelalter. Ich hatte am College einmal einen Kurs über die Beulenpest belegt. Diese Krankheit hatte Massenhysterien ausgelöst und dazu geführt, daß Nachbarn sich voreinander fürchteten, daß Ärzte die Befallenen nicht behandelten und Familienmitglieder einander im Stich ließen – dies war mir immer schon wie eine archaische Reaktion vorgekommen. Vor einem anderen menschlichen Körper Angst zu haben schien wie ein Aberglaube aus einer längst untergegangenen Welt.

«Zum Beispiel sich berühren?» fragte ich. «Sich umarmen – sich küssen?»

«Diese Schlußfolgerung kann man noch nicht verbindlich treffen», sagte Paul mit der Präzision seiner naturwissenschaftlichen Ausbildung. Ich hörte am Ton seiner Stimme – diesem niederen, untertreibenden Timbre, das Wissenschaftler oder Ärzte an den Tag legen, wenn sie ein interessantes körperliches Phänomen beschreiben, das menschliche Leiden nach sich ziehen wird –, daß es ihm ernster war, als ich es haben wollte.

«Es ist eher etwas, was Partner aufeinander übertragen, wenn sie Sex haben. Sie beschäftigen sich auch mit dem Genuß von Drogen – die Krankheit scheint etwas mit bestimmten Drogen zu tun zu haben. Poppers zum Beispiel. Poppers sind Herzmittel, die das Herz zum Rasen bringen; es gibt Leute, die sich die Ampullen spritzen, um einen besseren Kick beim Sex zu bekommen.»

«Heißt das, daß etwas in diesem Herzmittel den Krebs verursacht?»

«Das wissen sie noch nicht. Wenn das aber der Fall ist, ist es epidemiologisch gesehen höchst wahrscheinlich, daß es von einer bestimmten Population auf andere überspringt. Daß der Faktor, nach dem man suchen muß, nicht etwas ist, was eine bestimmte Art von schwulem Sex biologisch auszeichnet, sondern etwas, was jede Art von Sex charakterisiert.»

«Du willst sagen, daß ein Mann es auf eine Frau übertragen kann und eine Frau auf einen Mann?»

«Vielleicht – wahrscheinlich sogar. Wir hinken hinterher, es gibt so viel, was wir nicht wissen – es würde mich nicht wundern, wenn es schon überall passiert.»

Ich schaute von dem dunklen Apartment zum hellen Fenster hinüber und auf die Passanten, die im Sommerlicht auf dem Bürgersteig vorbeigingen. Tops, Minishorts, Sonnenkleider; nackte Arme und Beine, Hälse, die Hitze, die von ihrem Fleisch abprallte; Männer und Frauen, Männer und Männer, Frauen und Frauen – es war die Fülle an Leben, die es täglich zu sehen gab. Aber es schien bereits zu verblassen, die Aufzeichnung einer verlorenen Zeit zu sein, die man in den künstlich bunten Farben eines Schnappschusses eingefangen hatte. «Ich verstehe nicht, was du damit sagen willst. Was heißt das?»

«Es heißt ...» Er rutschte unruhig hin und her. Ich erinnere mich, daß er seine Knie umfaßte und mir direkt ins Gesicht sah. «Es heißt, daß du es dir zweimal überlegen solltest, bevor du mit jemandem schläfst – ohne Ausnahme. Du solltest sehr vorsichtig sein.»

«Ich bin vorsichtig.»

Das war kein unverbindlicher Plauderton mehr: «Es heißt ... für jeden ... Ich weiß gar nicht, wie ich das sagen soll. Überhaupt mit niemandem mehr zu schlafen, bevor wir nicht mehr wissen.»

Ich hätte fast laut gelacht. Es war der absurdeste Satz, den ich je gehört hatte.

«Die Party ist vorbei», sagte er.

Das Zimmer kam mir noch dunkler vor. Eine meiner frühesten Kindheitserinnerungen fiel mir wieder ein. Damals hatte ich zum ersten Mal gespürt, was Angst ist. Es war ein Countee-Cullen-Buch, *The Lost Zoo.* Es beschrieb die biblische Sintflut und all die schönen und geheimnisvollen Tiere, die wir nie kennenlernen würden, weil sie es nicht bis zur Arche Noah geschafft hatten.

Paul wußte etwas, und ich vermutete, daß er über etwas gesprochen hatte, was zu dieser Zeit noch Insiderwissen war, aber bald zum Allgemeinwissen einer neuen Welt gehören würde. Ich schlug seine Warnung für einige Wochen in den Wind und machte mir keine Gedanken über das, was er gesagt hatte. Dann fielen mir bestimmte Details einer flüchtigen Affäre wieder ein, und es dauerte nicht lange, und ich konnte an nichts anderes mehr denken.

Anfang der achtziger Jahre sah die Moral der Mädchen in Manhattan so aus, daß sie dasselbe tun konnten wie Männer.

In diesem Sommer hatte ich mir das zu Herzen genommen. Auf einer Party hatte ich einen liebenswerten jungen Mann kennengelernt: Marlon, der die High-School nicht beendet hatte, aus einer Baptisten-Familie aus Wisconsin stammte und von den Jobs lebte, die bei der Filmindustrie so für ihn abfielen.

Marlon stellte mich seinen Freunden vor. Sein Bruder Thomas, seine Schwägerin Amy und deren kleine Kinder, ein Zwillingspärchen, lebten in einem teuren Apartment, das Thomas, der als Model arbeitete, bezahlte.

An den Wänden hingen Fotos von der Hochzeit des Paares. Sie hatte für ihre Hochzeitsphotos als «Model» posiert: mit Schmollmund, einem Seitwärtsblick und Haaren, die im Wind wehten, der vermutlich von einer Windmaschine stammte. Irgendwo in diesem Zimmer hing auch das Bild weiblicher Sexualität, das für mich, wenn ich zurückblicke, die ganze Härte und Grausamkeit der frühen Achtziger verkörpert. Nastassia Kinski, nackt, von einer riesigen Schlange umwickelt. Zu Füßen dieser Bilder spielten die Zwillinge, die in dem einzigen nach außen offenen Raum im Kreis hintereinander und unablässig vom Zimmer in den Hof und wieder herein stampften.

Eines Abends wurde es spät. Zwei Freunde kamen vorbei und hatten einen Brocken Kokain dabei. Ich hatte Kokain nur einmal auf der High-School probiert und es dann bleibenlassen, da ich das Gefühl hatte, daß ich damit nicht mehr aufhören könne, wenn ich einmal damit anfing. Aber in dieser Nacht dachte ich, wie so oft in diesem Sommer, ach, was soll's.

Die Freundin der beiden, Denise, trug ein weit ausgeschnittenes T-Shirt, eine fransenbesetzte Lederweste und Jeans. Auch sie sagte, sie sei Model, und es wurde schnell klar, daß «Model» und «Filmschauspieler» in einer Subkultur Bezeichnungen waren für Leute, die ihren Lebensunterhalt auf die eine oder andere Weise über Sexualität oder Drogen-Connections verdienten. Ihr Freund war der Dealer oder der Pusher. Er war ein Stümper mit hellbraunen Haaren, beginnender Glatze und einem Schnurrbart, der Eindruck schinden wollte.

Als die Unterhaltung erlahmte, fragte der Dealer: «Lust auf eine Linie?» Ich hatte gedacht, daß man so was nur in Filmen sagte. Der Mann wickelte das dünne weiße Papier auseinander und zog sechs pudrige Linien auf einem Spiegel. Bei Drogen gab es also eine Etikette. Als ich meine Linie geschnupft hatte, zeigte mir Amy, wie ich meine Finger ablekken und die Reste, die um das Glas herumlagen, auftupfen und auf meinen Gaumen reiben sollte. Dann langes Schweigen, und der Dealer wirkte etwas befangen. Er raspelte noch einen Krümel ab und dann einen weiteren, schließlich gab es kein Halten mehr. Er langte in seine Innentasche, holte den ganzen Brocken hervor und legte ihn auf den Spiegel.

Wir blieben zusammen, hielten uns einer nach dem anderen einen zusammgerollten Hundert-Dollar-Schein an die Nase. Es ging die ganze Nacht über – eine Nacht, die dunkel, aber zeitlos war. Die lockere Beziehung zwischen uns schien sich zu einer starken Bindung zu verfestigen.

Als es Morgen wurde, verschlechterte sich die Situation, wir sanken in den Alltag zurück. Ich hatte einen üblen Geschmack im Mund. Unsere Gesichter waren blaß. Eins der Kinder kletterte auf seinen Hochstuhl und bearbeitete ihn mit einem langstieligen Löffel. Das andere schlief noch. Amy fütterte das Kind mit aufgeweichten Brocken von Weißbrot und mit Pudding aus einer Plastikschüssel. Damals achtete ich nicht auf das Baby. Jetzt, wo ich selbst Kinder habe, schäme ich mich von allen Ereignissen dieser Nacht am meisten, wenn ich an dieses Frühstück denke.

Schließlich stand ich neben Marlon draußen im Freien. Es war früh am Morgen. Ich war erschöpft und angewidert von meinem eigenen Entgegenkommen. Überall auf der Straße verließen die letzten Stammkunden die Clubs. «Yeow!» schrie eine Gruppe Halbwüchsiger, als sie aus einem herauskamen. Mülleimer, Ziegelmauern und Beton.

Das war ein paar Monate nach meiner Unterhaltung mit Paul. Nach dieser Nacht konnte ich mir nichts mehr vormachen. Marlon, der stark und sportlich war und Mädchen mochte, gehörte, wie man damals bereits sagte, zu einer «Risikogruppe». Seine Lebensumstände waren ein einziger Risikofaktor. Ich hätte gar nicht gewußt, wo ich zuerst nach Anzeichen für ein Risiko hätte Ausschau halten sollen, es gab zu viele Ansatzpunkte. Aber eines Tages fragte ich Marlon, wie Paul mir geraten hatte. «Hast du jemals mit Männern geschlafen?» Und: «Hast du jemals mit Frauen geschlafen, die mit schwulen oder bisexuellen Männern zu tun hatten?» Er war beleidigt. Ich hatte seinen irgendwie homophoben Stolz verletzt.

Aber ich bemerkte, daß seine Proteste keine Antwort enthielten. Obwohl ich ihn mochte, brach ich die Beziehung bald danach ab. Ungefähr um diese Zeit spendete ich Blut beim Roten Kreuz. Wenn etwas nicht in Ordnung gewesen wäre, hätten sie mich benachrichtigt. Da während dieser höllischen Wartezeit von zwei Wochen kein Brief in meinem Briefkasten lag, nahm ich an, daß ich gesund war. Aber auch in den ganzen Jahren danach ließ ich mich nicht untersuchen. Das bedeutete, daß ich im Lauf der nächsten zehn Jahre, als einem die Konsequenzen des Geschlechtsverkehrs mit jeder Neuinfektion und jedem Todesfall stärker in den Ohren hallten, des Nachts, wenn mein Braves-Mädchen-hat-Anspruch-auf-alles-Verhalten bröckelte, kein Auge zutat und mein Herz klopfen hörte.

«Haben Sie mit vielen Männern geschlafen?» war eine der Fragen zu Risikofaktoren, die in der Populärliteratur auftauchten. Aber: Was hieß das? Natürlich zerstörte Aids die Schwulengemeinden und löste eine dämonische Welle von Strafbedürfnis gegen Homosexualität aus. Weniger offensichtlich war ein schleichendes, aber weitreichendes Übel: die wiedererwachte Feindseligkeit gegen aktive, selbstbewußte weibliche Heterosexualität. Aids verschaffte gewissen Elementen in unserer Kultur die stillschweigende Zustimmung, jede sexuell aktive Frau wieder mal als Schlampe bezeichnen zu «dürfen».

Angesichts dieser Epidemie waren nur noch die unberührten Mädchen Good Girls. Eine Werbung für Safer Sex: «In jedem Bett liegt dein Partner und alle seine Partner, und alle Partner seiner Partner.» Ich erinnere mich, daß die Kamera, als sie zurückfuhr, eine Menge Leute zeigte. Es war eine schreckliche Parodie auf die Kindheitserfahrung, daß man mit der ganzen Welt verwandt ist, wenn man seinen Stammbaum nur weit genug zurückverfolgt. Jetzt hieß das allerdings: Wenn du mit ihm Sex gehabt hast, hast du mit allen Sex gehabt.

Diese neue Definition von Promiskuität hatte eine Härte, die sie in der Zeit unserer Großmütter nicht gehabt hatte. Wenn du dich heute einem auslieferst, bist du nicht nur ein jagdbares Wild für die anderen, du hast dich, *metaphorisch gesehen*, allen hingegeben. Als die wissenschaftlichen Erkenntnisse präziser wurden, schien die Frage «Bist du promiskuitiv gewesen?» für Mädchen wieder das gleiche zu bedeuten wie eh und je. Sie bedeutete: Hast du willentlich *irgendwas* getan? Ich lag wach und dachte daran, was ich getan hatte und daß ich es gern getan hatte. Trotz meiner Informiertheit und meiner liberalen Erziehung ging mir der hartnäckige und irrationale Gedanke nicht aus dem Kopf: Wenn ich es nicht gemocht hätte, hätte ich jetzt keinen Grund, Angst zu haben. *Wenn du den Sex nicht genießt, brauchst du nicht bestraft zu werden.* Ich lud mir das volle Gewicht weiblicher Schuld und die Gewißheit von Strafe auf, die mir meine Zeit bis dahin nicht aufgeladen hatte oder einfach vergessen hatte aufzuladen.

Mitte der achtziger Jahre brachte die *New York Times* einen wohlwollenden Artikel über die HIV-Infektion einer jungen, wohlhabenden, gebildeten Frau. Sie trete an die Öffentlichkeit, sagte sie, um andere zu warnen – besonders junge Mädchen wie sie selbst, «anständige» Mädchen. Die Aufmachung der Story und ihre Aussagen machten die Intention klar: Wenn ich es bekommen kann – und ich bin wie ihr, auch ich lese die *Times* –, dann könnt ihr es auch bekommen. Was sie sagte, war ungemein defensiv – was verständlich war, wenn man bedenkt, wieviel Mut es schließlich brauchte, das zu tun, was sie tat. Sie hatte einen netten Jungen kennengelernt, sie hatten keinen Sex, der irgendwie in die Kategorie hohes Risiko eingeordnet werden konnte. Sie hatte getan, was jedes nette Mädchen von heute tun würde. Es war, als ob sie die Leser anflehen würde: «Ich bin keine Schlampe.»

Wenn eine infizierte Frau gesagt hätte: «Ich hatte einen One-night-Stand mit einem attraktiven Versager, und wir taten alles, was uns nur irgendwie einfiel», wäre die Geschichte nicht erschienen – oder das Portrait wäre nicht mit so viel einfühlsamer Zartheit geschrieben worden. Sie hätte sich vermutlich auch gar nicht als Lehrbeispiel an die Öffentlichkeit gewandt. Wir brauchen über die Gründe gar nicht nachzudenken: Wenn jemand an Sex sterben sollte, dann der Schwule und die Hure, denn von denen weiß man ja, daß sie es nicht anders wollten.

Für uns junge Frauen schloß sich eine Tür gerade in dem Moment, in dem wir voll erwachsen wurden. Die meisten sexuellen Gefahren, die wir bis zu dem Zeitpunkt erlebt hatten, waren von Männern ausgegangen. Obwohl diese Gefahr biologisch war und, so verstanden, unpersönlich, schrieben wir ihr doch irrationalerweise eine persönliche Bedeutung zu. Von schwulen Männern ist bekannt, daß viele von ihnen die Botschaft verinnerlicht haben, schwuler Sex sei dekadent und grenzüberschreitend, und daß viele genau deswegen Schuldgefühle wegen einer möglichen Infektion entwickeln. Ich glaube, daß viele heterosexuelle Frauen im Zeitalter von Aids eine Einstellung zu sexueller Lust haben, die eher mit dem Schuldgefühl schwuler Männer verglichen werden kann als mit der Angst heterosexueller Männer. Denn auch heterosexuelle Frauen haben den Verdacht verinnerlicht, daß ihre Sexualität dekadent und grenzüberschreitend ist.

Als die Kultur uns damals zu verstehen gab: «Tu's einfach!», arbeiteten wir hart daran, uns die Strafen, die eine Schlampe erwarteten, als letzte Verirrungen einer bösen alten Welt vorzustellen, die bald der Vergangenheit angehören würde. Aber inzwischen sah es so aus, als ob die Natur selbst darauf aus sei, uns die Bestrafung für unsere Sexualität als unumgänglich zu bestätigen. Was man uns versprochen hatte, entsprach nicht der Wahrheit – wir konnten nicht gehen, wohin wir wollten, wir konnten uns nicht hinlegen und jedem Fremden unseren Körper geben, unser Vergnügen haben, am Morgen unseren Lippenstift auftragen und ein Taxi rufen. Es war nicht wahr. Alles war ein langer, verlockender Traum gewesen. Die Schlampen erwischte es, das war schon immer so gewesen, und schon immer hatten wir das, unserer ganzen Angeberei zum Trotz, befürchtet.

19 *Scheinheiligkeit*

Es ist eine existentielle Krise, herauszufinden, was sexuelle Gefahr wirklich bedeutet. Ich dachte, diese Sache seit meiner Adoleszenz hinter mir zu haben, doch sie kam wieder hoch, als ich ein paar Jahre später mit Menschen arbeitete, die sexuellen Mißbrauch und sexuelle Überfälle überlebt hatten.

Die Ausbilderin namens Lucy plazierte mich vor einem Telefon und beschrieb die verschiedenen Arten von Schweigen, mit denen ich mich vertraut machen mußte.

«Es gibt alle Arten», sagte sie, «du mußt eben lernen, sie zu interpretieren.» Ich sagte ihr, daß ich sie nicht verstehe. Wie konnte es verschiedene Arten von Schweigen geben?

«Nehmen wir an, das Telefon läutet», erklärte sie. «Du nimmst den Hörer ab, und es ist niemand in der Leitung. Was denkst du dann?»

«Jemand belästigt uns?»

«Nein; es ist jemand, der gerade noch die Kraft hat, uns anzurufen, aber jetzt nicht mehr kann. Jetzt mußt du reden. Du kannst ganz ruhig anfangen: ‹Wollen Sie mir sagen, wer es getan hat?›»

«Und dann?»

«Ist es jemand, dem Sie vertraut haben?»

Ich dachte, daß ich die letzte Frage erraten könne: «Ein Verwandter?» Ich versuchte es und Lucy sagte: «Schlaues Mädchen. Zu diesem Zeitpunkt antwortet die Frau, die angerufen hat, oder sie hängt ein. Manchmal hörst du nur Schluchzen. Es bleibt dir nichts anderes übrig, als ihrem Schluchzen zuzuhören, bis sie aufhängt. Es ist hart für dich, aber es hilft ihr. Die Anrufe, bei denen nur geschluchzt wird, sind nicht die schlimmsten; die schlimmsten sind die, bei denen du Schreie hörst und dann die Verbindung abbricht. Das ist mir zweimal passiert.» Lucy war Kettenraucherin. «Rauchst du?» fragte sie.

«Nein», sagte ich.

«Du wirst damit anfangen.»

Mandy, die ebenfalls dort arbeitete, war von einer Gang vergewaltigt worden, als sie kurz vor ihrer Magisterprüfung in Mathematik stand. Sie setzte sich in die Prüfung, war aber nicht imstande, auch nur einen zusammenhängenden Satz zu produzieren. Sie wußte, was sie hätte schreiben sollen, aber es machte einfach keinen Sinn, es niederzuschreiben.

«Warum hast du es denn nicht deinem Prüfer gesagt?» fragte ich. Und sie erklärte mir das tiefe Schweigen, in dem die meisten Überlebenden sexueller Übergriff leben, über die man nicht erzählen kann, weil sie so unglaublich sind. «Schau», sagte sie, «du kannst zu jemandem sagen: ‹Die Katze hat meine Hausarbeit gefressen› oder ‹Ich habe mich von meinem Freund getrennt›, aber du kannst zu jemand nicht wirklich sagen: ‹Vor zwei Wochen wurde ich von einer Gang vergewaltigt, kann ich eine Fristverlängerung bekommen?› Es ist so weit weg von aller Normalität, daß ein Prüfer, der meine Arbeit danach lesen würde, befangen wäre. Keiner glaubt wirklich, daß solche Dinge passieren. Und selbst wenn sie es glauben, projizieren sie die Fremdartigkeit und den Horror, auch wenn sie sich echt anstrengen, es nicht zu tun, auf mich und nicht auf den Vergewaltiger. Und danach wäre ich immer das Mädchen, das von einer Gang vergewaltigt worden ist. Die vom Mars. Das ist es nicht wert. Da falle ich lieber durch und bleibe ein Mensch.»

Sie hatte geschwiegen, und sie war durchgefallen.

Sexuelle Gewalt ist oft wie ein surrealistisches Gemälde:

eine ganz normale Situation, in der ein paar Details mit Schlüsselfunktion gespenstisch falsch sind. Da war die junge Frau, die so große Angst vor ihrem Verfolger hatte, daß sie drei Nächte lang auf dem Boden der Bibliothek schlief, ihre Bücher aufgeklappt neben sich. Da gab es den Stoß tränennasser Tempotücher auf dem Tisch des Raums, in dem wir unsere Klientinnen empfingen. Man räumte sie weg, und die nächste Klientin hinterließ einen weiteren Haufen. Da gab es den Wortschatz der Angst, den ich nie wirklich beherrschte. Ich hinkte, wenn sich zwei Frauen unterhielten, denen so etwas widerfahren war, immer hinterher. Lange Zeit über hörte ich, wie sich viele der freiwilligen Helferinnen und Klientinnen über etwas große Sorgen machten, was ich als «Kelatüren» verstand. In den Unterhaltungen wimmelte es von juristischen Begriffen, und ich dachte mir, daß das so ein Wort sei, vielleicht Latein. Die Diskussionen über die «Kelatüren» hörten nicht auf: irgend etwas mußte ihretwegen unternommen werden.

«Warum regen sich denn alle so über diese ‹Kelatüren› auf?» fragte ich Lucy. Sie sah mich an, als ob ich von einem anderen Stern käme, und führte mich wortlos zur Eingangstür. Sie öffnete sie und deutete auf etwas. Am anderen Ende des Ganges befanden sich zwei rostfleckige, halb offenstehende Kellertüren. Beide führten in kleine Nebenräume, die groß genug waren, um eine Frau und einen Angreifer vor den Blicken anderer zu verdecken.

Ich bezweifle, daß ich diese Türen je registriert hatte. Ich hatte sie einfach nicht bemerkt und die Worte, die für die vergewaltigten Frauen selbstverständlich waren, mißverstanden, weil meine Beobachtung selektiv war. Es war mir nicht so bewußt wie ihnen, daß auch ich ein Opfer sein konnte. Im Lauf der Monate wurde ich immer depressiver. Es machte mich unglücklich, immer wieder dieselben Fragen zu hören, oft Jahre nach dem Überfall: «Wann werde ich darüber hinwegsein? Wann wird das hinter mir liegen?»

Meine Erfahrungen beeinträchtigten langsam mein gesellschaftliches Leben. Wenn ich bei Partys meine freiwillige Arbeit erwähnte, stockte die Unterhaltung. Dann überstürzten sich die Geschichten, erschreckend, ungefragt. Irgendeine Frau sagte: «Ich wurde im Anschluß an die Party zu meinem sechzehnten Geburtstag vergewaltigt.» Oder: «Mein Onkel mißbrauchte mich, seit ich acht war und bis ich ins Internat kam.» Oder: «Als ich im Trainingslager war, schwamm der Reiseleiter mit mir von der Gruppe weg und streifte mir den Badeanzug herunter, ehe ich begriff, was passierte.» Oder: «Als ich Babysitter war, fuhr mich der Vater des Kindes nach Hause und versuchte, mit mir zu schlafen. Beinahe hätte er mich auch körperlich verletzt.» Oder: «In der Unterstufe drückte mir dieser Typ bei unserer ersten Verabredung den Kopf auf seinen Schoß. Es war meine erste Verabredung überhaupt.»

Es war nicht nur herzzerbrechend, es war verwirrend, denn jede Geschichte schilderte eine höchst harmlose Situation. Da gab es keine dunklen Gänge. Keine Monster. Es gab keine Möglichkeit, den sicheren Nachmittag vom gefährlichen zu unterscheiden, den vertrauenswürdigen Reiseleiter oder Musiklehrer vom hinterhältigen. Und die Dinge waren nicht abgeschlossen. Fast keins der Mädchen hatte ihren Angreifer je vor Gericht gebracht. Und was um alles in der Welt erwarten sie von mir, fragte ich mich, als die Geschichten mir entgegenströmten und ich mich der Sache überhaupt nicht mehr gewachsen fühlte – daß ich anbiete, ihnen einen weiteren Drink zu holen?

Eines Nachmittags saßen wir an einem rauhen, naßkalten Dezembertag alle im Aufenthaltsraum auf der schäbigen Couch und hörten eine Sendung der lokalen Radiostation.

Zwei Jurastudenten debattierten in sehr abstrakten Begriffen, was für sie – und scheinbar auch innerhalb der Rechtsprechung – der unklare Begriff «weibliche Einwilligung zum Geschlechtsverkehr» bedeute. Im Ruheraum, einer kleinen Beratungsecke, sprachen derweil ein zwölfjähriges Mädchen und seine Mutter bereits seit drei Stunden mit einer Helferin. Als sie herauskamen, sah ich, wie sich das Mädchen fest an die Hand seiner Mutter klammerte, und ich mußte denken, daß die meisten Mädchen in diesem Alter lieber sterben würden, als in der Öffentlichkeit so etwas zu tun. Ich mußte in mein altes Leben zurück, ich mußte wieder eine ahnungslose junge Frau werden, die Fehler machen konnte, ohne von der Angst gelähmt zu sein, die daher rührte, daß man zuviel wußte. Irgendwann sagte ich Lucy, daß ich aufhören würde.

Meine letzte Nacht war an einem Freitag, wo es meist lebhaft zuging. Wir öffneten erst spät. Es war, als erhellten die erleuchteten Lampen im Center während dieser Stunden die einfallende, ernster werdende Dunkelheit einer Stadt, die sich auf die Aktivitäten des Freitagabends vorbereitet. Ich dachte an die jungen Frauen, die in diesem Augenblick hoffnungsvoll, gefönt und parfümiert in die Nacht hinaustraten. Und an die jungen Männer, die den Schnitt ihrer neuen Jacketts begutachteten. Und daran, daß an den Orten, an denen sich diese Männer und Frauen trafen, noch vor Ende der Nacht zwangsläufig Gewalt angewendet würde, und keine der Frauen ahnte, welche von ihnen es treffen würde. Es war das erste Mal, daß ich vor allen anderen eintraf. Ich hörte den Anrufbeantworter ab. Es waren zwei Anrufe drauf, bei denen niemand sprach. Einer bestand nur aus Schluchzen, einer war eine Mahnung, die Miete zu zahlen, und eine Frau dankte dem Center, daß es existierte. Der Anrufbeantworter war auf volle Lautstärke gestellt, ich konnte die Aussagen deutlich hören, als ich durch die Räume lief, die Kaffeemaschine anwarf und die Stühle aufstellte.

Auch nachdem ich nicht mehr im Center arbeitete, beeinflußten die Szenen und Geschichten, die ich dort miterlebt hatte, die Art, wie ich Männer wahrnahm, meinen damaligen Freund Andrew eingeschlossen. Wenn ich neben ihm auf den frisch duftenden Laken seines schmalen Betts lag, dachte ich an die Gewalt, über die ich so detailliert Nachmittag für Nachmittag gehört hatte. Während ich die Modellschiffe, die er sorgfältig bemalte, und seine liebenswerten großen weißen Turnschuhe betrachtete, die neben dem Bett standen, fragte ich mich, wie sicher ich mich fühlte, nachdem wir miteinander geschlafen hatten. Machte ich mir etwas vor? Ich wollte versuchen zu verstehen, wie dieses liebevolle Wesen zum Feind werden konnte und wie dieser zärtliche Akt anderswo und zu anderer Zeit das Mittel zu Terror und Demütigung werden konnte.

Andrew war warmherzig und rücksichtsvoll. Wie Martin war er im Grunde ein guter Mann, und er war bestrebt, mein Freund zu sein. Aber wie bei all meinen früheren Beziehungen wurden die Basis der Freundschaft und die fürsorglichen Gefühle, die wir füreinander empfanden, auf kritische und manchmal zerstörerische Weise durch die Erwartungen vernichtet, die man an Männer und Frauen und wie sie sich in unserer Welt zueinander verhalten sollten, stellte. Das Konstrukt «Sex» und das Konstrukt «Frauen» und «Männer» machte es schwieriger und nicht einfacher, daß Zuneigung und Empathie die Oberhand gewannen.

Andrew war sanftmütig, aber er war auch groß und starkknochig. Während mein Kopf auf seiner Schulter lag, pflegte ich darüber nachzudenken, daß er mich ohne große Mühe erwürgen oder mich bei einem Kampf auf dem Boden halten könnte. Im Hinblick auf unsere Körperkraft waren wir so verschieden, daß ich mich einer Tatsache stellen mußte: Wenn ich mit ihm wie mit einem Ebenbürtigen spielte und ihn liebkoste, tat ich das mit seiner unausgesprochenen Einwilligung. Schwache Männer, das sah ich jede Woche, hatten stärkere Frauen verletzt. Er war fast vierzig Zentimeter größer als ich und doppelt so schwer.

Ich fing an, darüber nachzudenken, wie es sein konnte, daß einige Männer gewalttätig waren und andere das nie fertigbrächten. Es schien zwei verschiedene Arten zu geben, aber auf der Straße sahen sie alle gleich aus.

Die Überzeugung einiger Frauen, die in der Gruppe aktiv mitmachten, bereitete mir Kopfzerbrechen. Sie glaubten, daß alle Männer zu einer Vergewaltigung fähig seien, eine Vergewaltigung genießen könnten, daß es eine zwangsläufige Folge der männlichen Sexualität sei. Und da war Andrew. Wie paßte er in diese Theorie?

«Andrew?» fragte ich ihn eines Abends, als wir im Bett lagen. «Könntest du dir vorstellen, daß du eine Frau je zwingen würdest, auf sexuellem Gebiet etwas zu tun, was sie nicht tun will?» Er war so gekränkt, daß er sich weigerte zu antworten.

Und ich war pikiert und ärgerlich, daß er mir keinen Eid darauf schwor – denn das war die Art Feminismus, die ich in dieser Zeit vertrat. Ich wollte, daß er mir einen richtigen Eid schwor – so etwas Ähnliches vielleicht wie D. H. Lawrences' Blutsbrüderschaft –, und zwar sollte er mir nicht nur schwören, daß er kein Vergewaltiger sei, sondern daß er keine Aggressionen hege, nicht den Schatten einer Regung, die man für frauenfeindlich hätte halten können. Er sträubte sich natürlich gegen meine Befragung. Schließlich hörte ich damit auf – für den Augenblick. Ich dachte: Ja, ich glaube dir, aber wie kannst du dir so sicher sein, wenn die Folterer der Frauen, die ich berate, sich genauso sicher sind, daß sie das Recht dazu haben, sie zu ihrem Vergnügen zu demütigen? Was ist der Unterschied, fragte ich mich wieder und wieder, zwischen den beiden männlichen Formen von Lust und Erregung?

Die feministischen Analysen männlicher Sexualität, die in den siebziger und achtziger Jahren durch die Köpfe wirbelten, vermittelten manchen Männern in unserem Alter das Gefühl, daß sie auf sexuellem Gebiet keinen Schritt tun konnten, ohne eine Frau zu verletzen. Sie fühlten sich wegen ihrer biologischen Reaktionen so schuldig wie einst ihre Urgroßväter in den Tagen, als man behauptete, daß «Autoerotik» zu einer Schwächung des Charakters führe. Wie eine Frau – eine blondierte Aktivistin aus Ohio – mir Jahre später anvertraute, als ich ihr erzählte, daß ich ein Buch über heranwachsende Mädchen und Sexualität schreibe: «Hey», sagte sie, «ich bin sechsunddreißig. Ich erinnere mich, wie ich mit neunzehn verzweifelt versuchte, meine Jungfräulichkeit loszuwerden, und zwar an den erstbesten, der sie genommen hätte. Aber all die Typen waren die netten Söhne von Feministinnen – ‹Bist du okay? Ich möchte dir nicht weh tun›, sagten sie. Ich mußte also ein Arschloch finden, das sich darum kümmern würde. Und», sagte sie und warf ihre Haare nach hinten, «ich bin ja keine Mißgeburt. Schließlich mußte ich einen Dreiundzwanzigjährigen, Abschaum, auftun, um es zu tun. Er war aus New York. *Ihm* machte es nichts aus.»

Ich wußte, was sie beschrieb – die postfeministische erotische Polarisierung «sensitiver» Männer. Es gab zwei Kategorien von Stereotypen für Männer, die dem Feminismus Beachtung schenkten: Eunuch oder Bestie.

Es war mir während meiner Zeit im Krisencenter für vergewaltigte Frauen überhaupt nicht gelungen, eine vernünftige Trennungslinie zwischen meiner Arbeit und meinem persönlichen Leben zu ziehen. Es kam hinzu, daß die dunklen Lektionen, die ich dort erhielt, so realistisch waren, daß ich mir feig vorgekommen wäre, wenn ich auch nur versucht hätte, das zu tun.

Aber diese strenge Haltung hatte ihren Preis. Einmal, als wir uns umzogen, um auszugehen, machte mir Andrew ein Kompliment über einen kurzen schwarzen Jeansrock. Viele Frauen meiner Generation hätten auf einen solchen Kommentar aus guten Gründen mit Freude und Angst reagiert.

«Glaubst du, daß du Frauen in kurzen Röcken und hohen Absätzen magst, weil du darauf konditioniert bist?» fragte ich.

«Vielleicht!» schoß er zurück. Er hatte nach mehr als zwei Jahren, in denen ich ihm ununterbrochen solche Fragen gestellt hatte, endlich die Geduld verloren. «Vielleicht auch nicht! Vielleicht mag ich einfach nur Frauen, Punkt, Schluß. Vielleicht mag ich einfach nur die Beine von Frauen in hohen Absätzen. Sicher bin ich konditioniert. Vielleicht bin ich ein Schwein. Vielleicht sind wir das alle! Vielleicht stimme ich deiner Theorie nur zu, damit ich dich ins Bett bekomme. Wer kümmert sich schon ab einem bestimmten Punkt darum? Vergiß es.»

Und weg war er. Ging in eine Bar um die Ecke, wo er mit anderen jungen Frauen zusammen trinken konnte, Frauen, die kurze Röcke und hohe Absätze trugen, oder auch nicht, aber so oder so wahrscheinlich nicht soviel Wind darum machten.

Ich forderte ihn wieder und wieder heraus. Aber scheinheilig, wie ich war, hinterfragte ich mein eigenes Begehren mit seinen Scheuklappen und seinem gierigen Selbstbetrug nicht. Es gab die Worte, das, was er für mich und meinen schwarzen Rock empfand, zu beschreiben, zu bewerten und sogar zu verdammen, aber es existierten in der Tat wenig Worte – kaum irgendwo ein Bekenntnis, bewertend oder nicht –, mit denen ich den sprachlosen Atavismus der Gefühle hätte ausdrücken können, die ich für ihn empfand.

Dieser Mann spaltete mich im Zentrum meiner Identität. Liebte ich ihn? Sicher – ich nehme es an. Sein komischer Zynismus brachte mich zum Lachen. Ich respektierte ihn. Seine politischen Ansichten waren die eines erzkonservativen Marxisten, also bewunderte ich seine Leidenschaft, obwohl ich seine Weltsicht manchmal etwas zu einfach fand (er meine bestimmt auch). Aber ich würde lügen, wenn ich behaupten würde, daß mich sein Humor oder seine Weltanschauung vier Jahre lang bei ihm gehalten hätten. Es ist fast unerklärlich. Wir hatten exorbitant hohe Telefonrechnungen, kulturelle Anpassungsschwierigkeiten und siebenstündige Flüge über den Atlantik, der zwischen uns lag.

Mein Geschmack war genauso kulturell konditioniert wie der seine, aber mir war es gestattet, diesen Mann zu beurteilen und selbst frei auszugehen. Nicht beurteilt zu werden. Die Anziehung, die er auf mich ausübte, war nicht wirklich originell. Die äußerlichen Symbole seiner Männlichkeit waren so kodifiziert wie die Männlichkeitssymbole in einer Lederbar: sein Motorrad, der harte stumpfe Schnitt seines hellen Haars, die Stiefel, der Ohrring, die Kombination von Verletzlichkeit und Bravado. Ich hatte ihm vorgeworfen, indoktriniert zu sein. Aber es gibt keinen Zweifel daran, daß meine eigenen Gefühle ebenfalls Reflexe auf eine kulturelle Indoktrination waren.

Diese Symbole waren vielleicht Klischees eines kulturellen Ideals von Männlichkeit, aber sie waren auch Codes einer echten persönlichen Männlichkeit. Es gibt eine feministische «Dekonstruktion» von Männlichkeit, aber sehr wenig Rekonstruktion. Vielleicht ist es an der Zeit, zu erkennen, daß alle Kulturen Männlichkeit und Weiblichkeit über sexuelle Symbole kodifizieren. Wir können eine neue Welt schaffen, in der diese Kategorien weder starr noch unterdrückend sind, in der wir nicht auf sie verzichten und sie nicht entwerten müssen. Etwas Schönes – eine überwiegend gütige Männlichkeit – wurde, wie reduziert auch immer, durch das Leder, die Schweigsamkeit, die völlig unweibliche Aura symbolisiert, die Andrew umgab. Es ist außerordentlich wenig darüber in der feministischen Literatur der letzten anderthalb Jahrhunderte, ganz zu schweigen von den letzten beiden Jahrzehnten, geschrieben worden, was dieser Qualität und der Tatsache gerecht wird, daß sie vielen Frauen etwas bedeutet.

Folgen wir Walt Whitman, der es vermutlich immer noch am besten ausgedrückt hat. Wie kann ich Weiblichkeit schätzen, wenn ich Männlichkeit nicht ebenso schätze? Wie kann ich von einem Mann verlangen, daß er sich über meine Verschiedenheit und die Art, wie ich sie zum Ausdruck bringe, freut, wenn ich mich nicht über die seine freue?

Andrew gefiel mir nicht hauptsächlich deshalb, weil er klug war oder ich klug war. Es handelte sich um eine völlig natürliche Anziehung. Hatte ich das Gefühl, daß meine Obsession mit seiner Männlichkeit eine geheime Schwäche war, die meine Stärke als Feministin untergrub?

«Was wollen Frauen?» fragte einst Sigmund Freud. «Ich möchte dich an mich drücken, ich möchte deinen Körper berühren, ich möchte, ich möchte», schrieb die Feministin und Sozialistin Emma Goldman ungefähr zur gleichen Zeit.

Jahre nach meiner Affäre mit Andrew verblüffte mich eine junge Frau in einer College-Veranstaltung mit der Frage: «Okay», forderte sie mich heraus, «Madonna: Feministin oder Schlampe?»

Ich mußte wider besseres Wissen lachen, denn die starre, beunruhigend Wahl, vor die sie mich stellte, war in der derzeitigen Debatte so in, so persönlich vertraut und so unzutreffend. («Feministin oder Schlampe?» war auch das weibliche Spiegelbild des männlichen Stereotyps «Eunuch oder Bestie?»)

Ich wußte zu dieser Zeit sowohl aus meinem eigenen Leben als auch über das, was ich gelesen hatte, wie alt diese Frage und daß sie falsch gestellt war. Fast alle von uns, versuchte ich, immer noch lachend, zu antworten – Mary Wollstonecraft, Emma Goldman, Djuna Barnes, Josephine Baker, Gloria Steinem, Erica Jong, Victoria Woodhull, Madonna, Sie, Ihre Freundinnen, Ihre Mutter, Ihre Lehrerinnen – kämpften immer darum, das wieder zu integrieren, was die beiden Stereotype von uns abgespalten hatten. Und immer wieder tendierten wir dazu zu denken, daß wir in diesem Kampf allein seien.

Das Verlangen nach dem männlichen Körper wird in unserer Kultur sogar von Frauen häufig als Makel, als haltlose Schwäche gesehen. Wir verfügen kaum über eine Sprache, die die Gefühle von Jeanne ausdrücken könnte, der Frau, die, für sich selbst unerwartet, den männlichen Körper als «wunderbares Kunststück» erlebte. Und wir verfügen kaum über eine Sprache, die dem weiblichen Verlangen nach dem Mann als einer Manifestation von Stärke Ausdruck verleiht.

Diese Spaltung – «Feministin oder Schlampe?» – hat Vorläufer. Die Feministinnen der Vergangenheit trugen zu der Debatte über weibliches Begehren bei, allerdings auf zwei sich widersprechende Arten und Weisen.

Die meisten viktorianischen Feministinnen glaubten, daß die Feministin an sich die Erzfeindin der Schlampe sei und gleichzeitig die Retterin der Straßenhure. Das verkündete zum Beispiel Josephine Butler, die Aktivistin gegen Prostitution. Die frühen Feministinnen kämpften nicht für eine größere sexuelle Freiheit der Frau, sondern für einen einheitlichen Sexualstandard, der Männer in ihrer sexuellen Freiheit beschränken sollte. Viele Feministinnen waren in dieser Zeit gegen Geburtenkontrolle, da sie glaubten, daß das reine Frauen noch stärker der männlichen Sexualität ausliefern würde. Diese Feministinnen mit ihrer zurückhaltenderen

Einstellung zur weiblichen Sexualität betonten die Brutalität der männlichen Sexualität, die sie, realistisch genug, im Zusammenhang mit erschöpfenden Schwangerschaften, Krankheit, erzwungener Prostitution und Schwäche sahen.

Eine andere Minorität hingegen glaubte, daß die Feministin die Schlampe in sich integrieren solle. Elizabeth Caddy Stanton schrieb über ein Gedicht von Whitman: «Er redet, als ob die Frau zum Schöpfungsakt gezwungen werden müsse, er scheint nicht zu wissen, daß eine gesunde Frau genauso leidenschaftlich ist wie ein Mann, daß es nichts Stärkeres braucht als das Gesetz der Anziehung, um sie zum Mann hinzuziehen.» Schließlich schlossen sich Anhänger der freien Liebe und viele Suffragetten zusammen, um dem Recht der Frau, sich dem Sexualverkehr zu verweigern, Nachdruck zu verleihen. Eine viktorianische Aktivistin, Elmina Slenker, die von ihren Zeitgenossen zwar zu den damals sogenannten Sex-Hassern gezählt wurde, enthüllt in ihren Schriften nichtsdestoweniger eine wesentlich komplexere Realität: Es war nicht die Sexualität an sich, die diese Frauen haßten, sondern die schnelle, unsensible Art, wie ihre Ehemänner mit ihnen schliefen. «Wir wollen, daß sich die Geschlechter mehr lieben, als sie es bisher tun», schrieb sie. «Wir wollen, daß sie sich offen, freimütig und ehrlich lieben; daß sie die Liebkosung, die Umarmung, den Blick, die Stimme, die Gegenwart und den bloßen Schritt des Geliebten genießen ... Füllt die Welt mit so viel echter sexueller Liebe, wie ihr könnt ... aber unterlaßt es, dort hineinzustürmen, wo Generationen, die noch gar nicht geboren sind, über eure gedankenlosen, gleichgültigen, nachlässigen Taten Leid zugefügt wird.» Dora Forster, die um 1890 in einem Journal über die Bewegung für freie Liebe schrieb, beschreibt ein ähnliches erotisches Bewußtsein: Sie klagt an, daß «die Eifersucht und die Tyrannei der Männer es fertiggebracht habe, die weibliche

Sinnlichkeit zu unterdrücken, indem sie ununterbrochen sexuell stark veranlagte Frauen von den Wegen des Lebens in die Verrufenheit, die Sterilität und den Tod treibe.»

Im Gefolge der Bewegung für die freie Liebe und der Suffragetten, im Niedergang der Regierungszeit Edwards VII. und der Heraufkunft der Moderne beharrte schließlich die Bewegung für Geburtenkontrolle auf der Anerkennung des weiblichen Begehrens. Dies geschah unter Margaret Sanger, und es wurde zu einem öffentlichen Triumph. 1912 schrieb Sanger die Artikelserie, die in der New Yorker Zeitschrift *Call* unter dem Titel «Was jedes Mädchen wissen sollte» veröffentlicht wurde. Sanger schrieb offen über weibliche Genitalien und das weibliche Fortpflanzungssystem und nannte den «Fortpflanzungsakt» natürlich, sauber und gesund. Sanger und die Sex-Radikalen stellten die viktorianische Ansicht, daß Sex eine animalische Leidenschaft sei, auf den Kopf – Sex wurde vergeistigt. In ihrem Sexhandbuch nennt sie Geschlechtsverkehr «Sex-Kommunion». «Bei diesem Flug verschmelzen Körper, Geist und Seele in der innigsten Einheit ... die sexuelle Umarmung befriedigt nicht nur, sie erhebt beide Teile.»

Obwohl es Versuche gab, Sanger zum Schweigen zu bringen – es wurde ihr verboten, vor Zuhörern zu sprechen, sie wurde verhaftet und eingesperrt, zensiert und aus einer Versammlungshalle ausgesperrt –, gelang es ihr schließlich, der Bewegung für Geburtenkontrolle gesellschaftliche Anerkennung zu verschaffen. Margaret Sanger rehabilitierte das weibliche Begehren, sofern es «respektabel» daherkommt. Der Vorwurf, daß ihre Mitstreiter Anhänger der «freien Liebe» seien, war immer ein Hindernis, und Sanger versuchte, sich davon zu distanzieren. Aber die Tatsache bleibt bestehen, daß die Anfänge der Bewegung für Geburtenkontrolle auf die utopischen Vertreter der «freien Liebe» Jahrzehnte zuvor zurückzuführen sind.

Die Anarchistin Emma Goldman verspürte im Gegensatz dazu niemals das Bedürfnis, von der Radikalität ihrer Vision von der weiblichen Sexualität abzurücken. Aber so mutig sie sich auch den Kontroversen in ihrem öffentlichen Leben stellte – selbst diese visionäre Unruhestifterin, die ihre Zuhörer zu Aufständen und einzelne Personen zu Gewaltakten aufwiegeln konnte, wurde von einem inneren Gefühl gequält, daß sie zu sehr liebe. Obwohl sie eine radikale Verfechterin des Egalitarismus und ihrer Zeit um Jahrzehnte voraus war, glaubte Goldman das, was auch meine junge Fragestellerin vermutlich von Madonna glaubte: daß ein Konflikt bestehe «zwischen Schwäche in der Liebe und Stärke in der Politik». Goldmans Briefe zeigen, daß ihre Identität von ihrem sexuellen Verlangen in zwei Teile zerrissen wurde.

Wie es typisch für ein anständiges junges Mädchen Anfang des Jahrhunderts war, war ihr erotisches Mündigwerden unglücklich verlaufen: ihre Entjungferung durch einen jungen Bauern war brutal, und in ihrer Ehe wurde sie, sexuell gesehen, auch nicht viel glücklicher. Es war Ben Reitman, ihr Geliebter und Impresario, der Goldman schließlich sexuell «erweckte». Reitman war ein großer, sinnlicher Mann mit einem Schnurrbart, der in Goldmans Augen erregende Widersprüche in sich vereinigte: Er war zugleich vulgär und poetisch, ein idealistischer Gesinnungsgenosse, der Medizin studiert hatte, aber mit Strichjungen, Prostituierten und Landstreichern verkehrte.

Als Goldman Jahrzehnte später ihre Autobiographie schrieb, schickte ihr der einstige Geliebte ihre Briefe zurück. Obwohl sie inzwischen eine ältere Dame und längst nicht mehr verliebt war, konnte es Goldman nicht einmal ertragen, daß ihre Sekretärin diese privaten Briefe las. «Es ist, als ob ich mir die Kleider vom Leib risse, um sie die wahnsinnigen Ergüsse meiner gefolterten Seele sehen zu lassen, den verzweifelten Kampf um meine Liebe, die alles verschlingende Hingabe, die jeder Brief atmet. Ich kann es nicht tun.»

Zu ihren Lebzeiten verleugnete sie es, aber diese Briefe über Goldmans erotisches Erwachen enthüllen die Züge einer ungewöhnlich unzerstörten weiblichen Libido. Ihre Beschreibung ist wichtig für uns, da hier, obwohl in der edwardianischen Ära entstanden, eindeutig moderne Ideen über die Natur der weiblichen Lust und ihre Ausdrucksformen zum Tragen kommen.

In Emma Goldmans Briefen hört man die Metaphorik turbulenter Landschaften, besonders die von Wind und Wasser, die Schriftstellerinnen häufig benutzen, wenn sie weibliche Leidenschaft beschreiben und verbergen wollen. Über ihr sexuelles Erwachen schrieb Goldman an Ben: «Du hast die Gefängnistore meiner Weiblichkeit geöffnet. Und all die Leidenschaft, die ungestillt für so viele Jahre in mir war, stürzte sich in einen wilden verwegenen Sturm, der grenzenlos war wie das Meer.» Sie fragte ihn: «Glaubst Du, daß sich jemand, der das Brüllen des Ozeans gehört und den irrsinnigen Kampf der Wellen gesehen hat ... der all den Wahnsinn einer wilden, barbarischen, primitiven Liebe gekannt hat, mit irgendeiner zivilisierten Beziehung abfinden kann?»

Als sie Liebende wurden, verwandelte es sie wie eine Offenbarung: «Ich wurde in dem Sturm einer elementaren Leidenschaft gefangen, von der ich mir nie hätte träumen lassen, daß irgendein Mann sie erregen könnte. Ich antwortete schamlos auf ihren primitiven Ruf, ihre nackte Schönheit, ihre ekstatische Freude.»

Goldman drückte aus, was viele Frauen intuitiv wissen: die Befriedigung ihres Begehrens führt zu einer Verwandlung. Männer, die von einer Geliebten tief aufgewühlt sind, mögen zwar spüren, daß sie Freude empfangen haben, aber es ist vielleicht einzigartig für Frauen, daß sie das Gefühl haben, man habe ihnen «Leben verliehen». In einer anderen Passage findet sich ein Echo dieser Metapher. Wieder beschreibt sie sich als «die Frau, die 38 ½ Jahre im Schlaf lag und die du zu einem rasenden, wilden hungrigen Leben erweckt hast». Schließlich ist Goldmans erotischer Bericht auch ein einzigartig ungeschütztes Beispiel dafür, wie eine befreite weibliche Libido mit der Zeit stärker wird. Im Alter von einundvierzig wußte sie, daß sie «genau in dem Alter war, in dem die Leidenschaft ihren höchsten Grad erreicht».

Und doch hat die Dualität weiblichen Begehrens Goldman traurigerweise das Gefühl gegeben, daß ihre Leidenschaft ein Feind ihrer Rationalität und ihrer Würde sei. Sie sah die Seelenqual, die ihr zum Beispiel Reitmans Untreue bereitete, nicht als eine normale menschliche Reaktion, sondern als Verrat an ihren Prinzipien der freien Liebe.

Als Revolutionärin setzte sich Goldman für die Befreiung der Frau, für Verhütung und freie Liebe als Teil des Umsturzes sexueller Sitten ein, für den die Welt ihrer Meinung nach bereit war. Und die Freiheit der Frau gegenüber dem Mann war eine fundamentale Komponente ihrer Weltsicht. Zu ihrer großen Verzweiflung führte ihre leidenschaftliche Natur zu einer sexuellen und emotionalen Bindung an den leichtlebigen Reitman, die ihr wie eine Form von Sklaverei, eine Schwäche in ihrem innersten Wesen und ein lebendiger Widerspruch zu persönlicher Freiheit vorkam, an die sie genauso leidenschaftlich glaubte.

An ihrem Konflikt können wir die Einstellung der modernen Frau zu ihrer eigenen Leidenschaft ablesen: Goldman empfand eine tiefe Scham über die Intensität ihrer Lust und die Art, wie dieser Druck sie zu einem Verhalten trieb, das sie ihrem «höheren Selbst» gegenüber als unwürdig empfand – und doch spürte sie, daß in einer Art und Weise, für die die Welt noch nicht reif war, dasselbe Verlangen das Tor zu einem halb erinnerten tieferen Selbst war. Wie für so viele Frauen heute waren Selbstbeherrschung, Klarheit und Kontrolle für sie ein weibliches Ideal. Als sie deshalb erkannte, wie weit ihr Verlangen sie über das hinaustrieb, was sie wollte, konnte sie ihr visionäres, analytisches Selbst nur als Betrug sehen. Sie predigte die freie Liebe, aber ihre Briefe zeigen, daß sie, obwohl sie es versuchte, keinen Weg fand, der diese Intensität mit irgendeiner Art von Würde verband.

«Wenn unser Briefwechsel je veröffentlicht würde», schrieb Goldman an Reitman, «wäre die Welt entsetzt, daß ich, Emma Goldman, die starke Revolutionärin, die Draufgängerin, die, die sich über Gesetze und Konventionen hinweggesetzt hat, so hilflos war wie eine schiffbrüchige Mannschaft in einem kochenden Ozean ... Emma Goldman, die Wollstonecraft des 20. Jahrhunderts, ist genauso schwach und abhängig wie ihre große Schwester, sie hängt sich an einen Mann ... Welche Ironie des Schicksals.» (Mary Wollstonecraft, die für die Autonomie der Frau in einer Art und Weise eingetreten war, die für das Ende des 18. Jahrhunderts skandalös und radikal war, hatte sich durch eine destruktive uneheliche Beziehung kompromittiert.) «Ja, ich bin eine Frau», fuhr Goldman fort, «und wahrhaftig zu sehr. Das ist meine Tragödie. Der große Abgrund zwischen meiner weiblichen Natur und der Natur der unnachgiebigen Revolutionärin ist zu groß, um mir im Leben viel Glück zu verschaffen.»

Ihre wichtigste Erkenntnis zum weiblichen Begehren, mit der sie fast ein Jahrhundert ihrer Zeit voraus war, ging in ihre Vorlesung *Sex: The Great Element for Creative Work* ein. Sie setzte sich mit Freuds Auffassung auseinander, daß Kreativität aus der Verdrängung sexueller Gefühle entstehe: «Der kreative Geist ist nicht ein Mittel gegen den Geschlechtstrieb, sondern ein Teil seines kraftvollen Ausdrucks ... Sex ist die Quelle des Lebens ... wo Sex fehlt, fehlt alles ... Liebe», erklärte sie, «ist eine Kunst, sexuelle Liebe ist ebenso eine Kunst.» Und schließlich stellte sie die Gemeinplätze der industriellen Ära auf den Kopf – und machte die alte Weltsicht wieder geltend, daß die «sexuelle Empfänglichkeit bei der Frau ausgeprägter ist und länger anhält als beim Mann». Einer ihrer populärsten Vorträge sprach voller Idealismus von einer Liebe, die befreit ist von der ökonomischen Ungleichheit zwischen Männern und Frauen, und sie ging so weit zu behaupten, daß die sexuellen Hemmungen der Frau zu Ehekonflikten und Scheidungen führten, wie auch sexuelle Ignoranz in Verbindung mit ökonomischer Verzweiflung Frauen in die Prostitution treibe.

«Emma Goldman: Feministin oder Schlampe?» könnte man fragen – und vor ebendieser Frage hatte sie eine tödliche Angst. Die Frage könnte man auch angesichts der verstoßenen, aber trotzdem leidenschaftlich liebenden Wollstonecraft stellen und sich an die Attacken gegen Gloria Steinem erinnern, als sie ihre leidenschaftlichen Gefühle zugab. Eine eigenartige Feindseligkeit richtet sich sowohl von männlicher als auch von weiblicher Seite gegen «Feministinnen, die zu sehr lieben». Es ist die Projektion unseres eigenen Versagens, die Dringlichkeit und sogar die Bedürftigkeit weiblicher sexueller Leidenschaft in die Stärke des weiblichen Charakters zu integrieren, die diesen feindseligen Reflex auslöst. Goldman unterschied sich hierin nicht von vielen anderen Frauen: Sie war eine Feministin mit echten Idealen und führte einen inneren Krieg gegen die «Promiskuität» ihrer sexuellen Gefühle und ihre Emotionalität, die sich auf einen Mann richteten. Wenn wir uns an die Wildheit weiblichen Begehrens erinnern, könnte man auch sagen: Sie war eine Frau mit einem lebendigen Geist und einem lebendigen Körper. Können wir einer solchen Vitalität in uns selbst, in der Welt, bei anderen Frauen Raum schaffen?

20 | *Das weiße Kleid*

Irgendwann, liebe Leserin, war es soweit. Ich heiratete. Und zu meinem Erstaunen stellte ich fest, daß ich, als der Termin näher rückte, über den einschlägigen Brautmagazinen brütete. Obwohl ich als Feministin die Institution der Ehe «dekonstruiert» hatte und genau wußte, daß eine weiße Hochzeit auf einer Tradition beruhte, die die Jungfräulichkeit der Frau als eine Art von Geldwährung sah und die Hochzeit als eine Art Transfer der Frau aus dem Besitz des einen Mannes in den Besitz des anderen, kehrte ich doch immer wieder zu den weißen Visionen zurück. Ich fing an, von einem Schleier zu träumen, von einem Strumpfband, einer Rose, einem Ring. Wonach sehnte ich mich?

Die Zeitschriften waren voll mit Details, die die nackten patriarchalischen Ursprünge der heute noch existierenden Traditionen bestätigten. Ich erfuhr, daß die Brautjungfern ursprünglich ähnlich gekleidet waren wie die Braut, um Räuber zu verwirren, die die Braut entführen und Lösegeld fordern würden. Der «best man» hatte seinen Ursprung in der alten Tradition, in der Krieger benötigt wurden, die dem Bräutigam halfen, eventuelle Entführer oder Vergewaltiger abzuwehren. Die Zederntruhe und die von der Schwiegermutter bestickten Taschentücher – sogar die Stickereien, die falschen Perlen und der Glitzer, der an den Miedern mancher Kleider herunterrieselte – sind Überbleibsel, die daran erinnern, daß Bräute und ihre Aussteuer im Grunde nichts anderes waren als Vieh, das man verkaufte. Sogar das Wort «Honeymoon» ging, wie ich herausfand, auf einen altenglischen

Brauch zurück, dem zufolge man das neue Paar für einen Monat wegschickte, um mit Honig gewürztes Bier zu trinken und zu lernen, wie man den Geschlechtsverkehr vollzog. Der Alkohol hatte die Funktion, sexuelle Hemmungen zu überwinden und die Ängste der minderjährigen Jungfrauen zu besänftigen. Die Männer hatten nun unbeschränkten Zugang zu den Körpern der Frauen, die sie nie zuvor gesehen hatten und deren eigene Meinung, ob sie ihren Partner attraktiv fanden oder nicht, bei der Entscheidung zu heiraten überhaupt keine Rolle gespielt hatte. Der Alkohol sollte schaffen, was sonst das weibliche Verlangen zustande brachte.

Aber im Mittelpunkt dessen, was ich mit halb schlechtem Gewissen «Brideland» nannte – dieses neue Land erfüllter materieller Wünsche –, stand natürlich das Kleid. Ich beschäftigte mich nur noch mit meinem Bedürfnis, ein Bild wiederherzustellen, das sich in meinem Kopf bereits vor langer Zeit festgesetzt hatte. Ich war damals sieben oder acht Jahre alt und saß neben meiner Großmutter auf der harten hölzernen Klavierbank in Stockton, während sie spielte. Das Lied, das sie sang, hieß «Raggle-taggle Gypsies» und war eine englische Ballade, die von einer jungen adligen Frau handelt, die ihr anständiges Frauenleben – ihr Haus, ihre Ländereien, den Mann, den sie bald heiraten wird – hinter sich läßt, um ein Leben voll Wanderlust und subversiven Gelüsten zu führen. «To got with the raggle-taggle gypsies, O.» Die Sterilität ihres Sexuallebens mit dem für sie bestimmten Partner war unschwer zu erraten: «Last night you slept in a goose-feather bed / With the sheets turned down so bravely, O / Tonight you'll sleep in a cold, open field / Along with the raggle-taggle gypsies, O.» Und ihre offene, trotzige Antwort ließ eine Leidenschaft vermuten, die sie für alle materiellen Verluste entschädigen würde: «Oh, what care I for my goose-feather bed? … Tonight», freute sie sich, «I'll sleep in a cold, open field, /

Along with the raggle-taggle gypsies, O.» Das Bild daneben zeigte einen dunklen Mann, zerlumpt, attraktiv, lächelnd.

Als ich mich durch Lagen von Tüll gekämpft hatte, fand ich zuletzt ein abgetragenes, zerschlissenes vergilbtes Kleid, das einen weiten Rock mit Filetstickerei hatte, den ich mir sofort an die Taille hielt. Das Kleid sah aus, als stamme es aus dem 18. Jahrhundert und sei von jemand getragen worden, der im Wald übernachtet hatte. Es wurde mir klar, daß ich als diese Art Renegatin heiraten wollte, die jede Nacht an einem anderen Platz schläft, wenn auch mit dem gleichen Mann. Ich wollte, daß das Kleid, das ich tragen würde, das Gegenteil von dem ausdrückte, was verheiratete Liebe so oft ist: Ich wollte, daß es ausdrückte, daß wir weiterhin reisen würden; daß die Sehnsucht mich auch danach noch aus dem Haus treiben würde; daß ich durch die Ehe nicht gezähmt würde.

Als ich mich umhörte, entdeckte ich, daß ich nicht allein war, wenn ich mehr als nur flüchtig über etwas nachdachte, was in Zeiten wie diesen vielleicht als das seichte Symbol eines veralteten Rituals angesehen werden könnte. Viele moderne Frauen, die heiraten, scheinen, egal, wie unabhängig und wie selbstbewußt sie sind, immer noch starke Gefühle mit dem Kleid zu verbinden, das sie an ihrem Hochzeitstag tragen.

Was bringt dieses Ding einer modernen Frau, was sie nicht in ihrem alltäglichen Leben findet? Die Zeit, an die das Brautkleid am häufigsten erinnert, gibt einen Hinweis. Die zeitlose Zeit der traditionellen Hochzeit war das viktorianische Zeitalter – oder die Spätzeit der edwardianischen Epoche. Da finden wir die glockenförmige Krinoline, das korsettartige Mieder, das füllig aufgesteckte Haar, die Tournüre, die Hunderte von stoffüberzogenen Knöpfen am Rücken des Kleids. Kein Reißverschluß, kein Klebverschluß.

Es mag einen guten Grund geben, warum das zeremonielle

Gewand der Braut auf eine Zeit zurückgeht, in der die Befestigungsvorrichtungen, die die Körper der Frauen umgaben, schwer zu öffnen waren. An unserem Hochzeitstag richten wir uns mehr als sonst irgendwann an der Bildwelt des viktorianischen Zeitalters aus, und zwar genau deshalb, weil unsere Zeit die weibliche Sexualität und das weibliche Begehren verunglimpft. Wenige unter uns wünschen sich, daß die schlechten alten Tage einer erzwungenen Jungfräulichkeit zurückkehren. Aber bei vielen Frauen, mich eingeschlossen, gibt es einen schrecklichen spirituellen und emotionalen Hunger nach sozialen Umgangsformen und Ritualen, die die Sexualität und die Schöpfungskraft der Frau respektieren, ja, sogar verehren. Wir sind nicht länger Göttinnen, Priesterinnen oder Königinnen unserer eigenen Sexualität – wenn wir es denn je waren. Aber wir wollen es sein.

Paradoxerweise nehmen wir, wenn wir vom weißen Satin des formellen Brautkleids umhüllt sind, für ein paar kostbare Momente die verlorene sexuelle Würde einer Königin an. In «Brideland» sind wir an diesem Tag – im Gegensatz zu der «realen Welt», in der wir mit unseren Freunden am Strand herumalbern – schwer aufzuknöpfen, es ist schwer, an uns ranzukommen – man spürt uns kaum durch das steife Korsett. Wir werden wieder zu einem Schatz. In Weiß erlangen wir wieder unsere Jungfräulichkeit, es symbolisiert, daß der sexuelle Zugang zu uns etwas Besonderes ist. Wir tragen Buketts aus Rosen oder anderen üppigen Blumen, die schon immer die Genitalien der Frau und ihre Fruchtbarkeit symbolisiert haben. Schließlich setzen wir einen Schleier auf, Stellvertreter für das Hymen, den Schleier des innersten weiblichen sexuellen Selbst.

Dann zeigen uns die Brautmagazine Fotos über Fotos von Männern, diesen Meistern des Universums, wie sie vor uns auf den Knien liegen und uns geschliffene Edelsteine anbieten. Der alte Archetyp, der durch das Fieber der sexuellen Revolution aus dieser Welt verbannt war, lebt kurz wieder auf. Heilige Jungfrau, heilige Prostituierte, die zwei Offenbarungen kehren kurz zurück: einen Tag lang verehren Männer die Göttin weiblicher Sexualität. In derartigen Magazinen und in den Bräuchen, die eine formelle Hochzeit im Westen umgeben, zeigt sich ein Traum, der demonstriert, wie öde die Welt geworden ist, seitdem dem weiblichen Begehren die Aura, die magische Kraft, sogar die Heiligkeit genommen wurde.

Ich möchte nicht zu den Werten des vorfeministischen «Weiblichkeitswahns» zurückkehren. Aber vielleicht bringt uns das Wissen, daß wir das Gefühl für den Wert und die Macht weiblichen Begehrens verloren haben und daß wir alle unter diesem Verlust wie unter einer körperlichen Unzulänglichkeit leiden, dazu, neue Rituale, neue Gesetze und neue Lektionen für unsere Töchter zu finden. Rituale, die sowohl Männern als auch Frauen vermitteln, daß weibliches Begehren von unschätzbarem Wert ist – und zwar nicht nur für einen teuren Tag. In der Zwischenzeit haben wir nur einen schwachen Schimmer von dem, wie eine Kultur aussehen könnte, die das weibliche Begehren verehrt. Und wer würde sich in diesen verführerischen Strömungen nicht gern eine kleine Weile treiben lassen? Ich habe es getan.

Eine College-Freundin half mir, mich für die Zeremonie vorzubereiten. Sie setzte mir den Schleier auf und schüttelte die Volants auf. Ich war froh, daß der Tüll vergilbt war. Es brachte mich fast zum Lachen, dieses alles andere als unverdorbene Material. Während ich es in dem Zimmer, in dem ich mich umzog, hochhob, erinnerte ich mich an die Art und Weise, wie wir mit vierzehn unsere Augenbrauen hochgezogen hatten, wenn wir über unsere Jungfräulichkeit sprachen. Wir hatten immer das näher bestimmende Wort «technisch gesehen» benutzt.

«Technisch gesehen» war das Kleid weiß. Das Alter des Stoffes, die Tatsache, daß er der Luft und der Berührung verschiedener Hände ausgesetzt war, machten es schön für mich. Es stand für mein eigenes Mündigwerden, das ich in das Versprechen, das ich geben würde, mit hineinnehmen wollte. Wenn meine Vergangenheit mich auch vielleicht noch nicht zur Frau gemacht hatte – was immer das auch sein mochte –, sie war zumindest hilfreich gewesen, mich mit ersten Ansätzen eines Selbst zu versorgen, das ich jemandem schenken konnte.

21 *Zeit und Ort: 1996*

Mit dreiunddreißig war ich zurückgekommen, um die Vergangenheit einer Prüfung zu unterziehen. War das, woran wir uns erinnerten, wirklich so extrem gewesen, wie es mir heute, vom Standpunkt der Gegenwart aus gesehen, vorkam?

Ich hatte mein «erwachsenes» Leben für diese kurze Reise dreitausend Meilen weit hinter mir gelassen. Mutter, Ehefrau, Schriftstellerin, Hypothekenzahlerin, all diese verantwortungsvollen Ausprägungen meines Ichs hatte ich abgeschüttelt. Ich fühlte mich gefährlich leicht. Ganze Schichten meiner Identität und meiner Erfahrung fielen wie unangemessen schwere Kleidung von mir ab. Für einen Augenblick streifte ich wieder umher, machte mich auf den Weg, war ein Teenager, dieses wilde, knisternde, eigennützige Wesen. Ich war voll nervöser Aufregung, wieder zu meiner Mädchenzeit heimzukommen, zum Haight und zu dem Wind, der unaufhörlich vom Meer herüberblies und nach Eukalpytus roch.

Nachdem ich mein Gepäck losgeworden war, lief ich durch meine alte Gegend. Die Nacht war von oben her erleuchtet, wie von Kerzenlicht, das durch blaues Glas scheint. Das gibt es vermutlich nirgendwo sonst. Überall nahm ich irgendeine Kleinigkeit wahr, von der ich glaubte, daß sie die Touristen nicht sehen würden, und die mich den banalen Postkartentext «jedermanns Lieblingsstadt» vergessen ließ und die Stadt zu etwas Wirklichem machte, das mir gehörte. Es war das feine Sediment der Stadt, das Simse und Verzierungen verschmierte und sich, vom kühlen Wind verweht, in den Ekken sammelte.

Ich hatte das Gefühl, daß ich ewig so weiterlaufen müßte. Ich wollte diese Mädchen wiederfinden, die wir einmal gewesen waren. Schließlich hielt ich vor dem Hotel an, in dem ich meine Jungfräulichkeit verloren hatte. Es war noch weiter heruntergekommen. Die jüngste Geschichte des Gebäudes spiegelte die Geschichte der Zeit: die Saunen in dem Haus daneben waren vom Gesundheitsamt geschlossen worden, als die Aids-Gefahr erkannt worden war. Ein Dauergast erzählte mir, daß das Hotel in den achtziger Jahren zum Crack-Schuppen geworden war. Inzwischen saßen junge Leute mit tätowierten Gesichtern in der Lobby und rauchten. Es war eine billige Unterkunft für Jugendliche, in der harte Drogen verkauft wurden. Ich hätte mich heute nicht sicher genug gefühlt, das zu tun, was ich damals getan hatte.

In der Valencia Street streifte ich durch die New-Age-Geschenkläden. Inzwischen gab es Vulva-Plastiken und Phallen aus Kristall in verschiedenen Ausführungen. New Age ist freundlicher zu Frauen, als es die Subkultur der Hippies war. Aber die Abbildungen waren immer noch in Augenhöhe einer Achtjährigen ausgestellt, und zwei kleine Jungen, die ungefähr in dem Alter waren, standen am Ladentisch und versuchten einen Kristall zu finden, auf dem ihr Tierkreiszeichen war. Ich ging am Good-Vibrations-Laden vorbei, einem sauberen, gut beleuchteten Geschäft, in dem sich engagierte junge Frauen mit sympathischen sauberen Gesichtern tummelten. Es war eine aufblühende Branche, sie verkauften profeministische erotische Bücher und Sexspielzeug. Ich hatte gehört, daß sich ihre Verkäufe in einem Jahr um 200 Prozent gesteigert hatten und daß eine neue Serie von Sexspielzeugen in leuchtenden, glücklichen Farben produziert worden war, die wegging wie warme Semmeln. In einem Café, das voll war mit jungen Leuten mit Topfschnitt und Stiefeln, spürte ich wieder diesen typischen San-Francisco-Schauder, in einem

Raum zu sein, in dem dich Mädchen, Jungen, Leute ganz allgemein ansprechen können, bei denen du nicht weißt, welchem Geschlecht sie angehören.

In einem baufälligen Kino schaute ich mir den Film *Summer of Love* an, die Dokumentation über das Haight-Ashbury der sechziger Jahre. Während ich Popcorn aß und allein in der Dunkelheit auf die Leinwand starrte, entdeckte ich, barfuß in einer Menge von einem Be-In über den Hippie-Hill schwebend, in einem langen Beduinengewand, Amuletts um den Hals und das Friedenszeichen in die Kamera machend, meine fünfundzwanzigjährige Mutter. Zurück in meiner Gegend sah ich, daß der Free Store in ein elegantes Restaurant umgewandelt worden war, das pazifisches Essen servierte. Von dem «Evolutions»-Wandgemälde blätterte die Farbe ab. *Befreit eure Lust* las ich auf einem Poster am Fenster der Klinik. Es gab ein Hippie-Wandgemälde in psychedelischen Farben und ein ähnliches Überbleibsel aus den Achzigern tönte in Grau, Rot und Schwarz: *Wenn du einmal das Reich der Leidenschaft betrittst, bist du für immer ein Sklave*. In einem Schaufenster neben meinem Hotel hing die Vergrößerung einer Karikatur, die den ZAP-Comics ähnelte, die meine Generation so geprägt hatten: Jesus, wie er mit einer Nonne vögelte.

Ein Aufgebot junger blonder Heroinsüchtiger saß mit Kochgeschirr auf dem Bürgersteig. Ihre Bettelsprüche hatten sich mit der Zeit geändert. «Gibst du mir einen Vierteldollar, um high zu werden?» war früher der beliebteste Spruch. Jetzt fragte ein Mann mit einem kleinen Dachshund im Schoß, der aussah, als ob er Beruhigungsmittel bekommen hätte: «Möchtest du meinen Hund streicheln?» Und ein dürrer Typ fügte hinzu: «Gib mir einen Vierteldollar, damit ich ein Nazi-Trottel werden kann.» Seine Freundin lachte über ihn und über mein Gesicht. In einer Ecke hockte eine Frau um die Dreißig, die aussah, als sei sie einmal eine Debütantin gewesen, zusammengekauert in einem Einkaufswagen und betrachtete in aller Ruhe die Szene. Irgend jemand übergab sich. Es kam mir so vor, als ob auf der Haight Street zur Zeit immer einer kotzte. «Es ist das Heroin», sagte Jeanne, die die Gegend kannte, als ich es erwähnte. «Es bringt dich zum Kotzen.»

Ich ging zum Hotel zurück. Das Gebäude aus dem Jahr 1904 war fuchsienrot gestrichen, es gehörte einer lächelnden, in Kunst machenden Matrone, die sich Sami Sunchild nannte. Es war jetzt ein lebendes Museum der Sechziger. Ich fand es eigenartig, in einer Touristenattraktion zu wohnen, die dazu diente, für aufgeregte Besucher etwas neu zu erschaffen, was ich aus meiner Kindheit kannte.

Jedes Zimmer war nach einem Motiv aus den Sechzigern gestylt. Es gab den Summer-of-Love-Raum, der mit Postern aus der Fillmore Street geschmückt und mit Meditationstapes ausgestattet war; den Friedensraum, der wie ein japanischer Garten wirkte, und mein Zimmer, den Regenbogenraum, mit einem Baldachin in psychedelischen Farben über dem Bett. Eine sonderbare Darstellung einer Zeit, die zumindest ich noch ohne Ironie erlebt hatte. Ich hatte versucht, meine eigenen Geister zu beschwören, als ich eincheckte und mir ein Zimmer für mich ausdachte: einen Chicago-1968-Raum zum Beispiel, einen Kent-State-Raum usw. Aber heimliche Witze waren unangebracht, das Motto des Hotels war «Frieden».

«They say that I'm a dreamer, but I'm not the only one» lautete der Werbeslogan des Hotels in der Zeitung. Das Gästebuch war voll mit verschiedenen Botschaften und guten Wünschen. «Der Geist von Woodstock lebt! Love, Bill und Suzanne, Sydney, Australien»; «Amor y Paz desde Puerto Rico»; und ein Eintrag in einer winzigen, regelmäßigen Handschrift: «Sehr geehrter Herr, ich habe mein Zimmer demontiert: Schrank, Tisch und Bett.» Das war nicht signiert.

Von meinem Zimmerfenster sah ich auf die Haight Street

hinunter, auf die vertrauten Szenen meiner Kindheit. Boutiquen boten Schuhe mit hohen Absätzen und Latexfesseln-Accessoires an. BIKER-SCHLAMPEN war die Titelüberschrift im Sexmagazin der Woche, das in metallenen Verkaufsautomaten auslag, die noch ähnlich aussahen wie die, die zwanzig Jahre früher an derselben Ecke gestanden hatten. Ich sah ein lebhaftes, vier Jahre altes Mädchen, das in einem Sportwagen die Straße hinuntergeschoben wurde.

Es wurde Abend, und der Nebel umhüllte die Straßenlaternen. Um Mitternacht wurden die meisten Läden geschlossen. Aber um einen jungen Vater und eine Gruppe von Freunden war noch etwas los. Sie saßen in einem Ladeneingang, amüsierten sich köstlich und spielten die Bongos für einen zehnjährigen kleinen Jungen ... Sollte ich die Polizei alarmieren oder zu ihnen hinuntergehen und mitmachen? Ich war zu Hause.

Trotz des ganzen Trümmerhaufens bin ich froh, daß wir all das erlebten, was wir erlebt haben, und daß wir es hier erlebt haben. Sicher hatten diese Zeiten auch düstere Seiten, die selbst noch das verdunkeln, was sie weitergaben. Zur Zeit ist es Mode, im Rückblick diese Jahre zu einer Zeit von Chaos und Dekadenz zu stilisieren, die nichts hinterließen als Krankheiten und zerrüttete Ehen.

Wir standen unter großem Druck und gingen Risiken ein, genauso wie jede Gruppe von jungen Mädchen. Wenn ich aber überlege, welches Glück wir mit dieser Zeit hatten, bin ich manchmal ganz geblendet. Diese zehn oder fünfzehn Jahre, in denen wir erwachsen wurden, waren zumindest für uns Mädchen eine Phase, die noch nie zuvor möglich war und vielleicht auch nie wieder möglich sein wird. Ja, auch wir mußten erfahren, was Mißbrauch, Scham, Gefahr, Spott und verletzende Mythen waren, aber in dieser kurzen Zeit wurde weibliches Begehren, das noch immer von so vielen Warnungen und Drohungen eingezäunt war, trotz allem in entscheidender Weise befreit. Am Anfang dieses Buches ging es um die sexuelle Revolution und die Tatsache, daß die Befreiung von uns jungen Frauen nicht wirklich zu Ende gebracht worden ist. Trotzdem war eine gewisse Einstellung zur Sexualität neu, für jede von uns selbstverständlich, wenn auch in persönlich unterschiedlicher Weise. Die Vorteile der Freiheit, die wir hatten, waren nicht so sehr das Ergebnis der sexuellen Revolution, die die quasitechnische Emanzipation brachte. Vielmehr ist dies eher den Bemühungen der (immer noch unabgeschlossenen) feministischen Revolution zu verdanken, die das Denken der Frauen emanzipierte, gerade im Hinblick auf das Recht, ihre Sexualität zu definieren und zu verteidigen. Für die erste Generation junger Frauen, die nach der sexuellen Revolution erwachsen wurden, ist wohl deshalb das Organ, das am besten die Folgen eines realen sozialen Wandels registrierte, nicht die damals so heiß diskutierte Klitoris, sondern unser Verstand.

Was habe ich gelernt, als ich in unsere Teenager-Jahre zurückging und mir überlegte, was wir im Licht dessen, was wir nicht wußten, wußten? Daß die alte Wahrheit «Sex spielt sich im Kopf ab» eine wesentlich komplexere Wahrheit ist, als ich je gedacht hätte. Für uns war Sex nicht so sehr das, was man uns lehrte zu *tun*, sondern wie man uns lehrte, ihn zu *denken*. Dieser Rahmen bestimmte, ob wir uns im Zusammenhang mit einer bestimmten sexuellen Geste oder Tat schwach oder stark, schmutzig oder kostbar, selbstbestimmt oder anderen ausgeliefert fühlten.

Was uns schadete, waren nicht so sehr körperliche Bedrohungen, sondern seelische Herabsetzungen; was wir aus unserem «befreiten» Zeitalter als Gewinn mitnahmen, war nicht so sehr ein technischer Vorteil als die *Ahnung* einer besseren Art sexuellen Bewußtseins. Können wir uns für unsere Töchter noch bessere Informationen vorstellen, die eine bessere sexuelle Kultur ermöglichen? Ja. Wir können sie ermutigen zu glauben, daß die Vorstellung einer weiblichen Sexualität, die Teil des Göttlichen ist, nicht als Kuriosität in den Geschichtsbüchern vergraben bleiben muß, sondern eine Sache ist, auf der ihr tägliches Leben basiert. Wir können unsere Töchter lehren, daß Scham zum Akt des Mißbrauchs oder der Entwertung weiblicher Sexualität gehört, mit Sexualität selbst aber nichts zu tun hat. Es ist mir bewußt, daß ein Buch wie dieses am Ende mehr Fragen aufwirft, als es beantworten kann. Sexualität ist etwas so Persönliches, und die Schaffung einer sexuellen Kultur ein so subtiles gemeinsames Unternehmen, daß jede Art einfacher Rezepte eine zu grobe Antwort wäre. Aber welche Hinweise oder Ahnungen, wie wir es besser machen können, könnten wir mitnehmen?

Wir könnten den Vorsatz mitnehmen, unsere Geschichte aufzuschreiben. Für Jungen im Teenageralter ist es besonders wichtig, wenn wir sie mit dem Wissen über die sexuelle Subjektivität, Neugier, Sensitivität und Menschlichkeit heranwachsender Mädchen versorgen, denn die Erziehung dieser Jungen basiert hauptsächlich und in destruktiver Weise auf einer karikierenden Sicht von Mädchen. Geschichten haben einen Zauber, der ein Stereotyp mit Menschlichkeit auffüllen kann. Ein Mann in meinem Alter, Vater einer Tochter, sagte, nachdem er einige der Berichte gelesen hatte: «Ich erkenne mich selbst darin. Für uns war es nur ein Spiel. Ich habe nie wirklich realisiert, daß da ja Persönlichkeiten betroffen waren.» Er wünschte sich für seine Tochter, daß sie in einer anderen sexuellen Kultur aufwachse: «Es sollte nicht zuviel verlangt sein, zu fordern, daß sie einfach in dem Gedanken aufwachsen kann, daß die Art und Weise, wie sie denkt und sich entwickelt, okay ist.»

Wenn wir für unsere Geschichten Raum schaffen, wird das

nicht nur helfen, die Umgebung der Mädchen, die zur Zeit aufwachsen, zu verändern; es wird, glaube ich, auch erwachsene Frauen stärken. So viele Frauen, die mit mir gesprochen haben, waren sich sicher, daß die Dinge, die ihr Mündigwerden bestimmten, entweder trivial oder beschämend waren. Doch wenn man sich fragen muß, ob das Innerste der eigenen Identität lächerlich oder verachtenswert ist, kompromittiert das die eigene Würde radikal. Die Behauptung, daß ein bestimmter Wesenszug – eine Hautfarbe, ein Gesichtszug, eine biologische Reaktion – eine Person degradiert, entspricht dem Gedankenmodell, auf dem Rassismus, Antisemitismus und Homophobie beruhen. Wenn Mädchen und Frauen es aus Scham unterlassen, sich eine eigene Sexualität oder eine sexuelle Vergangenheit zuzugestehen, preßt sie das in eine moderne Form von «So-tun-als-ob». Das Bedürfnis, als jemand zu gelten, der man nicht ist, bringt eine Anfälligkeit für äußerliche Ängste um die eigene Weiblichkeit im Privatleben mit sich – und auch eine Verwundbarkeit am Arbeitsplatz, die damit zusammenhängt, daß man eine Frau ist. Mit anderen Worten: Wenn es einem jungen Mädchen erlaubt ist, stolz auf seine sich täglich mehr entwickelnde sexuelle Weiblichkeit zu sein, dann erlangt es vielleicht die «Sicherheit», von der Margaret Mead sprach, und ist weniger anfällig für die Schmeicheleien von Industrien und Ideologien, die eine sexuelle Weiblichkeit versprechen. Und es ist weniger anfällig für die Pressionen, die bereitgestellt sind, Frauen ihrer Sexualität wegen zu stigmatisieren.

Es ist offensichtlich, daß Mädchen in unserer Kultur bessere *rites de passage* brauchen. Diese Rituale erfordern, wie wir gesehen haben, Härte, eine Trennung von den Männern und von der alltäglichen Umgebung und den Austausch von ganz spezifischem Wissen. Es ist wichtig, daß erwachsene Frauen, die nicht zur Familie gehören, an einer solchen Initiation teilhaben. Ich würde vorschlagen, daß in einer Gruppe von Freunden, die Kinder haben, bei der Geburt einer Tochter irgend jemand verbindlich die Verantwortung übernimmt. Die vertraute Funktion des Paten wird dadurch ersetzt oder ergänzt. Die Person, die sich dieser Verpflichtung unterzieht, sollte sich mit ein paar anderen Frauen und einer kleinen Gruppe von dreizehnjährigen Mädchen zusammentun und sich, wenn es die Umstände erlauben, irgendwohin zurückziehen. Es kann eine Wanderung sein oder ein Zeltlager, wie es Schule, kirchliche Organisationen oder Familien organisieren, oder wenigstens ein informelles Treffen, bei dem nur Frauen anwesend sind. Bei dieser Gelegenheit sollten die älteren Frauen alles, was sie über Weiblichkeit wissen, an die jüngeren weitergeben und *jede Frage* beantworten, die die Mädchen stellen. Je nach Kultur und Religion sollten die älteren Frauen den jungen Fertigkeiten und Techniken beibringen, wie zum Beispiel Selbstverteidigung, Verhütung, sexuelle Lust und Elternsein, und sollten eine Ethik des Erwachsenseins und der sexuellen Verantwortlichkeit an sie weitergeben – und ihnen damit auch zu der Erkenntnis verhelfen, wann sie wirklich soweit sind, zu Frauen zu werden.

Auch könnten sich die Freunde einer Familie verpflichten, Teil einer Wissensinitiation zu sein: sie könnten ihr professionelles Wissen an das Mädchen weitergeben, das zu führen sie sich verpflichtet haben. Ich zum Beispiel bin eine solche Verpflichtung auf Gegenseitigkeit den naturwissenschaftlich orientierten Eltern einer zweijährigen Tochter gegenüber eingegangen. Wenn meine Tochter größer wird, werden sie ihr die Naturwissenschaften nahebringen, Experimente mit ihr durchführen und ihr erklären, welche Jobs es auf diesem Gebiet gibt – einem Bereich, von dem ich keine Ahnung habe. Ich wiederum habe mich verpflichtet, ihre Tochter in alles einzuführen, was mit Schreiben, Lesen und Literatur zu tun hat. Durch einen solchen Austausch von Förderung und Verpflichtung fühlen sich Mädchen nicht nur innerhalb ihrer Familien, sondern in der erweiterten Gemeinschaft, dem Ort initiatorischer Spannungen, anerkannt. Und die Spannbreite dessen, was sie lieben und worin sie erfolgreich sein können, wird größer.

Die erwachsenen Frauen können Möglichkeiten unseres eigenen sexuellen Bewußtseins aufzeigen. Sexualität ist etwas sehr Persönliches. Jede Frau hat ihr eigenes Muster, um van de Veldes Metapher zu verwenden. Die Collage ist eine alte Kunstform, und zwar eine weibliche, in der verschiedene Arten von farbigem Papier in willkürliche Schnipsel geschnitten und dann zu einem Bild zusammengefügt werden. Ich hoffe, daß das Sammeln so vieler gemischter, verschiedener «promiskuitiver» Bilder und Szenen weiblicher Sexualität und weiblichen Begehrens dazu dient, denen, die der alten monochromen Szenen und der alten flachen Charaktere müde sind, eine Reihe neuer Alternativen zu bieten. Ich bin überzeugt, daß Frauen sie auf individuelle Weise verwenden, wie sie sie brauchen, und daraus Landschaften des Gefühls neu erschaffen und zusammenfügen, die ihrem eigenen einzigartigen Muster mehr entgegenkommen. Und ich hoffe, daß es auch für die Männer von Nutzen ist, die mehr darüber erfahren wollen, was Frauen wirklich wünschen, und die Intuition bestärkt, die viele Männer haben: daß die sexuelle Persönlichkeit von Mädchen und Frauen komplizierter, unwiderstehlicher und subtiler ist, als es uns unsere Kultur zu erkennen erlaubte.

Denn obwohl das Jahrhundert dem weiblichen Begehren ernstliche Beschränkungen auferlegte, fügte sich die Geschichte der weiblichen Sexualität doch nicht gradlinig der Unterdrückung. Freude, Natur und Liebe haben sie kontinuierlich untergraben. Und Generationen von Frauen haben sich trotz all der kulturellen Widerstände, die ihnen in den Weg gelegt wurden, auf sich selbst besonnen.

Erklärt die Spannkraft, die von der Intensität weiblichen Begehrens ausgeht – dieses goldenen Fadens des Eros, der beharrlich im dichten Gewebe der Geschichte auftaucht –, weshalb die weibliche Leidenschaft angst machte und macht? Wenn die weibliche Sexualität nicht im Grunde irgendwie subversiv wäre, hätten die, die sie zu unterdrücken suchten, wohl kaum so hart und so lange gegen sie gearbeitet. Vielleicht haben Männer intuitiv das Potential von Frauen für eine Wildheit gespürt, die, wenn sie nicht unterdrückt oder in die Gesellschaft integriert wird, Frauen von Haus und Herd und hin zu Feuer und Flüssen und in die Arme von Fremden lockt – wie es bei den gelangweilten, unterschätzten römischen Matronen geschehen war.

Das lange strenge Protokoll männlicher Anstrengungen, die Schlampe zu bestrafen, scheint auf dem intuitiven Wissen um die tatsächliche erotische Natur der Frau und ihre tatsächlichen magischen Kräfte zu basieren. Voraussetzung ist der Verdacht, daß Frauen, wie Zauberinnen, eine andere Gestalt annehmen und sich erotisch an einen Ort begeben können, an den ihnen kein Mann folgen kann. Anatomisch gesehen könnte das, wie wir gesehen haben, durchaus wahr sein. Frauen *sind* das sinnlichere Geschlecht. Teiresias hatte recht. Die Natur des weiblichen Begehrens kann Frauen tatsächlich in ein Stadium der «Verrückung» katapultieren, eine Ebene der Lust, die einem Betrachter, dessen Körper ihn nicht zu diesem Bewußtseinszustand tragen kann, unirdisch erscheinen muß. Traditionelle feministische Theorien vertreten die Ansicht, daß die männliche Furcht vor der weiblichen Sexualität eine reine Projektion männlicher Lust und männlichen Frauenhasses sei. Aber was wäre, wenn der Kampf, weibliche Leidenschaft unter Kontrolle zu bringen, ein

Kampf gegen eine mächtige, potentiell zerstörerische Macht wäre, die in den Frauen steckt?

Diese Möglichkeit entschuldigt Frauenhaß keineswegs, es könnte allerdings den anhaltenden Glauben erklären, den man in vielen nicht miteinander verbundenen Kulturen findet, daß ihr Begehren Frauen zu sexuellen und mächtigen magischen Wesen macht. Vielleicht sind Frauen *wirklich* sexuelle, mächtige magische Wesen.

Was könnten wir lernen, wenn wir das endlich akzeptieren würden? Weibliches Begehren nicht zu unterdrücken, wie das in der Vergangenheit geschehen ist. Es auch nicht in Form eines Witzes, der auf Kosten der Frau geht, zu entwerten, wie das heutzutage oft geschieht, sondern es voll in unsere Kultur zu integrieren. Unsere Weigerung, uns mit der wahren Natur des weiblichen Begehrens auseinanderzusetzen, ist destruktiv, für uns selbst wie für die Gesellschaft. Die Hälfte der Eheschließungen endet heutzutage in Scheidungen. Die meisten Scheidungen werden von Frauen eingereicht. Darunter sind zumindest einige, die erschöpft sind, weil ihre Sinne ausgehungert wurden, die erotisch einsam sind.

Was geschähe mit der Scheidungsrate, wenn wir akzeptieren würden, daß Frauen nicht neurotisch, besitzergreifend oder pathologisch bedürftig sind, wenn sie sich danach sehnen, berührt, angeschaut, liebkost, tief geküßt und mit Sinnlichkeit umgeben zu werden – wenn sie sich danach sehnen, eine Art sexueller Anbetung oder Verehrung und ein «extremes» Ausmaß an Lust zu erhalten? Andere Kulturen haben besser verstanden, daß *Frauen eben so gemacht sind* und nur so ihre natürliche Erotik im Gleichgewicht bleibt. Wie würden unsere Kultur und unsere Scheidungsrate aussehen, wenn wir es wagen würden, Männern die Fertigkeiten beizubringen, die die promiskuitiv reagierenden Körper der Frauen in einem monogamen Leben glücklich machten? Wie sähe das sexuelle

Verhalten der heranwachsenden männlichen Jugendlichen aus, wenn ihnen beigebracht würde, Mädchen weder als prüde noch als Schlampen zu behandeln, sondern als werdende sexuelle Göttinnen, und ihre Sexualität und Fortpflanzungsfähigkeit gleichermaßen zu respektieren? Wie würde unsere gewalttätige Landschaft aussehen, wenn Männer der Ansicht wären, daß wahre Männlichkeit darin bestehe, ein außergewöhnlicher Liebhaber für eine lebenslange Partnerin zu werden?

Was würden wir bekommen, wenn wir es der weiblichen Leidenschaft erlaubten, unsere Welt wirklich zu betreten und in ihr zu wohnen?

Was auch immer daraus entstehen würde, zumindest würden unsere Mädchen zu lebendigen Frauen heranwachsen.

Trotz allem bin ich meiner Heimatstadt dankbar für den Hoffnungsschimmer, den sie vermittelte. Die Bay Area der siebziger Jahre war ein Ort, an dem wir Mädchen einen gesunden Skeptizismus beibehalten konnten, wenn wir uns den Kopf an den Barrieren und Strafen stießen, die die weibliche erotische Entwicklung begleiten. Wenn die Verbindungsjungen die Frauen verfolgten, die Telegraph Street entlanggingen, wenn die Lichter auf Carol Dodas Brustwarzen blinkten, sogar wenn die Models auf dem Cover von *Seventeen* versprachen, daß alles einfach wunderbar wäre, wenn wir *nur* – es hatte sich genug um uns herum verändert. Wir waren in der Lage, wenn auch nicht öffentlich, so doch zu uns selbst, zu unseren Freunden zu sagen: «Das kann es nicht sein. Das kann nicht alles sein. Vielleicht ist Sex ja noch etwas anderes, vielleicht kann es anders sein, eine Frau zu werden, vielleicht ist es etwas, dessen Bedeutung ich mir selbst schaffen muß, während ich weitergehe. Los, ich will es herausfinden, indem ich es so erzähle, wie ich es empfunden habe.» Und ganz sicher folgen die Geschichten, die die Frauen mir für dieses Buch erzählt haben, weder den erotischen Drehbüchern der altmodischen Hugh-Hefner-Version der sexuellen Revolution noch den Berichten der Retrofeministinnen. In diesen Geschichten gibt es weder Schlampen noch Opfer, sondern entschlossene Autorinnen der eigenen Biographien, darauf bedacht, eine neue Philosophie des Begehrens zu schmieden – wie so viele Frauen, lang bevor wir oder unsere Mütter auch nur geboren wurden.

Er war irgendwie schön, sagte Jeanne über den männlichen Körper, obwohl sie anderthalb Stunden über die quälendsten sexuellen Erinnerungen ihrer Teenagerzeit gesprochen hatte. In einer Lebensgeschichte wie der ihren ist die Heldin meiner Erfahrung nach entschlossen, das, was Sex für sie ist und was er ihr bedeutet, keineswegs aus den Augen zu verlieren. In einer Zeit, die für Mädchen und Frauen so herausfordernd war wie die unsere, ist das das Beeindruckende an dem Unternehmen, «eine Frau zu werden». Das Recht darauf, «es zu tun», ging auf die sexuelle Revolution zurück, das Recht, es «auf meine Art zu erzählen», verdankte sich der feministischen Revolution. Nur wenn die zweite voll in die erste eingegangen ist – und das zweifellos zum Unbehagen vieler zeitgenössischer Ideologen von beiden Seiten –, wird eine nachhaltige Revolution stattfinden.

Wann, im Lauf der Jahre, «wurden wir zu Frauen»? War es, als wir das erste Mal Make-up auflegten? Bei unserem ersten Kuß? Als wir unsere sexuelle Identität entdeckten? Beim ersten Geschlechtsverkehr? Als wir unser erstes eigenes Geld verdienten? Als wir von der High-School abgingen? Als wir das erste Mal schwanger wurden, jedenfalls die, die es wurden? Als die, die schwanger waren, zum ersten Mal heirateten? Nein. Keins dieser Ereignisse machte uns zu Frauen. Ich glaube, daß wir in unserer Kultur zu Frauen wurden, als wir schrittweise die Entscheidung trafen, daß alle Markierungen, die man uns aufdrängte, falsch waren, auch wenn wir trotzdem nicht wußten, was es hieß, eine Frau zu sein, oder wann wir sicher dort angekommen waren. Irgendwie würden wir einen Weg finden, für uns selbst zu entscheiden, was es hieß, «eine Frau zu werden», auch wenn es noch so viele Kämpfe bedeutete.

Und wir alle fanden mehr oder weniger tatsächlich verschiedene Wege, die uns durchbrachten – zwar nicht immer den Weg, der uns dahin brachte, wo wir hinwollten, aber immerhin in die Nähe …

Ich schlief in dieser letzten Nacht in der Stadt nicht viel. Früh am nächsten Morgen, sobald es hell genug war, ging ich die Haight Street auf und ab. Es war ein Samstag. Ich sah die High-School-Mädchen, die in den Läden und in den Cafés jobbten. Sie schlossen die Türen auf und stellten die Tische nach draußen, viele hatten rot-schwarz lackierte Nägel und einen zotteligen Haarschnitt, oder sie trugen schwarze Jeans und ein T-Shirt. In einem Restaurant schenkte eine fröhliche junge Frau hinter dem Tresen einem Kellner eine Tasse Kaffee ein, und ihr Bizeps spannte sich unter einer blauen Tätowierung, die die Erde zeigte. In einem Café zählte ein nervöses Mädchen in einem Patchwork-Rock Wechselgeld ab. Ich sah den heterosexuellen und den lesbischen Mädchen zu, wie sie arbeiteten und mit den Kunden lachten, ich beobachtete die hübschen Jungen und die heißen Girls, die erwachsenen Frauen und die Männer. Ich glaube, ich sah etwas von dem in ihnen, was wir damals waren: ironisch, idealistisch, subversiv, neugierig – sie machten das Beste aus dem, was sie hatten.

Dann ging ich zur Spitze der Parnassus Street hinauf, wo die Häuser an die Wolken stoßen. Ich blickte über Panhandle, Park und Cole Valley. Ich erinnerte mich, wie wir mit vierzehn mit unseren Fahrrädern über die Hügel gefahren waren.

Ich dachte daran, wie es sich angefühlt hatte, daß einem so kalt war, wie wir uns gegen die Schwerkraft gestemmt hatten, wie wir uns fühlten, wenn wir uns in Zeit und Raum von Minute zu Minute veränderten. Und ich erinnerte mich, wie wir lachten, als uns der Wind den Atem verschlug, weil jede schneller sein wollte als die anderen.

Anmerkungen

Einleitung: Sexualität in der Ichform

S. 10 wichtige Arbeiten: Die wichtigsten Bücher unter den neueren Beiträgen zu diesem Genre sind: Lyn Mikel Brown und Carol Gilligan, *Die verlorene Stimme. Wendepunkte in der Entwicklung von Mädchen und Frauen*, München 1997; Mary Piphers Buch *Pubertätskrisen junger Mädchen und wie Eltern helfen können*, Frankfurt/M. 1996; besonders das Kapitel «Sex und Gewalt»; und Peggy Orenstein, zusammen mit der American Association of University Women, *Starke Mädchen – brave Mädchen. Was sie in der Schule wirklich lernen*, Campus, Frankfurt/M. 1996.

S. 12 aus dem Lateinischen: *Concise Oxford Dictionary*, 5. Auflage, hrsg. von H. W. Fowler und F. G. Fowler.

S. 15 *Unsere Körper – Unser Leben*: Wendy Sanford und Paula Doress, die mit dem Boston Womens' Health Book Collective verbunden sind, gehen in ihrem Artikel «*Our Bodies, Ourselves and Censorship*», *Library Acquisitions: Practice and Theory* 5, 1981, S. 133–142 der Geschichte der Zensurbemühungen nach, die sich gegen *Our Bodies, Ourselves* richteten. Erste Zensurversuche begannen 1977 und erreichten ihren Höhepunkt während der Amtszeit Reagans. Die Autorinnen listen zwanzig Gemeinden auf, in denen versucht wurde, das Buch aus den Bibliotheken zu entfernen. Zu den Verteidigern des Rechts von Bibliotheken, das Buch in ihre Regale zu stellen, gehörten die American Civil Liberties Union, regionale NOW-Gruppen, Bibliothekare, Schüler und Eltern. In ihrer Erklärung, warum das Kollektiv das Buch ursprünglich konzipierte, bemerken Sanford und Doress: «Wir entdeckten … daß Sex für viele von uns ein peinliches Thema war. Man hatte uns beigebracht, unsere Körper nicht zu kennen und ihnen nicht zu vertrauen und unsere sexuellen Gefühle nicht zu akzeptieren. Die sogenannte sexuelle Revolution machte die Dinge nicht viel besser, wir brauchten mehr Information, mehr gleichberechtigte Beziehungen und mehr Respekt vor uns selbst.» Nachdem sie diese einfache Zielsetzung formuliert hatten, wiesen die Autorinnen darauf hin, daß «der am häufigsten vorgebrachte Einwand der Zensoren der Neuen Rechten der war, daß das Buch junge Leute auf den falschen Weg bringe. Zumeist zielten die Versuche, seine Benutzung zu beschränken, darauf, es von Teenagern fernzuhalten». Die Autorinnen berichten, daß Jerry Falwell seine Wähler warnte: «Sie (die weltlichen Humanisten) realisieren, daß wir freier Liebe, freiem Sex nicht zustimmen, also unterziehen sie unsere Kinder einer Gehirnwäsche.» Die Autorinnen beschreiben die Position derer, die den Vertrieb des Buches einschränken wollten, so: «Sie befürchten, daß die Offenheit einiger Kapitel des Buches Teenager dazu verleiten könnte, Sex, lesbische Liebe, Abtreibung, das Leben in einer Wohngemeinschaft und andere ‹Perversionen› auszuprobieren. Diese Möchtegern-Zensoren übersehen die aufdringlichen sexuellen Botschaften und den Druck, mit denen die Medien Teenager Tag für Tag bombardieren.» Die Zustimmung eines Arztes gibt vielleicht einen Hinweis auf die unausgesprochenen Gründe, die hinter diesen Versuchen stehen: «... es gibt kein anderes Buch, das sich damit messen kann: Es ist eine ehrliche, medizinisch umfassende Darstellung der weiblichen Sexualität, die aktiv Scham und Unwissen entmutigt und statt dessen Verantwortungsbewußtsein und Selbstbestimmung ermutigt!» (Sanford und Doress, S. 136) Jim Evans, ein Pfarrer in Swansville, Maine, führte einen regelrechten Kreuzzug gegen das Buch, indem er behauptete, es «befürworte Abtreibung, lesbische Liebe, Inzest und Sodomie». In einem offenen Brief vom 1. Januar 1981 an die «Moralische Mehrheit» wählt sich Falwell für seine Schmähungen das Kapitel «The Anatomy und Physiology of Sexuality and Reproduction». In *The Bellevue American*, einer Lokalzeitung aus Bellevue, Washington, wird die PTA-Präsidentin Mary Cirineo mit einer Warnung zitiert, daß «es zwei Klassen von jungen Mädchen gibt.

Aus den Mädchen, die zur Promiskuität neigen, wird das Buch Prostituierte machen, denn es gibt ihnen schnelle Information, nach der sie nicht lange suchen müssen» (Claudia Mitchell, «Woman Confident She'll Recruit More Parents in Book-Banning Campaign», *The Bellevue American* vom 10. April 1979). Siehe auch American Library Association, *Newsletter on Intellectual Freedom* 32, März 1983, S. 55, und Carol E. Iaciofano, «Women Know Thyself: A Fight Against the Book Banners», *Boston Herald-American*, 28. Aug. 1981.

S. 17 McCarthy: Siehe Mary McCarthy, *Eine katholische Kindheit. Erinnerungen*, München/Zürich 1966, S. 196/197. Ihre Beschreibung einer Art sexuellen Initiation mit fünfzehn ist ein klassischer Beleg für die sich distanzierende Stimme der «sexuellen Aphasie», für den Verzicht auf das Selbst zugunsten eines dissoziativen Mittels wie Alkohol. Es wird von einem heranwachsenden Mädchen erwartet, daß es in dieser Weise reagiert, wenn es sein sexuelles Ich erlebt und kennenlernt. Für eine Schriftstellerin, die über eine so ausgeprägte Beobachtungsgabe verfügt wie Mary McCarthy, ist dieser Abstieg in die Passivität äußerst erstaunlich. «Einige Stunden später erwachte ich in einem fremden Raum und sah, daß ein Mann mit mir im Bett lag ... Und ich hatte keine Erinnerung an das Zimmer oder wie wir hineingeraten waren ... Ich war unbekleidet ... Die allererste Nacht, der allererste Mann ... Nichts sei geschehen, murmelte er immer wieder ... Das war sicherlich nicht alles, erklärte nicht, was *er* hier, die Arme um mich gelegt, tat. Ich beschloß, nicht zu fragen. Falls ein beträchtliches Maß an Knutschen stattgefunden hatte (woran die Erinnerung mir nebelhaft zurückkam), wollte ich nichts darüber hören ... Ob ich ‹eine Niete gezogen› hätte, fragten sie (ihre Freundinnen) besorgt. Ich mußte sie um die Erklärung des Ausdrucks bitten. Hieß ‹eine Niete ziehen› etwas anderes als ‹schlappmachen›? Oh, etwas durchaus anderes, erwiderte Ruth; denn hierbei ging man umher, tat und sagte Dinge, auf die man sich später nicht mehr besinnen konnte. Ein eigenartiges, erinnerungsschweres Lächeln huschte über die versammelten Gesichter ... Macht nichts, sagte Ruth freundlich. Betty hatte auch ‹Nieten gezogen›, als sie noch jünger gewesen war.» Vergleiche diese Abdankung der sexuellen Stimme in den Memoiren mit der lebendigen Szene sexueller Selbstentdeckung und sexueller Lust in dem fiktiven Bericht, in dem McCarthy ihr Aufwachsen mit ihren Altersgenossinnen beschreibt: *Die Clique*, München/Zürich 1964, S. 38–55.

Siehe auch Carol Brightmans großartige Studie *Writing Dangerously: Mary McCarthy and Her World*, Clarkson Potter, New York 1992, besonders das Kapitel «Coming of Age in Seattle», S. 34–46, und «Seduction and Betrayal, S. 151–173.

S. 17 Barrett Browning: Elizabeth Barrett Browning, *Aurora Leigh and Other Poems*, hrsg. von John Robert Glorney Bolton und Julia Bolton Holloway, London 1995 (1856), S. 33: «Came a morn / I stood upon the brink of twenty years / And looked before and after, as I stood / Woman and artist, – either incomplete, / Both credulous of completion. There I held / The whole creation in my little cup / And smiled with thirsty lips before I drank, / ... The June was in me ... And roses redding where the calyx split. / I felt so young, so strong, so sure of God!»

S. 17 de Beauvoir: Simone de Beauvoir, *Memoiren einer Tochter aus gutem Hause*, Reinbek 1968, S. 279–281. Die klarsichtige und skrupulöse Simone de Beauvoir enthüllte in ihren Memoiren ihre frühe Aversion gegen Sexualität und betont in einer Sprache, die nahelegen könnte, daß sie vielleicht zu stark protestiert, ihr Angezogensein durch die intellektuelle Transzendenz sinnlicher Gefühle: «Woher kam mir dieser Widerstand, diese Voreingenommenheit? Hat wohl der Katholizismus in mir einen solchen Hang zur Reinheit hinterlassen, daß die kleinste Anspielung auf diese Angelegenheiten der Sinne mich in eine unsäglich bedrückte Stimmung versetzt? Ich denke an die Colombe bei Alain-Fournier, die sich in einen Teich wirft, um nicht im Punkte der Reinheit Zugeständnisse machen zu müssen ... Offenbar behauptete ich selber nicht, daß man immer und ewig seine Virginität bewahren müsse. Aber ich redete mir ein, daß man sich auch auf dem Liebeslager rein erhalten kann: eine echte Liebe sublimiert den Liebesakt, und in den Armen des Erwählten verwandelt sich leichten Sinnes das reine junge Mädchen in eine junge Frau mit klarem Seelenleben ... manchmal hatte ich Wellen dunkler Beunruhigung in mir aufsteigen fühlen: im ‹Jockey› in den Armen mancher Tänzer ... aber diese seltsamen Zustände waren mir angenehm, ich kam gut mit meinem Körper aus; aus Neugierde, auch aus Sinnlichkeit hatte ich Lust, seine Möglichkeiten und Geheimnisse zu entdecken; ohne Furcht und sogar mit einer gewissen Ungeduld wartete ich auf den Augenblick, da ich zur Frau werden würde ...» Trotzdem kehrt die Erzählerin von dem Zugeständnis einer ziemlich unschuldigen Sinnlichkeit zu der Versicherung zurück: «... ich war Seele, war reiner Geist ... der Einbruch der Sexualität zersprengte diese Engelhaftigkeit: dadurch wurde mir auf einmal in ihrer furchtbaren Einheit Bedürfnis und Ausbruch klar ... wenn die Menschen Körper hatten, die von so leidenschaftlichen Bedürfnissen geplagt wurden und eine so schwerwiegende Rolle spielten, entsprach sie ganz und gar nicht mehr der Idee, die ich mir von ihr machte.» Schließlich assoziiert sie sie im nächsten Satz, nachdem sie sich voll von dieser gefallenen lüsternen «männlichen» Welt distanziert hat, relativ schockierend mit «Elend, Verbrechen, Unterdrückung, Krieg ... nebelhaft erkannte ich Horizonte, die mich tief erschreckten.»

S. 17 Lessing: Doris Lessing, *Martha Quest*, Stuttgart 1981, S. 270–272.

S. 17 Ker Conway: Jill Ker Conway, *The Road from Coorain*, New York 1990.

S. 17 Smith: Betty Smith, *Ein Baum wächst in Brooklyn*, Frankfurt/M. 1944, S. 219: «Sie (Francie) strich den Satz durch und schrieb ihn in neuer Fassung, nicht mehr als Frage: «Ich bin es auch.»

S. 17 *Vom Winde verweht*: Margaret Mitchell, *Vom Winde verweht*, Hamburg 1954, S. 270: «... plötzlich kam ihr der Gedanke, wie schön es doch sei, einem Mann zu begegnen, der seine heilen Gliedmaßen hatte ... Sein braunes Gesicht war freundlich, die frauenhaft fein geschnittenen roten Lippen, auf denen die Sinnenfreude geschrieben stand, lächelten ihr zu, als er sie in den Wagen hob. Die Muskeln seines schweren Körpers strafften sich unter dem eleganten Anzug, und wie immer empfand sie seine kraftvolle Körperlichkeit wie einen elektrischen Schlag. Dies nahm sie so gefangen, daß sie zusammenschrak. Sein Körper machte denselben zähen und festen Eindruck wie sein scharfer Geist. In seiner Kraft war so viel mühelose Anmut verborgen wie bei einem Panther ...»

S. 18 Rousseau: Siehe Jean-Jacques Rousseau, *Bekenntnisse*, Frankfurt/M. 1985, S. 173/174: «Nachdem ich mich schnell beruhigt, erlernte ich jenes gefährliche Ersatzmittel, das die Natur betrügt und junge Männer meiner Art auf Kosten ihrer Gesundheit, ihrer Körperkraft und bisweilen auf Kosten ihres Lebens vor vielen Verwirrungen bewahrt. Dieses Laster, das Scham und Schüchternheit so bequem finden, hat überdies noch einen großen Reiz für alle lebhaften Phantasien: es gestattet ihnen sozusagen nach eigenem Gefallen über das ganze Geschlecht zu verfügen und ihrer Lust diejenige Schönheit dienstbar zu machen, die sie am stärksten reizt, ohne erst ihre Einwilligung erringen zu müssen. ... Zu diesem Hang füge man die Umstände meiner gegenwärtigen Lage: bei einer hübschen Frau lebend, ihr Bild in der Tiefe des Herzens liebkosend ... abends, umgeben von Dingen, die an sie erinnern, in einem Bett liegend, von dem ich wußte, daß sie darin gelegen!»

S. 18 Lawrence: D. H. Lawrence, *Söhne und Liebhaber*, Frankfurt/M. 1957, S. 342: «... und wenn er auch noch unschuldig war, wurde der Geschlechtstrieb ... besonders stark. Wenn er mit Clara Dawes sprach, wurde sein Blut oft schwerer, floß schneller ... ein neues Selbst oder ein neues Bewußtseinszentrum, das ihn warnte, er müsse früher oder später doch die eine oder andere Frau fragen.»

S. 18 Hemingway: Ernest Hemingway, *Wem die Stunde schlägt*, in: Ernest Hemingway, *Ausgewählte Werke* Band I, Frankfurt/M. o. J.

S. 18 Kerouac: Jack Kerouac, *Unterwegs. On the Road*, Reinbek

1998. Siehe auch Anne Charters, Hrsg., *The Portable Beat Reader*, New York 1992, S. 11, 17, 25.

S. 18 Salinger: J. D. Salinger, *Der Fänger im Roggen*, Köln, Berlin 1962.

S. 18 Roth: Philip Roth, *Goodbye Columbus!* Reinbek 1962.

S. 18 Wolff: Tobias Wolff, This Boy's Life. Das Blaue vom Himmel, Reinbek 1998: «Sobald (Annette Funicello) in der Show erschien ... fing Taylor an zu stöhnen und Silver leckte den Fernsehschirm ab. ‹Komm her, Baby›, sagte er, ‹ich habe 15 Zentimeter glühend heißes Fleisch nur für dich.› Wir sagten das alle – es war eine Formalität.»

S. 19 Anne Frank: *Tagebuch*, Fassung von Otto H. Frank und Mirjam Pressler, S. Fischer, Frankfurt a. M. 1991. Siehe S. 6.

S. 19 «Jennifers Sex-Tagebuch»: Mike Pearl und Michael Shain, «Battle Over Jenny's Diary», *New York Post*, 5. Dez. 1986, S. 9; Beth Fallon, «Chambers' Defense: Tale of a Cowardly Victim», *New York Post*, 5. Dez. 1986, S. 9. Siehe auch Anne Conover Heller, «Jenniver Levin and Robert Chambers: A Walk with Love and Death», *Mademoiselle*, Januar 1987, S. 145–147, 175–176. Andere Zeitungsüberschriften lauten unter anderem: «Sex Play ‹Got Rough›» und «‹She Raped Me›» (zitiert in Samuel G. Freedman, «Sexual Politics and a Slaying: Anger at Chamber's Defense», *New York Times*, 4. Dez. 1986, A 1. Diesen Artikel zitiert die Expertise über die Gesetzgebung im Zusammenhang mit Women's Rights von Elizabeth M. Schneider, einer Rechtsprofessorin an der Brooklyn Law School. Sie sagt darin: «Niemand wäre auch nur im geringsten überrascht, wenn Chambers sexuell aktiv wäre ... Aber die Tatsache, daß Jennifer Levin jung war und sexuell aktiv zu sein schien, gab dem Fall eine völlig neue Dimension.») Siehe auch Mike McAlary und Marianne Arneberg: «Suspect: Death Was Accident During Sexual Tryst in Park», *Newsday*, 29. Aug. 1986, S. 3, und Kirk Johnson, «Levon Diary Is a Center of Raging Legal Debate», *New York Times*, 26. Dez. 1986, B 3. Laut Pearl und Shain hatte Jack Litman, Robert Chambers Verteidiger, Einblick in das Tagebuch verlangt und angedeutet, daß es ihre sexuellen Aktivitäten dokumentiere. Er wolle die Tagebücher sehen, sagte er, da er wissen wolle, «ob Jennifer Levin im Central Park ursprünglich die Angreiferin gewesen sei, indem sie ... unübliches sexuelles Verhalten Mr. Chambers gegenüber gezeigt habe». Litman sagte, daß das Tagebuch die Namen anderer Männer enthalten könne, die mit Miss Levin sexuelle Kontakte hatten, und es ihre Sexpraktiken belegen könne. Der Verteidiger der Familie Levin brachte gegen Litman vor, daß es keine Details über die sexuellen Aktivitäten des Mädchens enthalte. Litman sagte dem Gericht, daß Miss Levin kein Recht mehr auf eine Privatsphäre habe.

S. 19 Jenny bei wildem Sex getötet: «Jenny Killed in Wild Sex», *New York Post*, zitiert in Maria Laurino, «Prosecuting Jennifer Levin's Killer», *Ms.*, Sept. 1987, S. 70–113.

S. 20 Patricia Bowman: «Das hieß, daß sie und ihre Freunde gerne schnelle Wagen fuhren, zu Partys gingen und die Schule schwänzten.» Fox Butterfield und Mary B. W. Tabor, «Woman in Florida Rape Inquiry Fought Adversity and Sought Acceptance», *New York Times*, 17. April 1991, A 17.

S. 20 Kimba Wood: «Quellen aus dem Weißen Haus bestätigen, daß der Oberste Berater des Weißen Hauses, Bernard Nussbaum, am 4. Dezember vergangenen Jahres erfuhr, daß Wood 1966, als sie in London studierte, aus Jux fünf Tage lang als Servierin oder ‹Bunny› in einem Playboy-Klub gearbeitet hatte.» «Kimba Wood», *Facts on File Yearbook 1993: The Indexed Record of World Events*, Bd. 53, Facts on File, New York 1994, S. 80.

S. 23 *Seventeen*: Abigail Wood, «Young Living», *Seventeen*, Juni 1970, S. 140.

S. 23 *The Happy Hooker*: Xaviera Hollander, Robin Moore und Yvonne Dunleavy, *The Happy Hooker*, New York 1972.

S. 23 *Die sinnliche Frau*: J. (d. i. Joan Garrity), *Die sinnliche Frau*, München 1993.

S. 23 Nabokov: Vladimir Nabokov, *Lolita*, in: Vladimir Nabokov, *Gesammelte Werke*, hrsg. von Dieter E. Zimmer, Reinbek 1989, Bd. VIII.

S. 23 Führer aus den frühen Sechzigern: Zum Beispiel: Evelyn Millis Duvall, *Love and the Facts of Life*, New York 1963; Rabbi Roland B. Gittelsohn, *Consecrated Unto Me: A Jewish View of*

Love and Marriage, New York 1965; The Child Study Association of America, *What to Tell Your Children About Sex*, hrsg. von Adie Suehsdorf, New York 1958; The Boston Women's Health Book Collective, *Our Bodies, Ourselves*, dt. Titel *Unser Körper – Unser Leben*, Reinbek 1980.

S. 24 Sieben ethnische Gruppen: Margaret Mead, *Mann und Weib*, Reinbek 1974. Margaret Meads Beobachtungen gelten immer noch als Klassiker der komparativen Geschlechterrollen-Analyse, aber sie sind unter Anthropologen sowohl angegriffen als auch verteidigt worden.

S. 24 Sie muß innerhalb einer Kultur leben: Margaret Mead, *Jugend und Sexualität in primitiven Gesellschaften*, München 1970.

S. 25 Masters und Johnson: Die Autoren haben unter Laborbedingungen mehr als 10000 sexuelle Akte bei 382 Frauen und 312 Männern ausgewertet. Deutsche Ausgabe ihres bahnbrechenden Buches: *Die sexuelle Reaktion*, Reinbek 1970.

S. 25 Kinsey: Alfred C. Kinsey, Wardell B. Pomeroy, Clyde E. Martin und Paul H. Gebhard, *Kinsey Report. Das sexuelle Verhalten der Frau*, Frankfurt/M. 1970.

S. 25 Ende: Diese Vorgehensweise verdanke ich Michel Foucaults Eingangsargumentation in *Sexualität und Wahrheit*. Erster Band «Der Wille zum Wissen», Frankfurt a. M. 1977. Siehe dort Kap. II, «Die Repressionshypothese», S. 25–67. Um die auf uns gekommene Geschichte der viktorianischen Repression zu widerlegen, schildert er sie in einem ersten Schritt, um sie dann zu analysieren.

S. 25 *Geschichte der O*: Pauline Réage, *Geschichte der O*, München 1994.

S. 26 Anatomen und Sexualerzieher: Siehe Mary Jane Sherfey, *The Nature and Evolution of Female Sexuality*, New York 1972, S. 52. Die Autorin weist darauf hin, daß «der … außergewöhnlich starke Sexualtrieb und die außergewöhnlich starke Orgasmusfähigkeit weiblicher Primaten auch bei Frauen vorhanden ist … Die Unterdrückung dieses Sexualtriebs und dieser Orgasmusfähigkeit durch kulturelle Kräfte scheint eine wichtige Voraussetzung für die Entwicklung moderner menschlicher Gesellschaften gewesen zu sein und blieb notwendigerweise ein Hauptanliegen praktisch jeder Zivilisation.» Masters und Johnson zitieren in *Die sexuelle Reaktion* eine Studie von Waterman und Chiauzzi (1982), die ergab, daß gleichzeitiger Orgasmus und sexuelles Glück bei Frauen stärker korrelierte als bei Männern. Siehe auch Alice Kahn Ladas et al., a. a. O.

S. 26 Fähigkeit von Frauen, Lust zu empfinden: Zu der Diskussion verschiedener Kulturen, die Frauen für sexuellere Wesen halten als Männer und Frauen dementsprechend einschränken, siehe Geraldine Brooks, *Nine Paths of Desire: The Hidden World of Islamic Women*, New York 1995; Lynn Bennett, *Dangerous Wives and Sacred Sisters: Social and Symbolic Roles of High-Caste Women in Nepal*, New York 1983, S. 239–241; Alice Walker und Pratibha Parmar, *Narben oder Die Beschneidung der weiblichen Sexualität*, Reinbek 1996.

S. 27 «weil es fleischlicher gesinnt ist als der Mann»: Jakob Sprenger, Heinrich Institoris, *Der Hexenhammer*, München 1982, I, 99.

S. 27 «alles geschieht ...»: ebd., I, 106. Siehe auch das Kapitel «From Heresy to Witchcraft», in: Sarah Dening, *The Mythology of Sex: An Illustrated Exploration of Sexual Customs and Practices from Ancient Times to the Present*, New York 1996, S. 160–169.

S. 30 «Phantasie-Gärten mit wirklichen Kröten darin»: Marianne Moore, «Poesie», in der Übersetzung von Paul Celan. In: Paul Celan, *Gesammelte Werke*, Band V, Frankfurt/M. 1983, S. 367.

S. 30 «Sag alles wahr, doch sag es schräg –»: Emily Dickinson, *Guten Morgen, Mitternacht*, Gedichte und Briefe, ausgew. und übertragen von Lola Gruenthal, Berlin 1987, S. 57.

1. Zeit und Ort: 1968–1971

S. 42 *Golden Hind:* Siehe Thomas William Edgar Roche, *The Golden Hind*, New York/Washington 1973, S. 148.

S. 42 «das Große Beben»: Siehe William Bronson, *The Earth Shook, the Sky Burned*, Garden City 1959.

S. 49 In viktorianischer und nachviktorianischer Zeit: Eine Dokumentation der «Erfindung» der Kindheit als einer Zeit der

Unschuld findet sich in: Ann Douglas, *The Feminization of American Culture*, New York 1977.

3. Aus Aktivität wird Passivität: Sich ausklinken

S. 71 Carol Gilligan: Siehe Mikel Brown und Carol Gilligan, *Die verlorene Stimme. Wendepunkte in der Entwicklung von Mädchen und Frauen*, München 1997.

S. 72 Reh: Siehe Lewis Carroll, *Alice hinter den Spiegeln*, Frankfurt/M. 1963, S. 106.

4. In freiem Flug zum Hausarrest: Langsamer werden

S. 74 Maggie Tulliver: Siehe George Eliot, *Die Mühle am Floss*, Berlin/Weimar 1967.

S. 74 Catherine: Siehe Emily Brontë, *Sturmhöhe*, Zürich 1985.

S. 79 eine erstaunliche Anzahl: Siehe Alfred C. Kinsey, Wardell B. Pomeroy, Clyde E. Martin und Paul H. Gebhard, *Kinsey Report*.

5. Nacktheit: Stolz und Scham

S. 81 Du siehst also: Siehe Kimberley-Clark, *The Miracle of You*, Neehah, Wis.: Life Cycle Center Kotex Products, Kimberly-Clark Corporation, 1968, 1973. Laut Nancy Lee Carter, einer Sprecherin der Kimberly-Clark Corporation, wurde dieses Material vom Ende der sechziger Jahre an bis zum Ende der siebziger Jahre verteilt. «Es gab nicht viel Informationsmaterial dieser Art in der Zeit, und es ist deshalb wahrscheinlich, daß das ältere Material während der Siebziger an viele Mädchen verteilt wurde.» Die meisten öffentlichen Schulen konnten sich die Anschaffung neueren Informationsmaterials nicht leisten, also benutzten sie dieses Material, das den Schulen umsonst oder sehr preiswert zur Verfügung gestellt wurde. Für meine Schule traf das jedenfalls zu. Ich erkannte die Life Cycle Library mit ihren schamhaften Illustrationen als das wieder, was ich im Aufklärungsunterricht meiner Schule präsentiert bekommen hatte.

S. 81 Schamgefühle: Peggy Orenstein zeigt in ihrem hervorragenden Buch *Starke Mädchen – brave Mädchen* die Verbindungen auf, die zwischen der Befürchtung, eine «Schlampe» zu sein, der Auferlegung sexueller Scham, dem Fehlen eines weiblichen «Diskurses über das Begehren» innerhalb des Aufklärungsunterrichts, schlechten Verhütungsmethoden und schlechtem Schutz vor Geschlechtskrankheiten bestehen.

S. 81 In den siebziger Jahren: «Proliferation and Distribution of Sexually Explicit Materials», *Final Report of the Attorney General's Commission on Pornography*, Nashville 1986, S. 345.

S. 82 Anne Frank: a. a. O., S. 24 «Vater sagte einmal zu mir, als wir über Sexualität sprachen, daß ich dieses Verlangen noch nicht verstehen könnte. Ich wußte aber immer, daß ich es verstand, und nun verstehe ich es ganz. Nichts ist mir so teuer wie er, mein Petel ... Denke an mich, mein lieber Petel!»

S. 100 An der Wende zum 20. Jahrhundert: Zitiert in Edward Brecher, *The Sex Researchers*, San Francisco 1969, S. 5–6. Für eine Zusammenfassung von Ellis' siebenbändigem Werk *Studies in the Psychology of Sex* für Studienzwecke siehe Havelock Ellis, *Psychology of Sex: A Manual for Students*, New York 1933.

S. 100 Alexandrinische Frauen: Clement von Alexandria, zitiert in Edward Brecher, *The Sex Researchers*, a. a. O.

S. 101 «der Anblick völliger Nacktheit...»: Zitiert in Edward Brecher, *The Sex Researchers*, a. a. O.

S. 101 Im frühen Mittelalter: Siehe G. Rattray Taylor, *Sex in History*, New York 1954, S. 26.

S. 101 Ein Reisender berichtete aus Irland: Zitiert in Edward Brecher, *The Sex Researchers*, a. a. O.

S. 101 Ungefähr zur gleichen Zeit ... in Venedig: Zitiert in Edward Brecher, *The Sex Researchers*, a. a. O.

S. 101 Der Stil gefiel: Zitiert in Edward Brecher, *The Sex Researchers*, a. a. O.

6. Freundinnen

S. 108 Duvall: Siehe Evelyn Millis Duvall, *Lover and the Facts of Life*, New York 1963, S. 34–35.

S. 109 Sappho: Siehe *Sappho*, Griechisch und deutsch herausgegeben von Max Treu, München 1954, Das erste Buch, S. 25.

7. Schlampen

S. 123 Orenstein: Siehe Peggy Orenstein, *Starke Mädchen – brave Mädchen*.

S. 133 *Die sinnliche Frau*: Siehe J. (d. i. Joan Garrity), *Die sinnliche Frau*, a. a. O.

S. 137 Einige Theoretikerinnen: Siehe Riane Eisler, *The Chalice and the Blade: Our History, Our Future*, New York 1987, vergleiche S. 7, 19, 44; Marija Gimbutas, *The Language of the Goddess*, San Francisco 1989, S. 139.

S. 138 die Herrschaft der Großen Mutter: Siehe Sarah Dening, *The Mythology of Sex: An Illustrated Exploration of Sexual Customs and Practices from Ancient Times to the Present*, New York 1969, S. 9.

S. 138 das Patriarchat: Siehe Reay Tannahill, *Sex in History*, Chelsea, Md., 1992, S. 51.

S. 138 «Nebenfiguren an der Seite von Ehemännern...»: Siehe Tannahill, S. 54.

S. 138 In Sumer: Siehe Dening, S. 9, a. a. O.

S. 139 «Da zeigte ihm die Dirne ...»: Siehe *Das Gilgamesch-Epos*, eingeführt, rhythmisch übertragen und mit Anmerkungen versehen von Hartmut Schmökel, Stuttgart/Berlin/Köln 1966, S. 31.

S. 139 Herodot: Siehe Herodot, *Historien I*, München 1961.

S. 139 Strabo: Siehe Tannahill, a. a. O., S. 68.

S. 140 Teil des göttlichen Freudenvermächtnisses: Siehe Dening, a. a. O., S. 128.

S. 140 Das «Allheilmittel»: Siehe Merrill Frederick Unger, *Unger's Bible Dictionary*, Chicago 1961, S. 24. Zu einer anderen Überlieferung, die die göttliche Natur sowohl der weiblichen wie der männlichen Sexualität innerhalb der Ehe betont, siehe *Zohar: Book of Splendor*, hrsg. von Gershom Scholem, New York 1949, S. 34–37.

S. 141 Männliche Untreue: Vergleiche auch Unger, a. a. O., S. 24. Für einen Überblick über den Ursprung und die Entwicklung der jüdisch-christlichen Sexualethik siehe Richard Lewinsohn, *A History of Sexual Customs*, New York 1958, S. 1–102, 151–172.

S. 141 gab es in Rom ein Kader: Siehe Sarah Pomeroy, *Goddesses, Whores, Wives and Slaves*, New York 1995, S. 210.

S. 142 auf einem Billardtisch: Siehe Peggy Reeves Sanday, *A Woman Scorned: Acquaintance Rape in Trial*, New York 1996, S. 42: «Tommy (ein Angeklagter) bezeugte, daß Angela aus dem Raum getragen werden mußte, da sie nicht mehr selber gehen konnte, und andere sagten, daß sie ihre Augen nach hinten verdreht hatte.»

S. 142 Nicole Brown Simpson ... habe «exzessiv» getrunken: Siehe William Claiborne, «Nicole Simpson's Character Attacked», *Washington Post* vom 25. Oktober 1996, A 3.

S. 143 «Die Tatsache...»: Siehe Sanday, a. a. O., S. 29, 31, 33.

S. 143 Ein Scheidungsgrund: Siehe Tannahill, a. a. O., S. 123. Siehe auch Aline Rousselle in: *Geschichte der Familie*, Band I, hrsg. von André Burguière, Christiane Klapisch-Zuber, Martine Segalen und Françoise Zonabend, Frankfurt/M. 1996.

S. 143 «pervers und abstoßend»: Siehe Tannahill, a. a. O., S. 107.

S. 143 Chesler: Phyllis Chesler, *Mothers on Trial: The Battle for Children and Custody*, San Diego 1986.

S. 143 «ungeeignet»: Siehe Chesler, a. a. O., S. 82.

S. 143 «Zwei lesbischen Müttern...»: Siehe Chesler, a. a. O., S. 115.

S. 143 wegen Zügellosigkeit: Siehe Tannahill, a. a. O., S. 123. Siehe auch Rousselle.

S. 143 In der frühen Kaiserzeit: Siehe Tannahill, a. a. O., S. 123.

S. 144 Tacitus: Siehe Tacitus, *Annalen*, hrsg. von Carl Hoffmann, Wiesbaden o. J., Buch II, 85, S. 105.

S. 144 Verteidiger O. J. Simpsons: Siehe William Claiborne.

S. 144 nach römischem Recht: Siehe Tannahill, a. a. O., S. 107. Siehe auch, als Vorläufer des römischen Rechtssystems, den griechischen Einfluß auf die römische Einstellung zur Jungfräulichkeit in: Giulia Sissa, *Greek Virginity*, Cambridge, Mass., 1990, S. 105–109. Eine vollständige Darstellung römischer sexueller Machtverhältnisse findet sich bei Rousselle. Siehe auch Pomerey, a. a. O., S. 159–160 und S. 210: «Augustus erklärte nur den weiblichen Ehebruch zum Vergehen gegenüber der Öffentlichkeit. Über die Macht, die dem *pater familias* verliehen war, war es dem Vater der Ehebrecherin erlaubt, sie zu töten, wenn sie in seiner Gewalt war.» Sklavinnen hatten im Römischen Reich nicht einmal den Schutz dieser Doppelmoral, die ihnen eine Ehe verliehen hätte; bis zum 3. Jahrhundert durften sie nicht heiraten und lebten im Zustand gesetzlich ungeregelter Promiskuität. Wohlhabende Witwen dagegen genossen das beste Los, das Rom dem weiblichen Geschlecht zu bieten hatte. Siehe dazu Philippe Ariès und Georges Duby (Hrsg.), *Geschichte des privaten Lebens*, Band I, Frankfurt a. M. 1993, S. 83: «Die Situation dieser Frauen war die am meisten beneidete in ganz Rom. Ihre Liebhaber mußten sich anstrengen, um ihnen im Bett zu gefallen, zum großen Mißvergnügen von Seneca und Martial.»

S. 145 Verehrung des Bacchus: Siehe Tannahill, a. a. O., S. 125.

S. 146 die breitere Öffentlichkeit: Siehe Tannahill, a. a. O., S. 119. Siehe auch Veyne et al. und Dening, a. a. O., S. 78–80.

S. 146 Die frühe Kirche: Eine ausführliche Diskussion der Verbindung von Askese und einer Aversion gegen weibliche Sexualität mit frühen christlichen Traditionen findet sich bei Uta Ranke-Heinemann, *Eunuchen für das Himmelreich*, Hamburg 1988. Zum paulinischen Verhältnis zu Körperlichkeit und zu seinem Einfluß auf die westliche Tradition siehe Philippe Ariès, «Paulus und das Fleisch, in: André Béjin/Michel Foucault u. a., *Die Masken des Begehrens und die Metamorphosen der Sinnlichkeit. Zur Geschichte der Sexualität im Abendland*, Frankfurt/M. 1984, S. 51–54.

S. 146 Das lateinische Wort für Leidenschaft: Siehe Michel Rouche, «Abendländisches Frühmittelalter», in Philippe Ariès/Georges Duby, *Geschichte des privaten Lebens*, Band 1, S. 453.

S. 146 Bußbücher des 8. Jahrhunderts: Siehe Rouche, a. a. O.

S. 146 «Das Weib»: Siehe Rouche, a. a. O., S. 454/455. Eine detaillertere Diskussion des europäischen Familienlebens von der Zeit der germanischen und römisch besetzten Völker bis hin zur Unterwerfung der Sachsen durch Karl den Großen findet sich bei Pierre Guichard und Jean-Pierre Cuvillier, in Burguière u. a., *Geschichte der Familie*, a. a. O.

S. 147 «von heißem Verlangen (libido) entflammt»: Siehe Rouche, a. a. O., S. 453.

S. 147 die merowingischen Konzilien: Siehe Rouche, a. a. O., S. 439.

S. 147 Edikt Chlotars II.: Siehe Rouche, a. a. O., S. 439.

S. 147 der westgotische Codex Euricianus: Siehe Veyne et. al. Veyne zitiert Tacitus *(Annalen)* und bemerkt, daß bei den Germanen des 1. Jahrhunderts n. Chr. der Ehebruch einer Frau damit bestraft wird, daß ihr Mann sie nackt und mit abgeschnittenem Haar im Beisein aller Familienangehörigen mit einer Peitsche aus dem Haus und durchs ganze Dorf treibt.

S. 148 «vom Begehren … überwältigt»: Siehe Rouche, a. a. O., S. 453.

S. 148 «eine verdorbene Frau…»: Siehe Rouche, a. a. O., S. 442.

S. 148 Im frühen Mittelalter: Siehe Rouche und auch Guichard und Cuvillier, a. a. O.

S. 148 «Gestank des Ehebruchs»: Siehe Rouche, a. a. O., S. 444.

S. 148 Im römisch besetzten Gallien: Siehe Rouche, a. a. O., S. 444.

S. 151 einer vierzehnjährigen jungen Frau: Siehe Rouche, a. a. O., S. 444.

9. Stufe zwei: Liebe und Kontrolle

S. 159 «nur so durch die Gesellschaft…»: Siehe Jack Kerouac, *Unterwegs. On the Road*, Reinbek 1998, S. 16.

S. 172 Amy Holtzworth-Munroe: Zitiert in Daniel Goleman, «Standard Therapies May Help Only Impulsive Spouse Abuse», *New York Times* vom 22. Juni 1994, C 11. In der ausführlichsten Studie über familiäre Gewalt, die es bis jetzt gibt, in der 6002 Haushalte untersucht wurden, erlebten 12 Prozent der Paare «ungefähr einmal jedes Jahr einen Akt leichter Gewaltanwendung von seiten des Mannes, wie z. B. Stoßen, Wegschieben oder Schlagen». Bei nur 3,4 Prozent kann die Gewaltanwendung als «schwerer Mißbrauch» eingestuft werden. Nach klinischer Definition steigerte sich Bens Gewalttätigkeit langsam von der vorhergehenden Kategorie zur letzteren.

10. Crashkurs: Ihre Körper

S. 174 «Beugen Sie sich vor …»: Siehe J. (d. i. Joan Garrity), *Die sinnliche Frau*, a. a. O.

11. Stufe drei: Identität

S. 195 *The Demon Lover*: Siehe Robin Morgan, *The Demon Lover: On the Sexuality of Terrorisme*, New York 1990, S. 55–57. Auf Seite 113 führt Morgan an, daß der Stammbaum des dämonischen Liebhabers das erste Mal von Mario Praz in seinem Buch *The Romantic Agony* (London 1970) aufgezeigt wurde. Auf Seite 216 schreibt sie: «Die Kombination der Belohnungen, die er verspricht – von Rebellion über Respekt, Charisma, relativer Freiheit und Macht, erwiderter Liebe und der Tatsache, daß er für seine Verhältnisse sogar menschlich wird –, ist etwas, was eine Frau unwiderstehlich findet.»

S. 196 Stanley Kowalski: Siehe Tennessee Williams, *Endstation Sehnsucht*, Dritte Szene, Stuttgart, S. 135.

S. 197 Susan Griffin und Andrea Dworkin: Siehe Susan Griffin, *Pornography and Silence: Culture's Revenge Against Nature*, New York 1981; Andrea Dworkin, *Pornographie. Männer beherrschen Frauen*, Frankfurt/M. 1990 und *Intercourse*, New York 1987.

12. Stufe vier: Wer oder was macht eine Frau zur Frau?

S. 204 *Edward the Dyke*: Siehe Judy Grahn, *Edward the Dyke and Other Poems*, Oakland, Calif., 1971.

S. 223 Anthropologen: Margaret Mead, *Mann und Weib*, Reinbek 1974; Bronislaw Malinowski, *Das Geschlechtsleben der Wilden*, Bialogard 1998; Mircea Eliade, *Das Mysterium der Wiedergeburt. Versuch über einige Initiationstypen*, Frankfurt/M. 1997; M. F. Ashley-Montague, *Coming Into Being Among the Australian Aborigines: A Study of the Procreative Beliefs of the Native Tribes of Australia*, London 1976 (1937); Anne Cameron, *Töchter der Kupferfrau*, Zürich 1996.

S. 224 *quinceanera*: Mary D. Lankford, *Quinceanera: A Latina's Journey to Womanhood*, Brookfield, Conn., 1994.

S. 224 Initiationsriten: Siehe Mircea Eliade, a. a. O.

S. 224 Während dieser Zeit: Siehe Mircea Eliade, a. a. O.

S. 225 In Teilen Afrikas: Siehe z. B. Alice Walker und Pratibha Parmar, *Narben oder Die Beschneidung der weiblichen Sexualität*, a. a. O.

S. 226 im Norden Australiens: Siehe Mircea Eliade, a. a. O.

S. 226 «Und jeden Tag ...»: Siehe Cameron, a. a. O.

S. 231 Historiker und Anthropologen: Siehe z. B. Eva Cantarella, *Pandora's Daughters: The Role and Status of Women in Greek and Roman Antiquity*, Baltimore 1987, S. 21: «Sogenannte primitive Gesellschaften verfügen über Rituale, die den Eintritt eines Individuums in eine Gruppe markieren und seine oder ihre Stellung in dieser Gruppe festlegen ... Die Rituale sind im Leben des Einzelnen ein wichtiger Augenblick, sie sind der Augenblick, in dem er Zugang zum Wissen des Kollektivs erhält und sich darüber klar wird, daß er ein Teil davon ist, und dazuhin die Gewißheit erhält, daß jeder, der nicht dazugehört, anders ist.» Cantarella führt weiterhin aus, daß Mädchen bei den weiblichen Initiationsriten von Sparta aus dem Schutz der Artemis in den der Helena überwechselten, «der die Aufgabe anvertraut wurde, sie nach ihrem Bilde zu Frauen zu machen». Während des 5. Jahrhunderts vor Christus gab es immer noch Spuren der alten Initiationsriten für Mädchen, die symbolischen Tod und Wiederauferstehung enthielten und die Teilnahme an einem «orgiastischen Fest» verlangten, nach dem sie «soweit waren, in die Reihen der Frauen einzutreten».

S. 231 Eine Langzeitstudie: Siehe Sharon Thompson, «Putting a Big Thing Into a Little Hole: Girls' Accounts of Sexual Initiation», *Journal of Sex Research*, 27, Nr. 3, August 1990, S. 341–361. Eine weitere Sammlung weiblicher Berichte über ihre Entjungferung findet sich in Karen Bouris, *The First Time: Women Speak Out About «Losing Their Virginity»*, Berkeley 1993.

S. 233 Alkohol ... eine Rolle spielt: Siehe Brooke A. Masters, «Women Drinking Like Men, College Alcohol Study Finds; Number Intent on Getting Intoxicated Soars», *Washington Post*, 8. Juni 1994, A1. Siehe auch Peggy Reeves Sanday, *A Woman Scorned: Acquaintance Rape on Trial*, New York 1996, S. 33.

S. 234 laut ... Studien: Siehe *Facts in Brief: Teen Sex and Pregnancy*, New York 1996, S. 18. Quellen: AGI-Bericht *Sex and American Teenagers*, dort zitiert die Centers for Disease Control and the National Center for Health Statistics, 1994, und *The Journal of Family Planning Perspectives*, 1994.

13. Hausaufgaben, die wir nicht gemacht hatten: Unsere Körper

S. 237 Jedenfalls finden: Siehe The Alan Guttmacher Institute, «Teen Sex and Pregnancy», *Trends in Adolescent Sexuality and Fertility*, New York 1994, S. 50–51. Neuere Bevölkerungsumfragen wie die National Survey of Family Growth und die Kantner-Zelnick-Umfragen, Forrest 1986, schätzen, daß 43 % aller heranwachsenden Mädchen, verheiratet oder nicht, zumindest einmal vor ihrem zwanzigsten Geburtstag schwanger werden (40 % weiße Teenager und 63 % schwarze Teenager); 23,9 % davon werden mit 18 Jahren schwanger. (Die Daten stammen aus nationalen Befragungen, Bevölkerungsstatistiken und Daten des U. S. Census Bureau.)

S. 238 Dank *Unser Körper – Unser Leben*: Siehe *Unser Körper – Unser Leben*, J. (Joan Garrity), *Die sinnliche Frau*, Shere Hite, *Hite-Report. Das sexuelle Erleben der Frau*, Gütersloh/München 1977.

S. 240 «Du hast vermutlich entdeckt ...»: Siehe Kimberly Clark, «Bodies Interest Everyone», in: *The Miracle of You*, a. a. O.

S. 241 «Es ist wichtig ...»: Siehe Kimberly-Clark, «Your Years of Self-discovery», a. a. O.

S. 242 «Beim Einsetzen der Adoleszenz ...»: Siehe Alfred C. Kinsey, Wardell B. Pomeroy, Clyde E. Martin, Paul H. Gebhard, *Kinsey Report*, a. a. O.

S. 243 «eine Struktur ...»: Siehe *From Fiction to Fact: Teacher's Guide*, Tambrands 1973, a. a. O.

S. 243 Eine überarbeitete Version: Siehe Kimberly-Clark, «Julie's Story», The Life Cycle Library 1983.

S. 243 «das kleine empfindliche Organ ...»: Siehe Kimberly-Clark, «Your Years of Self-discovery».

S. 244 Verloren und wiedergefunden: Siehe Thomas Laqueur, *Auf den Leib geschrieben. Die Inszenierung der Geschlechter von der Antike bis Freud*. Frankfurt/M. 1992.

S. 244 «vorrangig der Sitz ...»: Siehe Renaldus Columbus, *De Re Anatomica*, Venedig 1559, Zitiert bei Laqueur, a. a. O.

S. 245 Jane Sharp: Siehe Jane Sharp, *The Midwives Book, Or the Whole Art of Midwifery Discovered Directing Childbearing Women How to Behave themselves in Their Conception, Breeding,*

Bearing and Nursing Children, London 1671, S. 40. Zitiert bei Laqueur, a. a. O.

S. 245 Caspar Bartholin: Siehe Laqueur, a. a. O., S. 110.

S. 245 Regner de Graaf: Siehe Laqueur, a. a. O., S. 207.

S. 245 William Cowper: Siehe Laqueur, a. a. O., S. 184.

S. 245 ein französischer Arzt aus dem 17. Jahrhundert: Siehe Laqueur, a. a. O., S. 256.

S. 246 Maria Theresia: Siehe Laqueur, a. a. O., S. 173.

S. 246 Albrecht von Haller: Siehe Laqueur, a. a. O., S. 208.

S. 247 Andere Historiker: Siehe Linda Gordon, *Woman's Body, Woman's Right: Birth Control in America*, New York 1990, S. 15–16.

S. 248 Die neue Ideologie: Siehe Gordon, S. 21–22. Für eine weiterführende Diskussion des Aufkommens asexueller oder weniger sexueller viktorianischer Ideale von Weiblichkeit siehe auch G. J. Barker-Benfield, *The Horrors of the Half-Known Life: Male Attitudes Toward Women and Sexuality in Nineteenth-Century America*, New York 1976, Kapitel 9: «The Rise of Gynecology» und Kapitel 10: «Architect of The Vagina»; Ellen K. Rothman, *Hands and Hearts, A History of Courtship in America*, Cambridge, Mass., S. 41 und S. 186–189; Michael Mason, *The Making of Victorian Sexuality*, New York 1994; Anne Martin-Fugier und Alain Corbain in: Ariès/Duby, *Geschichte des privaten Lebens*, Band IV, a. a. O.

S. 248 In der Folge: Siehe Gordon, a. a. O., S. 22.

S. 248 «Im Laufe der sexuellen Entwicklung»: Siehe Barker-Benfield, a. a. O., S. 83.

S. 249 Leitlinien für «Reinheit»: Siehe Gordon, a. a. O., S. 22.

S. 249 Sozial-Mentalitätsforscher: Siehe Peter Gay, *Die zarte Leidenschaft*, München 1987; Steven Marcus, *The Other Victorians: A Study of Sexuality and Pornography in Mid-Nineteenth-Century England*, New York 1964, 1974; siehe auch Michel Foucault, *Sexualität und Wahrheit*, Frankfurt/M. 1977.

Die Sozial- und Mentalitätsforscher haben die historischen Quellen auf ihrer Seite. Der Arzt Frederick Hollick hielt vor Frauengruppen Vorträge über weibliche Sexualität. Für diese Überschreitung – es war im Jahr 1860 – versuchte eine Gruppe «verknöcherter alter Ärzte», wie er sie nannte, seine Eheberatung zu verhindern. Einige Ärzte waren der Ansicht, daß Geburtenverhütung Frauen eine solche Freizügigkeit verschaffte, daß sie die Mentalität einer Prostituierten entwikkeln könnten und daß solche Frauen «Erkrankungen der Gebärmutter» riskierten, sofern sie auf Orgasmen «nicht völlig verzichteten» (Siehe dazu Reay Tannahill, a. a. O., S. 408). Es gab auch Ärzte, die Mitgefühl für «gefallene Frauen» entwikkelten und sie als «ehrbare Frauen» sahen, «die über verquere Begierden angetrieben waren» (Mason, a. a. O., S. 218). In einigen Anweisungen für Mädchen aus dieser Zeit findet sich die Ansicht, daß man selbst jungfräuliche Teenager dem «mächtigen Einfluß» ihrer sexuellen Leidenschaften nicht entziehen könne (Ärzte glaubten in der Tat, daß sexuelle Stimulation die weibliche Pubertät auslöse). Einige dieser Anweisungen befürworteten sogar, daß die Eheschließung nicht zu sehr über die wollüstigen Teenagerjahre hinausgeschoben werden sollte, damit diese «kraftvolle Maschine» nicht auf gefährliche Weise unbeaufsichtigt bliebe. Sogar religiöse Eheberatungsbücher sprachen vom «Ungestüm und Klopfen des männlichen und weiblichen Herzens ... nicht wegen des Ungestüms und des Klopfens der Unreinheit» (Mason, a. a. O., S. 219). Medizinische Lehrbücher behaupteten, daß weibliches Begehren so stark sei, daß ein Orgasmus allein dadurch ausgelöst werden könne, wenn eine Frau spüre, wie bei der Menstruation das Blut aus ihr fließe, sie die Stimme ihres Geliebten höre oder am Hals berührt werde. Einige stellten Überlegungen an, ob der weibliche Orgasmus ausgelöst werde, wenn eine Frau innerlich mit Sperma überflutet werde. Andere erneuerten die alte Diskussion, welches Geschlecht beim Beischlaf mehr Lust empfinde. Viele Kommentatoren waren (wie die Taoisten) der Ansicht, daß übermäßige sexuelle Lust für Frauen sehr viel weniger gefährlich sei als für Männer, Enthaltsamkeit dagegen für Frauen entkräftend sei, für Männer dagegen bekömmlich.

Die Mode gibt einen Hinweis darauf, daß Frauen um 1860, als eine Folge der Empfängnisverhütung, sich ihrer Sexualität bewußter wurden. Zum ersten Mal wurden Nachthemden attraktiv statt fast bewußt abstoßend. Die gleichen Frauen, die einst froh waren, wenn ihre Männer sich bei Prostituierten auslebten, konkurrierten jetzt mit diesen um das Interesse ihrer Männer (Tannahill, a. a. O., S. 411).

1892 entschloß sich Clelia Duel Mosher, Frauen über die Lust zu befragen, die sie empfanden oder nicht empfanden. Die Ansichten über Moral hatten sich genügend gelockert, um dieses revolutionäre Forschungsprojekt zu gestatten. Was sie herausfand, ist für uns heute faszinierend, denn es enthüllte – zumindest soweit die Selbstaussagen einer ausgewählten Gruppe von Frauen repräsentativ sind –, daß sexuelle Befriedigung unter Frauen der Jahrhundertwende vermutlich höher war als heute: 80 % von Moshers Befragten sagten, daß sie Orgasmen hätten. Siehe dazu Ellen Chesler, *Woman of Valor: Margaret Sanger and the Birth Control Movement in America*, New York 1992, S. 37 und 71.

Aber die deprimierende sexuelle Spannung, in der die meisten Frauen dieser Zeit vermutlich lebten, ist augenscheinlich. Ein Großteil dieser Frauen, die Orgasmen erlebten, hatten sehr ambivalente Gefühle, wenn sie Sex hatten, und waren erleichtert, wenn ihnen die Annäherungsversuche ihrer Männer erspart blieben. Über Moshers Studie bekommen wir eine Vorstellung von der schrecklichen Widersprüchlichkeit, die das sexuelle Erleben der Frauen beherrschte, bevor es eine sichere Verhütung gab: eine Frau spürte Verlangen, empfand Lust und wurde befriedigt – und doch fürchtete sie den Geschlechtsverkehr, da er das Risiko einer Schwangerschaft und einer Geburt barg. Siehe dazu: Martha Vicinus (Hrsg.), *Suffer And Be Still: Women in the Victorian Age*, Bloomington 1973.

S. 249 Von guten Ehefrauen: Siehe Phyllis Rose, *Parallel Lives: Five Victorian Marriages*, New York 1983, S. 66.

S. 250 «normalen Geschlechtsverkehr»: Siehe Gordon, a. a. O., S. 22–23.

S. 251 William Acton: Siehe Peter Cominos, «Innocent Femina Sensualis in Unconscious Conflict», in: Vicinus, a. a. O., S. 83. Zum Aufkommen von Moralismus, was weibliche Sexualität anbelangt, der verschlüsselt im sich ausbreitenden männlich dominierten Fachgebiet der Gynäkologie vorhanden war, siehe auch Barker-Benfield, a. a. O., S. 82–90: in dieser Zeit wurden «nervöse Beschwerden als Folge sexueller Überschreitungen angesehen».

S. 251 *The Westminster Review*: Zitiert in E. M. Sigsworth und T. J. Wyke, «A Study of Victorian Prostitution and Venereal Disease», in: Vicinus, a. a. O., S. 77–99.

S. 251 «Jede Frau ...»: Siehe Henry Mayhew, *London Labour and the London Poor*, IV, London 1961, S. 213.

S. 252 Peter Cominos: Siehe Peter Cominos, in: Vicinus, a. a. O., S. 164. Siehe auch Carl N. Deler, «What Ought to Be and What Was: Women's Sexuality in the Nineteenth Century», *American Historical Review*, 79, 5 (Dezember 1974), S. 1467–1491.

S. 252 Ein Lehrbuch von 1836: Siehe Laqueur, a. a. O., S. 215. Genauere Information zu zeitgenössischer Populärliteratur über Vorstellungen von weiblichem sexuellem Begehren (oder dessen Fehlen) findet sich auch in Michael Gordon, *From an Unfortunate Necessity to a Cult of Mutual Orgasm: Sex in American Marital Education Literature. 1830–1940*, New York 1978, S. 53–77.

S. 253 Richard von Krafft-Ebing: Siehe Richard von Krafft-Ebing, *Psychopathia sexualis* (1886), Stuttgart 1907, S. 47.

S. 254 «Jede Frau hat ...»: Siehe Henry Havelock Ellis, *Psychology of Sex: A Manual for Students*, New York 1933, S. 30.

S. 254 «der ungezügelte Impuls ...»: Zitiert in Edward Brecher, *The Sex Research Researchers*, San Francisco 1969, S. 149.

S. 255 Sigmund Freuds Beitrag: Siehe Sigmund Freud, *Drei Abhandlungen zur Sexualtheorie* (1905), Bd. V., S. 37–145, siehe besonders III. Die Umgestaltung der Pubertät, «Differenzierung von Mann und Weib», *Einige psychische Folgen des anatomischen Geschlechtsunterschieds*, (1925), Bd. V, S. 253–266; *Formulierungen über die zwei Prinzipien des psychischen Geschehens* (1911), Bd. III, S. 15–24.

S. 256 «Wenige Klienten ...»: Siehe Hannah Stone und Abraham Stone, *Marriage Manual*, New York 1935, S. 219, 269–270. Siehe auch Ellen Chesler, *Woman of Valor: Margaret Sanger and the Birth Control Movement in America*, S. 304–305; siehe auch M. J. Exner, *The Sexual Side of Marriage*, New York 1932, und Th. H. van de Velde, *Die vollkommene Ehe*, Rüschlikon-Zürich/Stuttgart/Wien 1965.

S. 256 *Married Love*: Siehe Maria Carmichael Stopes, *Married Love*, New York 1918, 1927, S. 54–55.

S. 257 Fast siebzig Jahre später: Siehe Sally Tisdale, «Talk Dirty to Me: A Woman's Taste for Pornography», *Harper's*, Februar 1992, S. 37–46.

S. 257 «Das oberste Gesetz ...»: Siehe Stopes, a. a. O., S. 82–85.

S. 258 des holländischen Gynäkologen: Michael Gordon schreibt in seiner Übersicht über die Sexratgeber für Verheiratete vom 19. bis ins 20. Jahrhundert, daß während der ersten beiden Jahrzehnte dieses Jahrhunderts in den Sexratgebern für Verheiratete «die Betonung verstärkt auf dem Recht der Frau auf sexuelle Befriedigung lag (lies: auf ihrem Recht, einen Orgasmus zu haben)». Er weist darauf hin, daß die Ratgeber ab den dreißiger Jahren ihren Schwerpunkt auf die Diskussion sexueller Techniken legten, die Frauen gefielen. Er zitiert dazu Wilfried Lay, *A Plea for Monogamy*, New York 1923, S. 155; Don Cabot McCowwan, *Love and Life*, Chicago 1928, S. 168 und Thurman B. Rice, *The Age of Romance*, Chicago 1933, S. 35. Gordon sagt, daß van de Veldes Buch *Die vollkommene Ehe* typisch für dieses Genre sei: «Wir finden während der dreißiger Jahre eine Flut von Publikationen (Stone und Stone, Hutton z. B.), die in ähnlicher Weise Vorspiel und Technik betonen.»
Michael Gordons Schlußfolgerung ist, daß diese Literatur zeige, wie Sex in den Jahrzehnten, die er studierte, von einem «Paria-Thema zu einem absolut erstrangigen Thema wurde». Ein Zeichen dieser Entwicklung ist die erhöhte Aufmerksamkeit, die man der Qualität und den Voraussetzungen weiblicher Sexualität entgegenbrachte, eine Veränderung, die er dem verstärkten weiblichen Interesse an diesen Fragen zuschrieb.

S. 258 «Maraichinage»: Siehe van de Velde, a. a. O.

S. 259 «Eine Frau, die ihrem Verstand erlaubt ...»: Siehe Helena Wright, *The Sex Factor in Marriage*, New York 1931.

S. 259 «Das kleine runde Organ ...»: Siehe Wright, a. a. O., S. 67.

S. 260 «Sorgen Sie für gute Beleuchtung ...»: Siehe Wright, Ausgabe von 1947, zitiert in Brecher, a. a. O., S. 181–183.

S. 261 «Viele, viele Frauen ...»: Siehe Stopes, a. a. O., S. 54.

S. 261 «Die Frauen selbst...»: Siehe *Hite-Report*, a. a. O.

14. Noch mehr Hausaufgaben, die wir nicht gemacht hatten: Unsere Lust

S. 265 Masters und Johnson: zitiert bei Mary Jane Sherfey, *The Nature and Evolution of Female Sexuality*, New York 1972, S. 109.

S. 265 «Die Labia minora ...»: Siehe Kinsey et al., a. a. O., S. 457.

S. 265 «Je mehr Orgasmen ...»: Siehe Sherfey, a. a. O., S. 112; zur Rolle der Tumeszenz innerhalb der weiblichen Erregung siehe auch Masters/Johnson/Kolodny, *Die sexuelle Reaktion*; Kinsey/Pomeroy/Martin/Gebhard, *Kinsey Report*, S. 468/469.

S. 266 «erotisches Netzwerk»: Siehe Sherfey, a. a. O., S. 94.

S. 267 Sherfey behauptet: «Die Sexualität weiblicher Primaten weist vier Charakteristika auf, die eng mit ihrem Androgenspiegel und der entsprechenden sexuellen Reaktionsfähigkeit zusammenhängen. Das erste ist die bemerkenswerte Entwicklung des klitoralen Systems, die mit der Entwicklung der Vagina einhergeht. Zweitens geschah die Entwicklung des einzelnen Paars von Brüsten gleichzeitig mit der Evolution verschiedener sekundärer Sexualcharakteristiken und der Entwicklung der intensiven Hauterotik. (Biologen scheinen nicht bemerken zu wollen, daß die gegenseitige Fellpflege, die so wichtig im Sozialleben der Primaten ist, auf ihrer Hauterotik beruht)», Sherfey, a. a. O., S. 51. Zu weiteren Belegen aus dem Bereich der Evolutionsbiologie, die die darwinistische Wichtigkeit weiblichen Begehrens bestätigen, siehe Mary Batten, *Sexual Strategies: How Females Choose their Mates*, New York 1992, S. 21–59. Unter den vier Charakteristika weiblichen Begehrens bei verschiedenen Spezies ist eines konstant, die «Auswahl des Männchens aus ästhetischen Gründen» (Batten, a. a. O., S. 26). Andere Eigenschaften, die von Weibchen attraktiv gefunden werden, sind, ästhetisch gesehen, bisher nicht dagewesene Charakteristika, ein beschützendes Wesen und eine tiefe Stimme.

S. 267 Einige Theoretikerinnen: Siehe Elaine Morgan, *The Descent of Woman*, New York 1972, 1979, S. 119.

S. 267 «Die Frau ...»: Siehe Helen Fisher, *The Sex Contract: The Evolution of Human Behaviour*, New York 1982, S. 24/31.

S. 268 Ein anderer Theoretiker: Siehe David Buss, *The Evolution of Desire*, New York 1994.

S. 268 etwas evolutionär inhärent Gutes: «Die hormonellen Kombinationen, die die anatomischen Züge schaffen, die den stärksten, langanhaltendsten Sexualtrieb hervorbringen, sind die gleichen hormonellen Kombinationen, die die größte Fruchtbarkeit, die wenigsten Aborte, die überlebensfähigste Nachkommenschaft und die gesündesten Tiere hervorbringen. Das sind die Weibchen, die in der weiblich-sozialen Hierarchie bei den Primaten die dominanteste Stellung einnehmen.» (Sherfey, a. a. O., S. 52)

S. 269 Leitenberg und Henning: Siehe Harold Leitenberg und Kris Henning, «Sexual Fantasy» in: *Psychological Bulletin*, 117,3 (1995), S. 469–496.

S. 269 Ellis und Symons: Zitiert bei Leitenberg und Henning, ebd.

S. 270 Knoth et al.: Zitiert bei Leitenberg und Henning, ebd.

S. 270 Cado und Leitenberg: Zitiert bei Leitenberg und Henning, ebd.

S. 270 Carlson und Coleman: Zitiert bei Leitenberg und Henning, ebd.

S. 270 Eine Studie aus dem Jahr 1990: Siehe J. C. Jones und D. H. Barlow, zitiert bei Leitenberg und Henning, ebd.

15. Babys

S. 272 Die Kosten ... für die Gesellschaft: Siehe *Kids Having Kids: A Robin Hood Foundation Special Report on the Costs of Adolescent Childbearing*, hrsg. von Rebecca A. Maynard, New York 1996, S. 20.

S. 275 Denn die Ansicht: Siehe Thomas Laqueur, *Auf den Leib geschrieben. Die Inszenierung der Geschlechter von der Antike bis Freud*, dtv 1996.

S. 276 Aristoteles wußte: Siehe Laqueur, ebd.

S. 276 Plinius' Verhütungsmaßnahmen: Siehe Reay Tannahill,

a. a. O., S. 128. Siehe auch Linda Gordons Aufzählung von Verhütungsmitteln der Vergangenheit, die Steinsalz, Öl, Gerbsäure, Baumwolltampons, die mit Honig und Akaziensaft getränkt waren, enthielten, Pessare aus Algen, Tang, Bambusfibern, Wolle, Leinen, Schwämmen, Gumboschoten. Linda Gordons, *Woman's Body, Woman's Right: Birth Control in America*, New York 1990, S. 42–45.

S. 277 «ein spezifisches Jucken ...»: Zitiert bei Laqueur, a. a. O.

S. 277 «weil bei ihrer Zeugung ...»: Zitiert bei Laqueur, a. a. O., S. 47. Carl N. Degler, «What Ought to Be and What Was: Women's Sexuality in the Nineteenth Century», *American Historical Review* 79, Nr. 5, Dezember 1974, S. 1467–91, bestätigt die Vorherrschaft dieser Überzeugung in der westlichen Welt bis weit ins 19. Jahrhundert hinein: «(George H.) Napheys spielt in seinem populären Anweisungsbuch für Frauen (*The Physical Life of Woman: or, Advice to Both Sexes*, New York 1866, 1897) ebenfalls auf die vorherrschende Idee an, daß Empfängnis und Lust miteinander verbunden waren. Viele Leute glaubten irrtümlicherweise – so Napheys –, daß eine Empfängnis stattgefunden habe, wenn die Frau während des Beischlafs «mehr als gewöhnliche Lust empfinde und zeige» (S. 1475). In einer Fußnote bestätigt Degler darüber hinaus die dualistische Natur der Ideologien, die sich im 19. Jahrhundert um die weibliche Sexualität rankten: «Diese Überzeugung, die auch bei anderen Autoren zu finden ist, könnte sehr wohl die Einstellung einiger Frauen dem Orgasmus gegenüber geprägt haben, denn wenn eine Frau davon überzeugt ist, Lust und Höhepunkt unterdrücken zu können, würde der Orgasmus verhindert.» (S. 1475)

S. 279 «Petting is Dynamit»: Siehe Rabbi Roland B. Gittelsohn, *Consecrated Unto Me: A Jewish View of Love and Marriage*, New York 1965, S. 174.

S. 279 einen sicheren und angenehmen Bereich: Siehe Gittelsohn, a. a. O., S. 174.

S. 279 «eine große Spannbreite von Aktivitäten»: Siehe Cyril Bibby, *Sex Education: A Guide for Parents, Teachers and Youth Leaders*, New York 1946.

S. 279 «das Vorwort der Natur»: Siehe Gittelsohn, a. a. O., S. 174.

S. 279 «wie weit sie gehen wollen»: Siehe Gittelsohn, a. a. O., S. 174.

S. 280 Eine andere Anleitung: Siehe Bibby, a. a. O., S. 144–145.

S. 280 Die Kultur des Pettings in den Kleinstädten: Siehe Ellen K. Rotzman, *Hands and Hearts: A History of Courtship in America*, Cambridge, Mass., 1984, S. 293–296. Dies ist eine definitive Geschichte des Pettings in den Vereinigten Staaten. Zu Belegen, die noch weiter zurückgehen, siehe T. W. Shannon, *Ethics of the Unmarried or Spooning*, Marietta, Ohio, 1913. Die Frage, ob es sinnvoll ist, Petting zu lehren, behandelt Barbara Dafoe Whitehead in einem Essay in *The Atlantic Monthly*, «The Failure of Sex Education», Oktober 1994, S. 55–77. Whitehead kommt zu einer Schlußfolgerung, die der meinen widerspricht. Sie greift die «umfassende Sex-Erziehung» an, eine radikal geltende Version der Sexualerziehung, die «Sexologie von Masturbation und Massage» beinhaltet und «eine umfassende Sache betont, die nicht-koitaler Sex heißt oder, in der Juristensprache, ‹eine sexuelle Ausdrucksweise, die keine Risiken birgt›. Nicht-koitaler Sex umfaßt eine ganze Reihe von Verhaltensweisen, die von tiefen Küssen bis zur Masturbation, gegenseitiger Masturbation und einer Ganzkörpermassage reicht» (mit anderen Worten Petting). Die Autorin sagt, daß Eltern aus New Jersey dieses Programm ausdrücklich unterstützt haben und es von SIECUS, einer Gruppe, die Sexualerziehung befürwortet, ausgezeichnet wurde. Mißbilligend beschreibt Whitehead das Lehrmaterial zu den weiblichen Genitalien: «Die Klitoris ist ein kleiner empfindlicher Teil, den nur Mädchen haben, und manchmal ist er dafür verantwortlich, daß du dich gut fühlst.» Hinter Whiteheads Angriff ist ihre Ansicht zu spüren, daß das Sexualerziehungs-Programm auf eine Weise dargeboten wird, die sie moralisch gesehen relativistisch findet, und sie merkt an, es gebe keinen Hinweis darauf, ob das «nichtkoitale Sex-Programm» dazu führe, daß junge Menschen den Geschlechtsverkehr hinauszögerten. Ich möchte behaupten, daß ein Programm, das Petting befürwortet und es in einem moralischen

Zusammenhang behandelt, der verantwortliche Entscheidungen betont, sehr wohl zu einem anderen Ergebnis führt.

S. 281 «Antioch Rules»: Siehe z. B. Katie Roiphe, *The Morning After: Sex, Fear and Feminism on Campus*, Boston 1993, S. 272. Die Antioch Rules waren unrealistisch und übertrieben den Aufwand an Verhandlungen; aber mir scheint, daß der Zorn, den sie erregten, mehr darum ging, daß Sex seine erotische Spannung verliere, wenn er bewußt gehandhabt werde.

S. 282 «Jeder Mensch auf der Welt ...»: siehe Gittelsohn, a. a. O., S. 175.

S. 282 «Mädchen ... werden geschwängert»: Rosann Wisman, Planned Parenthood, während einer Podiumsdiskussion über Abtreibung, veranstaltet von Women of Washington, September 1996. Die beste Untersuchung der Gründe, aus denen heraus Mädchen schwanger werden, ist Kristin Lukers wichtige Arbeit *Dubious Conceptions: The Politics of Teenage Pregnancy*, Harvard University Press, Cambridge, Mass., 1996. Siehe da besonders das erhellende Kapitel «Why Do They Do It?», S. 134–174. Luker weist auf die Passivität von Mädchen hin, die im Gegensatz zum «Verhalten der Schlampe» steht: «Kurz gesagt sind die Fertigkeiten, die eine junge Frau braucht, um Verhütungsmittel effektiv zu benutzen, genau die, die unsere Gesellschaft bei ‹netten Mädchen› entmutigt. Von denen wird erwartet, daß sie passiv, bescheiden, scheu, sexuell unerfahren (oder zumindest unerfahrener als ihre Partner) sind und sich dem Wohlbefinden anderer widmen.» (S. 148).

S. 283 Die Rechte definiert: «How to Help Your Kids Say ‹No to Sex›» in: *Focus on the Family*, Vancouver, B. C., 1994.

16. Billig oder kostbar?

S. 286 «Das ist das Geheimnis ...»: Siehe D. H. Lawrence, «Pornographie und Obszönität», in: *Pornographie und Obszönität und andere Essays über Liebe, Sex und Emanzipation*, Zürich 1971, S. 28/29. Zum Lawrenceschen Manifest über weibliches Begehren siehe den Standpunkt der Frau, die für viele der Beobachtungen Lawrence' über weibliche Erotik Modell stand: Frieda Lawrence, *Nur der Wind ...*, Berlin 1936.

S. 289 «Die Faszination durch die Dekadenz: L. Morrow, *Time*, 10. September 1979, S. 85–86.

S. 299 «*Laß uns nun die Doppeltür ...*»: Siehe Jolan Chang, *Das Tao der Liebe*. Reinbek 1995. Siehe auch Daniel P. Reid, *The Tao of Health, Sex and Longevity*, Fireside, New York 1989, besonders sein Kapitel «Taoist Bedroom Arts». Reid erklärt, daß die taoistischen Regeln zur Sexualität in China seit fünf Jahrtausenden überliefert wurden. «Kopfkissenbücher», schreibt er, gehörten seit dem 3. Jahrhundert vor christlicher Zeitrechnung zur Aussteuer eines jeden jungen Paares, bis Texte dieser Art von den Kommunisten verboten wurden. Diese ganz alltäglichen Handbücher hießen «Kopfkissenbücher», da sie dafür gedacht waren, offen auf einem Kissen zu liegen, um die unerfahrene Braut und ihren jungen Ehemann durch die verschiedenen empfohlenen Akte zu geleiten. Einer der meistgeschätzten Texte war ein Gespräch zwischen Dem Einfachen Mädchen und Dem Gelben Kaiser, und dieser literarische weibliche Charakter wurde in der Folge von vielen Frauen, die in neue sexuelle Praktiken eingeführt wurden, als geschätzte Mentorin gesehen. (Der Gelbe Kaiser wurde laut *The Classic of the Plain Girl*, einem Band, der aus dem 2. oder 3. Jahrhundert v. Chr. stammt, aber Weisheiten enthält, die seit über zwei Jahrtausenden zur chinesischen Volksüberlieferung gehörten, bevor sie aufgezeichnet wurden, von drei Lehrern im Tao von Yin und Yang unterrichtet. Alle drei Lehrer waren Frauen, was bedeutungsvoll ist: Das Einfache Mädchen, Su Nu; Das Geheimnisvolle Mädchen, Hsuan Nu; und Das Regenbogenmädchen, Tsai Nu (Reid, S. 2). Der Rat, den Das Einfache Mädchen gibt, enthält Weisheiten wie folgende: Ein «Instrument, das roh und ohne gebührende Rücksicht auf die Gefühle der Frau gehandhabt wird, ist nicht im entferntesten so begehrenswert als eines, das mit vorsichtiger Aufmerksamkeit auf die Reaktionen einer Frau eingesetzt wird». Reid führt an, daß «chinesische Dichter und ebenso taoistische Ärzte den Details weiblicher Anatomie wesentlich größere Aufmerksamkeit schenkten als der männlichen Anatomie, und ... der Brennpunkt ihres Interesses war immer der geheimnisvolle, magische ‹zwei Zentimeter große› Eingangsbereich, der so liebevoll ‹das Jadetor› genannt wurde» (Reid, S. 315).

S. 299 dann erwacht ihre Sexualität: Siehe Chang, a. a. O., S. 16.

S. 300 «Sex war in China ...»: Siehe R. H. van Gulik, *Sexual Life in Ancient China*, Atlantic Highlands, N. J., 1971.

S. 301 «lebhafter, aktiver ...»: Siehe Chang, a. a. O., S. 35.

S. 301 Die Yin-Essenz der Frauen: Siehe Reay Tannahill, S. 179. Es muß gesagt werden, daß ein unmodifiziertes Modell chinesischer Sexualharmonie für westliche Männer sehr unattraktiv ist; es beinhaltete eine Form männlicher Enthaltsamkeit, bei der Männern empfohlen wurde, keinen Samen auszustoßen.

S. 302 «Geöffnete Blüte der Pfingstrose»: Siehe Tannahill, a. a. O., S. 171 und 175. Zu weiterer frauenfreundlicher Rhetorik des Taos der Liebe siehe Reid, a. a. O., S. 313–315. Gebärmutterhals: Inneres Tor; Klitoris: Jade-Terrasse, Kostbare Perle, Samenkern, Yin-Bohne; Klitoris (Frenulum): Lautensaiten; Klitoris (Präputium): Göttliches Feld; Cunnilingus: aus der unermeßlichen Quelle trinken; lesbischer Sex: Spiegelreiben; kleine Schamlippen: Weizenknospen, Rote Perlen; Schamhügel: Riedgrashügel; weiblicher Orgasmus: Hohe Flut, Flut des Yin; weibliche Harnröhrenöffnung: Unermeßliche Quelle; Scheideneingang: Jade-Tor, Jade-Tür, Zimthöhle, Kinder-Tor, Ein Zentimeter-Platz; hintere Vagina: Kleiner Strom; mittlere Vagina: Tiefes Tal, Verborgener Ort, Weg des Yin; vordere Vagina: Himmlischer Palast, Tal der Abgeschiedenheit; äußere Scham: Goldene Rinne; innere Scham: Jade-Ader; Uterus: Kind-Palast, Zinnoberrote Kammer. Reid faßt zusammen: «Die taoistische Kunst des Schlafzimmers hat zum Ziel, den ‹Besuch des Gesandten› im ‹Himmlischen Palast› so lange wie möglich hinauszuzögern, indem sie den Mann das richtige Protokoll lehrt und er sich so als richtiger Liebhaber ausweisen kann.» Siehe hierzu auch Gulik, a. a. O. und John Blofield, *Taoism: The Road to Immortality*, Boulder, Colo., 1978.

S. 303 «einmal in fünf Tagen»: Siehe Tannahill, a. a. O., S. 184.

S. 303 «Er muß wissen ...»: Siehe Chang, a. a. O., S. 79.

S. 303 «die Goldene Spalte ...»: Siehe Tannahill, a. a. O., S. 175.

S. 304 «seine fünf Organe ...»: Siehe Tannahill, a. a. O., S. 79.

S. 305 «Wenn sich der Mann bewegt ...»: Siehe Tannahill, a. a. O., S. 174.

S. 305 «Es gibt zehn Anzeichen ...»: Siehe Chang, a. a. O., S. 70–71. Eine Definition «des Wegs» findet sich in Lao Tzu, *Tao Te Ching*, London 1963, S. 5.

S. 306 Bei den Zuni-Indianern: Siehe Ramon A. Gutierrez, *When Jesus Came, the Corn Mothers Went Away: Marriage, Sexuality and Power in New Mexico, 1500–1846*, Stanford 1991, S. 14. Es ist wichtig, im Gedächtnis zu behalten, daß Bräuche dieser Art selbst in dieser Zeit und in diesem Landstrich nicht allgemeingültig waren. Im vorkolonialistischen Mexiko wurde «weibliche Sexualität ... systematisch unterdrückt ... Die Frau galt als unersättlich und war somit eine beunruhigende Bedrohung für den Mann», schreiben Carmen Bernand und Serge Gruzinski in: *Geschichte der Familie*, Band II. Sie führen auch an, daß die Inka-Gesellschaft zwar toleranter war und weibliche Jungfräulichkeit nicht besonders hoch einschätzte, Ehebruch dennoch streng bestraft wurde. In den Anden nahmen unverheiratete Mädchen an «kollektiven Riten teil, bei denen Betrunkenheit und sexuelle Freizügigkeit eine Rolle spielten». Aber sie mahnen zur Vorsicht bei der Einschätzung dieser Berichte, da sie auf den Berichten christianisierter Indianer basierten und deshalb sowohl idealisiert als auch dämonisiert sein könnten (S. 168–169). Eine nuancierte Diskussion von Geschlechterrollen, Sexualität und der Einführung spanischer Sitten in Lateinamerika findet sich bei Richard C. Trexler, *Sex and Conquest: Gendered Violence, Political Order, and the European Conquest of the Americas*, Ithaca, N. Y., 1995, S. 1–38 und 82–118.

S. 307 «nach dem Stillen»: Siehe Gutierrez, a. a. O., S. 17–18.

S. 307 «Ein Mann, der ...»: Siehe Gutierrez, a. a. O., S. 17.

S. 308 Peruanische Trinkgefäße: Siehe Tannahill, a. a. O., S. 298.

S. 308 Die Kolonialisten berichten: Siehe Gutierrez, a. a. O., S. 18.

S. 309 Die spanischen Ordensbrüder: Siehe Gutierrez, a. a. O., S. 90.

S. 309 «anstößige Teile»: Siehe Gutierrez, a. a. O., S. 210.

S. 309 Die orgiastischen Fruchtbarkeitsriten: Siehe Gutierrez, a. a. O., S. 79.

S. 310 «Wolkengeister»: Siehe Gutierrez, a. a. O., S. 74.

S. 310 «Wenn die Frau gereinigt ist …»: Siehe *Zohar: Book of Splendor*, hrsg. von Gershom Scholem, New York 1949, S. 35–36.

S. 311 «ohne sie eine Frau …»: Siehe Geraldine Brooks, *Nine Parts of Desire: The Hidden World of Islamic Women*, New York 1995, S. 42. Siehe auch *The Koran Interpreted*, übers. von A. J. Arberry, Simon & Schuster, New York 1955, 1996, S. 60: «Haltet (Frauen) nicht gewaltsam in der Übertretung des Gesetzes fest. Wer das tut, versündigt sich.»

S. 311 «die Verminderung der weiblichen Lust …»: Siehe Brooks, a. a. O., S. 45.

S. 311 «Im Tantra …»: Siehe *Tantra: the Cult of the Feminine*, York Beach, Maine, 1995, S. 233. Siehe auch *Tantra: A Pillow Book*, I, San Francisco/New York 1994. Dieser kleine Band erklärt dem westlichen Leser sehr klar die religiöse Philosophie, die hinter den sexuellen Praktiken des Tantristen steht: «Alle Schriften des Tantrismus basieren auf der Verehrung eines dualen männlich-weiblichen religiösen Prinzips. Im Hinduismus ist dies die Große Muttergöttin und ihr Gefährte, normalerweise Parvati-Kali und Shiva. Der Gott und die Göttin sind Liebende, getrennt, aber im Grunde nicht zu unterscheiden … Wenn sie sich lieben, erreichen der Gott und die Göttin eine Verschmelzung, die ihren Ursprung in einer einzigen unbeschreiblichen Einheit widerspiegelt, die außerhalb von Raum und Zeit liegt. Das Ziel des menschlichen Tantristen ist es, dieses Stadium ursprünglicher Einheit zu erfahren … Der Körper des Geliebten ist ein Tempel, der verehrt wird. Er ist ein heiliger Ort, die Heimat des Geistes. Das Yoni der Frau ist ein heiliger Brunnen, Quelle des Lebens und der Wunder …» (Lysebeth, a. a. O., S. 5).

Zum spirituellen Aspekt von Sexualität, zu dem der Tantrismus sowohl Männer als auch Frauen anhält, siehe das Gebet *Mantramahodadhi* (1589 v. Chr., bei Lysebeth, a. a. O., S. 14). «Was immer ich bis zu diesem Augenblick mit meinem Geist gedacht, mit meiner Zunge gesagt, mit meinen Händen, Füßen und meinem Penis getan habe, ob ich es wachend, träumend oder schlafend getan habe, ob es zum Geist, Verstand

oder zum Körper gehört – widme ich vollständig und vollkommen dem absoluten Einen.» In einer Welt, die diese Einstellung zu männlicher Sexualität hätte, wäre die junge Frau, die von den Verbindungsstudenten angegriffen wurde, sicherer gewesen. Weitere Beispiele siehe *Mahanirvanatantram* (19. Jahrhundert v. Chr., bei Lysebeth, a. a. O., S. 18): «Der Tantrist und seine Frau sollten, nebeneinander auf ihrem Bett sitzend, zusammen meditieren. Laß ihn seinen linken Arm um ihre Schultern legen und mit seiner rechten Hand die Göttin in ihrem Körper erwecken, indem er, während er ihren Kopf, ihr Kinn, ihre Kehle und jede ihrer beiden Brüste berührt und segnet, die entsprechenden Mantras aufsagt ...» Zu den Anleitungen des Tantrismus für Männer, die physische weibliche Natur zu schätzen und kennenzulernen, siehe *Mantramahodadhi* (1589 v. Chr., bei Lysebeth, a. a. O., S. 12): «Während er über dem Yoni einer schönen Frau meditiert, soll der Tantrist das heilige Mantra sprechen ... während er über dem Yoni einer Frau meditiert, die in ihrer Mondzeit ist ... wird er so bezaubernd werden wie jeder, der das Dichterhandwerk ausübt»; das Yonitantram lehrt: «Der Betende, der während seiner Gebete den heiligen Schrei ‹Yoni, Yoni› ausstößt, wird von der Göttin gesegnet und genießt beides, Lust und Freiheit» (ca. 16. Jahrhundert, bei Lysebeth, a. a. O., S. 38).
Weiterführend sind Sunyata Saraswati und Bodhi Avinasha, *Jewel in the Lotus: The Sexual Path to Higher Consciousness*, Taos, N. Mex., 1987, 1994, und Philip Rawson, *Tantra: The Indian Cult of Ecstasy*, London 1993, S. 16: «Der Tantrismus konzentriert seine Aufmerksamkeit und seine Meditation auf das Weibliche als den direktesten Zugang zur Intuition der Wahrheit. Er benutzt viele weibliche Ikonen, unter anderem die Lotusblüte, die eigenartige Naturform von *coco-de-mer*, die den weiblichen Genitalien ähnelt, Höhlen und natürliche Erdspalten oder Höhlungen in Felsen und Bäumen, nach unten zeigende Dreiecke und Darstellungen der Vulva selbst. Aber am häufigsten konzentriert er seine Anbetung auf das Bild der Göttin selbst ... das sie als ein schönes junges Mädchen zeigt. Der Geist des Tantristen ist unablässig von diesem

leuchtenden und faszinierenden Bild absorbiert. Hinter jeder Frau scheint dieses Bild auf. Aber für ihn verkörpert die Frau nicht die Göttin, es ist die Göttin, die in der Frau erscheint.» Im *Devimahatmya* (4. Jahrhundert v. Chr., siehe *Tantra: A Pillow Book*, a. a. O., S. 46) wird die Geschichte eines von einem Dämon besessenen Fürsten erzählt, der eine schöne Frau entführen und vergewaltigen will: «Ein so vollkommener Körper, so untadelige Glieder hat man nie zuvor auf dieser Welt gesehen. Find heraus, wer sie ist und entführe sie, o Dämon.» Der Dämon erkennt nicht, daß die Frau, um die es sich handelt, in Wirklichkeit die Große Göttin selbst ist, und sein Plan wird vereitelt. Solche Geschichten sind eindeutige Parabeln, die die Anweisung an Männer enthalten, weibliche Sexualität niemals in den Schmutz zu ziehen, da sie nie vergessen dürfen, daß das Göttlich-Weibliche in allen Frauen wohnt.

S. 312 «Der Tantra-Praktiker ist dazu fähig»: Siehe Lysebeth, a. a. O., S. 245–246.

S. 312 «Im Hinduismus …»: Sir Richard Burton und F. F. Arbuthnot ebd., Übersetzer von *The Illustrated Kama Sutra, Ananga-Ranga, Perfumed Garden: The Classic Eastern Love Texts*, Rochester, Vt. 1987, S. 10.

S. 313 «Ein Mädchen, das mit Gewalt …»: Siehe Burton und Arbuthnot, ebd., S. 27.

S. 313 Sex aufzuzwingen: Siehe Tannahill, a. a. O., S. 213.

S. 313 «Sogar junge Mädchen …»: Siehe Burton und Arbuthnot, a. a. O., S. 26 und 37.

17. Erwachsene

S. 315 «Ihre Schönheit war dahin …», «Es hätte einen Sultan gegeben …», «Die minderjährige Lo …», «Ja, sagte sie …»: Alle Zitate aus: Vladimir Nabokov, *Lolita*, Gesammelte Werke, Bd. VIII, Reinbek 1989, S. 170, 219, 443, 446/447.

S. 318 Mädchen und Männer: Siehe Margaret Mead, *Mann und Weib*, a. a. O.

S. 318 zwei von drei Teenagerschwangerschaften: 1995 fand das Guttmacher Institute heraus, daß zwei Drittel aller Mütter im Teenageralter von erwachsenen Männern geschwängert worden waren. Die juristischen Folgen werden in Michelle Oberman und Richard Delgado, «At Issue: Statutory Rape Laws», in: *American Bar Association Journal*, August 1996, Nr. 82, S. 86–87 diskutiert. Die meisten Gesetze, die Vergewaltigung betreffen, bestrafen den älteren Partner nur dann, wenn ein Altersunterschied von zwei bis fünf Jahren vorliegt.

18. Ein Virus

S. 331 Countee-Cullen-Buch: Siehe Countee Cullen, *The Lost Zoo*, Englewood Cliffs, N. J., 1992.

19. Scheinheiligkeit

S. 348 «Ich möchte dich an mich drücken ...»: Siehe Candace Falk, *Love, Anarchy, and Emma Goldman*, New York 1984, S. 217.

S. 349 noch stärker der männlichen Sexualität ausliefern: Siehe Phyllis Rose, *Parallel Lives: Five Victorian Marriages*, New York 1983, S. 124. Eine ausführliche Untersuchung der Einstellung zur Sexualität dieser ersten Generation des Feminismus findet sich bei William Leach, *True Love and Perfect Union: The Feminist Reform of Sex and Society*, Middletown, Conn., 1989.

S. 350 «Er redet, als ob ...»: Eine Analyse des sexuellen Idealismus der ersten Generation des Feminismus findet sich bei Linda Gordon, *Woman's Body, Woman's Right*, New York 1990.

S. 352 «Schwäche in der Liebe»: Siehe Falk, a. a. O., S. 152 und 154. In ihrer berühmten Vorlesung «Marriage and Love» (1912) verknüpfte Goldman sehr radikal wirtschaftliche Ungleichheit mit dem Thema sexueller Unaufgeklärtheit bei Frauen: «Eine Sache, die viel tiefer geht und sehr viel wichtiger ist, ist die vollständige Unwissenheit in sexuellen Dingen. Es ist eine bekannte Tatsache, daß die Frau zur Sexware erzogen wurde, aber nichtsdestoweniger wird sie in absolutem Unwissen über die Bedeutung und die Wichtigkeit von Sexualität gehalten. Solange ein Mädchen nicht wissen soll, wie sie auf sich selbst aufpassen kann, nichts über die Funktion dessen wissen soll, was ihr Leben ausschlaggebend bestimmt, brauchen wir uns nicht darüber zu wundern, wenn sie eine leichte Beute der Prostitution oder jeder anderen Beziehung wird, die sie zu einem Objekt erniedrigt, das lediglich der sexuellen Befriedigung dient» (Zitiert bei Falk, a. a. O., S. 124).

S. 352 Wie es typisch: Siehe Falk, a. a. O., S. 22.

S. 352 «Es ist, als ob ich mir die Kleider ...»: Siehe Falk, a. a. O., S. XV.

S. 353 «Du hast die Gefängnistore ...»: Siehe Falk, a. a. O., S. 4.

S. 353 «Glaubst Du ...»: Siehe Falk, a. a. O., S. 84.

S. 353 «Ich wurde in dem Sturm ...»: Siehe Falk, a. a. O., S. 68.

S. 354 «die Frau, die 38 ½ Jahre...»: Siehe Falk, a. a. O., S. 76.

S. 354 «genau in dem Alter ...»: Siehe Falk, a. a. O., S. 144.

S. 355 «Wenn unser Briefwechsel je ...»: Siehe Falk, a. a. O., S. 4 und 6.

S. 355 «Ja, ich bin eine Frau ...»: Siehe Falk, a. a. O., S. 57.

S. 355 «Der kreative Geist ...»: Siehe Falk, a. a. O., S. 160.

Bibliographie

Alan Guttmacher Institute, «Adolescent Sexuality, Pregnancy and Childbearing», in: *Trends in Adolescent Sexuality and Fertility*, Alan Guttmacher Institute, New York 1994.

Alan Guttmacher Institute, *Sex and America's Teenagers*, Alan Guttmacher Institute, New York 1994.

Allardice, Pamela, *Aphrodisiacs and Love Magic: The Mystic Lure of Love Charms*, Avery Publishing Group, New York 1989.

Anderson, Elijah, *Sexuality and American Social Policy: Sexuality, Poverty, and the Inner City*, Henry J. Kaiser Family Foundation, Menlo Park, California 1994.

Arberry, A. J., Übers., *The Koran Interpreted*, Simon & Schuster, New York 1996.

Ariès, Philippe und André Bejin, *Die Masken des Begehrens und die Metamorphosen der Sinnlichkeit*, Fischer, Frankfurt a. M. 1984.

Ariès, Philippe und Georges Duby, Hg., *Geschichte des privaten Lebens*, Fischer, Frankfurt a. M. 1993.

Aristoteles, *Rhetorik*, übers. von Franz G. Sieveke, Fink, München 1995.

Barker-Benfield, G. J., *The Horrors of the Half-Known Life: Male Attitudes Toward Women and Sexuality in Nineteenth-Century America*, Harper & Row, New York 1976.

Batten, Mary, *Sexual Strategies. How Females Choose Their Mates*, Putnam, New York 1992.

Beauvoir, Simone de, *Das andere Geschlecht*, Rowohlt, Reinbek 1990.

Beauvoir, Simone de, *Memoiren einer Tochter aus gutem Hause*, Rowohlt, Reinbek 1968.

Bennett, Lynn, *Dangerous Wives and Sacred Sisters: Social and Symbolic Ropes of High-Caste Women in Nepal*, Columbia University Press, New York 1983.

Besserman, Perle, Hg., *The Way of the Jewish Mystics*, Shambhala, Boston 1994.

Bibby, Cyril, *Sex Education: A Guide for Parents, Teachers and Youth Leaders*, Emerson Books, New York 1946.

Blofeld, John, *Taoism: The Road to Immortality*, Shambhala, Boulder, Columbia 1978.

Bouris, Karen, *The First Time: Women Speak Out About «Losing Their Virginity»*, Conari Press, Berkeley 1993.

Brav, Stanley R., *Since Eve: A Sex Ethic Inspired by Hebrew Scripture*, Pagent, New York 1959.

Brecher, Edward M., *The Sex Researchers*, Exp. Ed., Specific Press, San Francisco 1979.

Brightman, Carol, *Writing Dangerously: Mary McCarthy and Her World*, Clarkson Potter, New York 1992.

Bronson, William, *The Earth Shook, the Sky Burned*, Doubleday, Garden City, New York 1959.

Brontë, Emily, *Sturmhöhe*, Manesse, Zürich 1985.

Brooks, Geraldine, *Nine Parts of Desire: The Hidden World of Islamic Women*, Anchor, New York 1995.

Brown, Lyn Mikel und Carol Gilligan, *Die verlorene Stimme. Wendepunkte in der Entwicklung von Mädchen und Frauen*, dtv, München 1997.

Browning, Elizabeth Barrett, *Aurora Leigh and Other Poems*, Hg. von John Robert Glorney Bolton und Julia Bolton Hollaway, Penguin, London 1995.

Burguière, André, Christiane Klapisch-Zuber, Martine Segalen und Françoise Zonabend, Hg., *Geschichte der Familie*, Bd. I und II, Campus, Frankfurt a. M. 1996.

Burton, Sir Richard, Übers., *The Illustrated Kama Sutra, Ananga-Ranga, Perfumed Garden: The Classic Eastern Love Texts*, Park Street Press, Rochester, Vermont 1987.

Butterfield, Fox und Mary B. W. Tabor, «Woman in Florida Rape Inquiry Fought Adversity and Sought Acceptance», in: *The New York Times*, 17. April 1991, S. A. 17.

Cado, S. und H. Leitenberg, «Guilt Reactions to Sexual Fantasy During Intercourse», in: *Archives of Sexual Behavior*, Nr. 19, 1990, S. 49–63.

Cameron, Anne, *Töchter der Kupferfrau*, Unionsverlag, Zürich 1996.

Cantarella, Eva, *Pandora's Daughters: The Role and Status of Women in*

Greek and Roman Antiquity, Johns Hopkins University Press, Baltimore 1987.

Carlson, E. R. und C. E. H. Coleman, «Experimental and Motivational Determinants of the Richness of an Induced Sexual Fantasy», in: *Journal of Personality*, 1997, S. 528–542.

Carroll, Lewis, *Alice im Wunderland. Alice hinter den Spiegeln*, Insel, Frankfurt a. M. 1963.

Chang, Jolan, *Das Tao der Liebe: Unterweisungen in altchinesischer Liebeskunst*, Rowohlt, Reinbek 1995.

Charters, Ann, Hg., *The Portable Beat Reader*, Penguin, New York 1992.

Chen, Constance M., *«The Sex Side of Life»: Mary Ware Dennett's Pioneering Battle for Birth Control and Sex Education*, The New Press, New York 1996.

Chesler, Ellen, *Woman of Valor: Margaret Sanger and the Birth Control Movement in America*, Simon & Schuster, New York 1992.

Chesler, Phyllis, *Mothers on Trial: The Battle for Children and Custody*, Harvest, San Diego 1986.

Chopin, Kate, *The Awakening*, Bantam, New York 1989.

Claiborne, William, «Nicole Simpson's Character Attacked», in: *The Washington Post*, Oktober 1996.

Conway, Jill Ker, *The Road from Coorain*, Vintage, New York 1990.

Crewdson, John, *By Silence Betrayed: Sexual Abuse of Children in America*, Little Brown, Boston 1988.

Cullen, Countee, *The Lost Zoo*, Silver Burdett Press, Englewood Cliffs, New Jersey 1992.

Degler, Carl N., «What Ought to Be and What Was: Women's Sexuality in the Nineteenth Century», in: *American Historical Review* 79, Nr. 5, Dezember 1974, S. 1467–1491.

Dening, Sarah, *The Mythology of Sex: An Illustrated Exploration of Sexual Customs and Practices from Ancient Times to the Present*, Macmillan, New York 1996.

Douglas, Ann, *The Feminization of American Culture*, Knopf, New York 1977.

Douglas, Nik und Penny Slinger, *The Erotic Sentiment in the Painting of India and Nepal*, Park Street Press, Rochester, Vermont 1989.

Duras, Marguerite, *Der Liebhaber*, Suhrkamp, Frankfurt a. M. 1997.

Duvall, Evelyn M., *Love and the Facts of Life*, Ass. Press, New York 1963.

Dworkin, Andrea, *Intercourse*, Free Press, New York 1987.
Dworkin, Andrea, *Pornographie. Männer beherrschen Frauen*, Fischer, Frankfurt a. M. 1990.
Eisenstein, Zillah R., *The Female Body and the Law*, University of California Press, Berkeley 1988.
Eisler, Riane, *The Chalice and the Blade: Our History, Our Future*, HarperCollins, New York 1987.
Eliade, Mircea, *Das Mysterium der Wiedergeburt. Versuch über einige Initiationstypen*, Insel, Frankfurt a. M. 1997.
Eliot, George, *Middlemarch*, Manesse, Zürich 1962.
Eliot, George, *Die Mühle am Floss*, Anm. u. Nachw. von Rainer Zerbst, Reclam, Ditzingen 1985.
Ellis, Henry Havelock, *Psychology of Sex: A Manual for Students*, Ray Long and Richard Smith, Inc., New York 1933.
Faderman, Lillian, *Odd Girls and Twilight Lovers: A History of Lesbian Life in Twentieth-Century America*, Penguin, New York 1992.
Falk, Candace, *Love, Anarchy, and Emma Goldman*, Holt, New York 1984.
Fallon, Beth, «Chambers's Defense: Tale of a Cowardly Victim», in: *New York Post*, 5. Dezember 1986, S. 9.
Fisher, Helen E., *The Sex Contract: The Evolution of Human Behavior*, Morrow, New York 1982.
Foucault, Michel, *Sexualität und Wahrheit*, Suhrkamp, Frankfurt a. M. 1977.
Frank, Anne: *Tagebuch*, Fassung v. Otto H. Frank und Miriam Pressler, S. Fischer, Frankfurt a. M. 1991
Freedman, Samuel G.,«Sexual Politics and a Slaying: Anger at Chambers's Defense», in: *The New York Times*, 4. Dezember 1986, S. A 1.
Freud, Sigmund, *Vorlesungen zur Einführung in die Psychoanalyse*, Fischer Studienausgabe, Bd. I, Frankfurt a. M. 1969.
Friday, Nancy, *Verbotene Früchte. Die geheimen Phantasien der Frauen*, Goldmann, München 1996.
Friday, Nancy, *Women on Top: How Real Life Has Changed Women's Sexual Fantasies*, Simon & Schuster, New York 1991, 1993.
Gay, Peter, *Die zarte Leidenschaft. Liebe im bürgerlichen Zeitalter*, Beck, München 1987.
Gay, Peter, *Freud für Historiker*, G. Kimmerle, Tübingen 1994.

Gilgamesch-Epos, eingeführt, rhythmisch übertragen u. m. Anmerkungen versehen von Hartmut Schmökel, Kohlhammer, Stuttgart 1966.

Gimbutas, Marija, *The Language of the Goddess*, Harper & Row, San Francisco 1989.

Gittelsohn, Rabbi Roland B., *Consecrated Unto Me: A Jewish View of Love and Marriage*, Union for American Hebrew Congregations, New York 1965.

Goleman, Daniel, «Standard Therapies May Help Only Impulsive Spouse Abuse», in: *The New York Times*, 22. Juni 1994, S. C11.

Gordon, Linda, *Woman's Body, Woman's Right: Birth Control in America*, Penguin, New York 1990.

Gordon, Michael, *From an Unfortunate Necessity to a Cult of Mutual Orgasm: Sex in American Marital Education Literature, 1830–1940*, Jones M. Hensling, New York 1978.

Grahn, Judy, *Edward the Dyke and Other Poems*, Women's Press Collective, Oakland, California, 1971.

Griffin, Susan, *Frau und Natur. Das Brüllen in ihr*, Suhrkamp, Frankfurt a. M. 1987.

Gutierrez, Ramon A., *When Jesus Came, the Corn Mothers Went Away: Marriage, Sexuality, and Power in New Mexico, 1500–1846*, Stanford University Press, Stanford 1992.

Hahn, Emily, *Once Upon a Pedestal*, Meridian, New York 1975.

Harding, Esther, *The Way of All Women: A Psychological Interpretation*, Longmans, Green, New York 1950.

Heller, Anne Conover, «Jennifer Levin and Robert Chambers: A Walk with Love and Death», in: *Mademoiselle*, Januar 1987, S. 145.

Hemingway, Ernest, «Wem die Stunde schlägt», in: *Ausgewählte Werke*, Bd. I, Lizenzausgabe mit Genehmigung des S. Fischer Verlags, Frankfurt a. M. o. J.

Herodot, *Historien I*, Goldmann, München 1961.

Hill, Bridget, *Eighteenth Century Women: An Anthology*, Allen and Unwin, London 1987.

Hite, Shere, *Hite-Report. Das sexuelle Erleben der Frau*, Bertelsmann, Gütersloh und München 1977.

Hollander, Xaviera, Robin Moore und Yvonne Dunleavy, *The Happy Hooker*, Dell, New York 1972.

Iaciofano, Carol E., «Women Know Thyself [sic]: A Fight Against the Book Banners», in: *Boston Herald American*, 28. August 1981.

Isherwood, Christopher, *Christopher und die Seinen*, Gmünder, Berlin 1992.

«J» [Joan Garrity], *Die sinnliche Frau*, Heyne, München 1993.

Johnson, Kirk, «Levin Diary Is at Center of Raging Legal Debate», in: *The New York Times*, 26. Dezember 1986, S. B3.

Jones, J. C., und D. H. Barlow, «Self-Reported Frequency of Sexual Urges, Fantasies, and Masturbatory Fantasies in Heterosexual Males and Females», in: *Archives of Sexual Behavior*, Nr. 19, 1990, S. 269–279.

Jong, Erica, *Angst vorm Fliegen*, Fischer, Frankfurt a. M. 1996.

Joyce, James, *Ein Portrait des Künstlers als junger Mann*, Suhrkamp, Frankfurt a. M. 1976.

Kamasutra, übers. v. I. Uffelmann, Bassermann, Niedernhausen 1997.

Kelsey, Morton und Barbara Kelsey, *Sacrament of Sexuality*, Element, Rockport, Massachusetts 1986, 1991.

Kerouac, Jack, *Unterwegs*, Rowohlt, Hamburg 1959.

Kimberly-Clark Corporation, *The Life Cycle Library*, Bd. 1: «The Miracle of You», Bd. 2: «Your Years of Self-discovery», Bd. 3: «You and Your Daughter», Bd. 4: «The Years of Independence», Bd. 5: «Getting Married», Bd. 6: «Your First Pregnancy», Kimberly-Clark Corporation, Neehah, Wisconsin 1969, 1970, 1973.

Kinsey, Alfred C., Wardell B. Pomeroy, Clyde E. Martin und Paul H. Gebhard, *Kinsey-Report. Das sexuelle Verhalten der Frau*, Fischer, Frankfurt a. M. 1970.

Klein, Viola, *The Feminine Character: History of an Idealogy*, International Universities Press, New York 1949.

Krafft-Ebing, Richard von, *Psychopathia sexualis*, Ferdinand Enke Verlag, Stuttgart 1907.

Ladas, Alice Kahn, Beverly Whipple und John D. Perry, *The G Spot And Other Recent Discoveries About Human Sexuality*, Dell, New York 1974.

Lankford, Mary D., *Quinceañera: A Latinas Journey to Womanhood*, Millbrook Press, Brookfield, Connecticut 1994.

Lanval, Marc, *An Inquiry into the Intimate Lives of Women*, Cadillac Publishing, New York 1950.

Lao-tse: Tao-te-king, hg. u. komment. v. Schwarz, Ernst, Kösel 1995.
Laqueur, Thomas, *Auf den Leib geschrieben. Die Inszenierung der Geschlechter von der Antike bis Freud*, dtv, München 1996.
Lauersen, Niels und Eileen Stukane, *You're in Charge: A Teenage Girl's Guide to Sex and Her Body*, Fawcett Columbine, New York 1993.
Laurino, Maria, «Prosecuting Jennifer Levin's Killer», in: Ms., September 1987, S. 70–113.
Lawrence, D. H., *Söhne und Liebhaber*, Insel, Frankfurt a. M. 1957.
Lawrence, Frieda, *Nur der Wind ...*, Verlag Die Rabenpresse, Berlin 1936.
Leach, William, *True Love and Perfect Union: The Feminist Reform of Sex and Society*, Wesleyan University Press, Middletown, Connecticut, 1989.
Lessing, Doris, *Martha Quest*, Klett-Cotta, Stuttgart 1981.
Lewinsohn, Richard, *A History of Sexual Customs*, übers. von Alexander Mayce, Harper & Brothers, New York 1958.
Luker, Kristin, *Dubious Conceptions: The Politics of Teenage Pregnancy*, Harvard University Press, Cambridge, Massachusetts, 1996.
Lysebeth, André Van: *Tantra: The Cult of the Feminine*, Samuel Weiser, York Beach, Maine, 1995.
McAlary, Mike und Marianne Arneberg, «Suspect: Death Was Accident During Sexual Tryst in Park», in: *Newsday*, 29. August 1986, S. 3.
McCarthy, Mary, *Die Clique*, Droemer Knaur, München/Zürich 1964.
McCarthy, Mary, *Eine katholische Kindheit. Erinnerungen*, Droemer Knaur, München/Zürich 1966.
Maddox, Brenda, *D. H. Lawrence: The Story of a Marriage*, Simon & Schuster, New York 1994.
Malinowski, Bronislaw, *Das Geschlechtsleben der Wilden*, Danowski, Bialogard 1998.
Marcus, Steven, *The Other Victorians: A Study of Sexuality and Pornography in Mid-Nineteenth-Century England*, Basic Books, New York 1974.
Mason, Michael, *The Making of Victorian Sexuality*, Oxford University Press, New York 1994.
Masters, Brooke A., «Woman Drinking Like Men, College Alcohol Study Finds; Number Intent on Getting Intoxicated Soars», in: *The Washington Post*, 8. Juni 1991, S. A 1.

Masters, William H. und Virginia E. Johnson, *Die sexuelle Reaktion*, Rowohlt, Reinbek 1970.

Masters, William H., Virginia E. Johnson und Robert C. Kolodny, *Heterosexualität. Die Liebe zwischen Mann und Frau*, Ueberreuter, Wien 1996.

Maynard, Rebecca A., Hg., *Kids Having Kids: A Robin Hood Foundation Special Report on the Costs of Adolescent Childbearing*, 1996.

Mead, Margaret, *Mann und Weib*, Rowohlt, Reinbek 1974.

Mead, Margaret, *Jugend und Sexualität in primitiven Gesellschaften*, dtv, München 1970.

Mernissi, Fatima, *Beyond the Veil: Male-Female Dynamics in Modern Muslim Society*, Indiana University Press, Bloomington 1987.

Meyers, Carol, *Discovering Eve: Ancient Israelite Woman in Context*, Oxford University Press, New York 1988, 1991.

Mitchell, Claudia, «Woman Confident She'll Recruit More Parents in Book-Banning Campaign», in: *The Bellevue American*, 10. April 1979.

Mitchell, Margaret, *Vom Winde verweht*, Claassen, Hamburg 1954.

Montagu, Ashley, *Coming into Being Among the Australian Aborigines: A Study of the Procreative Beliefs of the Native Tribes of Australia*, George Routeledge and Sons, London 1976.

Morgan, Elaine, *The Descent of Woman*, Bantam, New York 1972, 1979.

Morgan, Robin, *The Demon Lover: On the Sexuality of Terrorism*, Norton, New York 1990.

Morrow, L., «The Fascination of Decadence», in: *Time*, 10. September 1979, S. 85–86.

Mumford, John, *Ecstacy Through Tantra*, Llewellyn Publications, St. Paul, Minnesota 1995.

Nabokov, Vladimir, «Lolita», in: *Gesammelte Werke*, Bd. VIII, hg. von Dieter E. Zimmer, Rowohlt, Reinbek 1989.

Oberman, Michelle und Richard Delgado, «At Issue: Statutory Rape Laws», in: *American Bar Association Journal*, August 1996, S. 86–87.

Orenstein, Peggy, *Starke Mädchen – brave Mädchen. Was sie in der Schule wirklich lernen*, Campus, Frankfurt a. M. 1996.

Pearl, Mike und Michael Shain, «Battle Over Jenny's Diary», in: *New York Post*, 5. Dezember 1986, S. 9.

Pipher, Mary, *Pubertätskrisen junger Mädchen und wie Eltern helfen können*, Krüger, Frankfurt a. M. 1996.

Plath, Sylvia, *Die Glasglocke*, Suhrkamp, Frankfurt a. M. 1977.

Pomeroy, Sarah B., *Goddesses, Whores, Wives and Slaves: Women in Classical Antiquity*, Schocken, New York 1995.

Ranke-Heinemann, Uta, *Eunuchen für das Himmelreich*, Hoffmann und Campe, Hamburg 1988.

Rawson, Philip, *Tantra: Indian Cult of Ecstasy*, Thames and Hudson, London 1993.

Réage, Pauline, *Geschichte der O. und Rückkehr nach Roissy*, Herbig, München 1994.

Reed, Evelyn, *Woman's Evolution from Matriarchal Clan to Patriarchal Family*, Pathfinder Press, New York 1975.

Reid, Daniel, *The Tao of Health, Sex and Longevity: A Modern Practical Guide to the Ancient Way*, Fireside, New York 1989.

Roiphe, Katie, *The Morning After: Sex, Fear and Feminism on Campus*, Little, Brown, Boston 1993.

Rose, Phyllis, *Parallel Lives: Five Victorian Marriages*, Vintage, New York 1983.

Roth, Philip, *Goodbye, Columbus, and Five Short Stories*, Vintage, New York 1993.

Rothman, Ellen K., *Hand and Hearts: A History of Courtship in America*, Harvard University Press, Cambridge, Massachusetts 1984.

Rousseau, Jean-Jacques, *Bekenntnisse*, Insel, Frankfurt a. M. 1985.

Salinger, J. D., *Der Fänger im Roggen*, Kiepenheuer & Witsch, Köln, 1962.

Sanday, Peggy Reeves, *A Woman Scorned: Acquaintance Rape on Trial*, Doubleday, New York 1996.

Sappho, *Lieder*, Griechisch–Deutsch, hg. von Max Treu, Ernst Heimeran Verlag, München 1954.

Saraswati, Sunyata und Bodhi Avinasha, *Jewel in the Lotus: The Sexual Path to Higher Consciousness*, Tan Trika International, Taos, New Mexico 1994.

Scholem, Gershom, Hg., *Zohar: Book of Splendor*, Schocken, New York 1949.

Shannon, T. W., *The Ethics of the Unmarried, or Spooning*, S. A. Mullikin Company, Marietta, Ohio 1913.

Sherfey, Mary Jane, *The Nature and Evolution of Female Sexuality*, Random House, New York 1972.

Shostak, Marjorie, *Nisa: The Life and Words of a Kung Woman*, Random House, New York 1981, 1983.

Sissa, Giulia, *Greek Virginity*, Harvard University Press, Cambridge, Massachusetts, 1990.

Smith, Betty, *Ein Baum wächst in Brooklyn*, Büchergilde Gutenberg, Frankfurt a. M. 1944.

Stone Hannah und Abraham Stone, *A Marriage Manual: A Practical Guide-Book to Sex and Marriage*, Simon & Schuster, New York 1935.

Stopes, Marie Carmichael, *Married Love or Love in Marriage*, Eugenics Publishing Company, New York 1918, 1924.

Strain, Frances Bruce, *Sex Guidance in Family Life Education: A Handbook for the Schools*, Macmillan, New York 1942.

Suehsdorf, Adie, Hg., und Child Study Association of America, *What to Tell Your Children About Sex*, Permabooks, New York 1958.

Tampax Incorporated, *Accent on You: Your Personal Questions Answered About Menstruation*, Tampax Inc., New York 1971, 1973.

Tannahill, Reay, *Sex in History*, Scarborough House, Chelsea, 1992.

Tantra: A Pillow Book, HarperCollins, New York 1995.

Taylor, Rattray G., *Sex in History*, Vanguard Press, New York 1954.

Thomas, William I., *The Unadjusted Girl with Cases and Standpoint for Behavior Analysis*, Harper & Row, New York 1967.

Thompson, Sharon, «Putting a Big Thing Into a Little Hole: Teenage Girls' Accounts of Sexual Initiation», in: *Journal of Sex Research* 27, Nr. 3, August 1990, S. 341–361.

Trexler, Richard C., *Sex and Conquest: Gendered Violence, Political Order, and the European Conquest of the Americas*, Cornell University Press, Ithaca, New York, 1995.

Trilling, Diana, Hg., *The Portable D. H. Lawrence*, Penguin, New York 1977.

Unser Körper – Unser Leben. Ein Handbuch von Frauen für Frauen, 2 Bde. Rowohlt, Reinbek 1988

Vance, Carole S., *Pleasure and Danger: Exploring Female Sexuality*, Pandora Press, London 1992.

Vicinus, Martha, Hg., *Suffer and Be Still: Women in the Victorian Age*, Indiana University Press, Bloomington 1973.

Walker, Alice und Pratibha Parmar, *Narben oder Die Beschneidung der weiblichen Sexualität*, Rowohlt, Reinbek 1996.
Whitehead, Barbara Dafoe, «The Failure of Sex Education», in: *The Atlantic Monthly*, Oktober 1994, S. 55–80.
William, Selma R. und Pamela J. Williams, *Riding the Nightmare: Woman and Witchcraft from the Old World to Colonial Salem*, Harper, New York 1992.
Williams, Tennessee, *Endstation Sehnsucht und andere Dramen*, Europäische Bildungsgemeinschaft Verlags-GmbH, Stuttgart o. J.
Wolfe, Thomas, *Schau heimwärts, Engel! Eine Geschichte vom begrabenen Leben*, Neuausg. Rowohlt, Reinbek 1994.
Wolff, Tobias, *This Boy's Life: Das Blaue vom Himmel*, Rowohlt, Reinbek 1998
Wood, Abigail, «Young Living», in: *Seventeen*, Juni 1970, S. 140.
Wright, Helena, *The Sex Factor in Marriage: A Book for Those Who Are About to Be Married*, Vanguard Press, New York 1931.

Danksagung

An diesem Projekt haben viele Leute Anteil, die mir in der einen oder anderen Weise halfen. Meine Eltern, Deborah und Leonard Wolf, und mein Bruder, Aaron Wolf, lasen das Manuskript in verschiedenen Fassungen sorgfältig.

Ann Godoff und Alison Samuel, beides Lektorinnen von auffallender Intelligenz, haben von Anfang an dazu beigetragen, meine Vorstellung von dem zu entwickeln, was dieses Buch sein soll. Die verschiedenartigen Einsichten dieser beiden Frauen, ihre Fürsorge und ihre Geduld bestärkten mich in einer Weise, die ich gar nicht ermessen kann. Lynn Anderson war eine scharfsinnige und akribische Korrektorin.

John Brockman und Katinka Matson, meine Agenten, erinnern mich durch ihre Freundschaft immer wieder daran, was im Leben eines Schriftstellers von bleibendem Wert ist.

Ich kann mir nicht vorstellen, daß ich es ohne die unermüdliche Tüchtigkeit meiner Sekretärin Martha Norbeck und ohne die engagierte, geschickte und aufmerksame Hilfe von Shona Sabnis bei den Recherchen geschafft hätte, dieses Buch zu Ende zu bringen. Zu sehen, wie ausgesprochen hart diese beiden jungen Frauen arbeiteten, während sie zur selben Zeit ihre Ausbildung abschlossen und noch anderen beruflichen Verpflichtungen nachkamen, war eine Inspiration.

Daniel Goleman, Dr. Thomas Laqueur, Judy Coyne, Claire Messud, Rhonda Garelick und Dr. Pepper Schwartz waren so freundlich, das Manuskript im Hinblick auf die Fragen und Fachgebiete durchzulesen, auf denen sie Experten sind, und gaben mir unschätzbare Hinweise. Auf Frederica Mathewes-

Green geht meine Diskussion des «Petting» und in welcher Weise sich die heutige Diskussion auf frühere sexuelle Sitten bezieht, zurück.

Fay Goleman, meiner Großmutter, ist dieses Buch gewidmet. Sie unterrichtete als frühe Verfechterin der Sexualerziehung schon 1950 an der University of the Pacific und machte mir ihre langjährige Erfahrung und nicht zuletzt ihre umfassende Sammlung von Lehrmaterial über Sexualität aus den fünfziger Jahren zugänglich.

Wie viele Eltern, die berufstätig sind, konnte ich dieses Projekt nur beenden, weil ich die Unterstützung von Leuten hatte, die viele Stunden lang auf mein Kind aufpaßten. Wie außerordentlich dankbar ich für die liebevolle, kreative Betreuung bin, die meine Tochter über zwei Jahre von meinen Schwiegereltern, Joan und John Shipley, von Ann und Thomas Shipley, von Christine Goodwin, Rosario Vasconez und von meinen eigenen Eltern erfuhr, ist schwer in Worte zu fassen. All diese Menschen, die mir ihre Fürsorge zuteil werden ließen, waren so sehr Teil des Produktionsteams, daß sie das Endresultat als Zeugnis für die vielen Stunden ihrer liebevollen Arbeit ansehen sollten. Ich hoffe, sie wissen, wie klar mir ist, daß all das ohne sie weder geplant, geschweige denn beendet worden wäre.

Mein Mann David Shipley war der aufmerksamste Leser dieses Buches und half mir in vielen Stadien mit seinen Kommentaren; er steuerte die Einsichten bei, für die ihn die vielen anderen Schriftsteller, die das Glück haben, daß er ihr Lektor ist, mit Recht lieben.

Am dankbarsten bin ich den Frauen, die sich entschlossen, mir ihre Erfahrungen mitzuteilen. Sie investierten viele Stunden an Energie, Überlegung und Emotion und taten etwas, was bei Young «to come down in time» heißt. Sie taten es, weil sie wollten, daß die Welt der Mädchen in Zukunft eine bessere würde. Ich kann mir keine großherzigere Motivation für die Risiken vorstellen, die sie mit ihrer Ehrlichkeit und Selbstreflexion eingingen. Nur so konnten diese Geschichten niedergeschrieben werden und in die Hände der Mädchen und Frauen gelangen, denen sie von Nutzen sein sollen.

3626/5